"十二五"职业教育国家规划教材

经全国职业教育教材审定委员会审定

国家卫生和计划生育委员会"十二五"规划教材

全国中等卫生职业教育教材

U0237820

供农村医学专业用

生理学基础

主　编　黄莉军　郭明广

副主编　宁　华　陈　瑜　赵淑琳

编　者（以姓氏笔画为序）

宁　华（广西梧州市卫生学校）

吕　昕（黑龙江护理专科学校）

陈　瑜（安徽省淮南卫生学校）

陈显智（贵州省毕节市卫生学校）

卓庆安（广西玉林市卫生学校）

杨汎雯（云南省大理卫生学校）

郭明广（河南省开封市卫生学校）

赵淑琳（山西省吕梁市卫生学校）

荆正生（山西省阳泉市卫生学校）

黄莉军（贵州省毕节市卫生学校）

臧建峰（河南省开封市卫生学校）

潘建萍（江西省赣州卫生学校）

人民卫生出版社

图书在版编目（CIP）数据

生理学基础/黄莉军,郭明广主编.—北京:人民卫生出版社,2014

ISBN 978-7-117-20027-1

Ⅰ.①生…　Ⅱ.①黄…②郭…　Ⅲ.①人体生理学-中等专业学校-教材　Ⅳ.①R33

中国版本图书馆 CIP 数据核字（2014）第 273605 号

人卫社官网	www.pmph.com	出版物查询，在线购书
人卫医学网	www.ipmph.com	医学考试辅导，医学数据库服务，医学教育资源，大众健康资讯

生理学基础

主　　编：黄莉军　郭明广
出版发行：人民卫生出版社（中继线 010-59780011）
地　　址：北京市朝阳区潘家园南里 19 号
邮　　编：100021
E - mail：pmph @ pmph. com
购书热线：010-59787592　010-59787584　010-65264830
印　　刷：人卫印务（北京）有限公司
经　　销：新华书店
开　　本：787×1092　1/16　　印张：18
字　　数：449 千字
版　　次：2015 年 1 月第 1 版　2020 年 11 月第 1 版第 10 次印刷
标准书号：ISBN 978-7-117-20027-1/R·20028
定　　价：36.00 元

打击盗版举报电话：010-59787491　E-mail：WQ @ pmph.com
（凡属印装质量问题请与本社市场营销中心联系退换）

出 版 说 明

　　为全面贯彻党的十八大和十八届三中、四中全会精神,依据《国务院关于加快发展现代职业教育的决定》要求,更好地服务于现代卫生职业教育快速发展的需要,适应卫生事业改革发展对医药卫生职业人才的需求,贯彻《医药卫生中长期人才发展规划(2011—2020年)》《现代职业教育体系建设规划(2014—2020年)》文件精神,人民卫生出版社在教育部、国家卫生和计划生育委员会的领导和支持下,按照教育部颁布的《中等职业学校专业教学标准(试行)》医药卫生类(第一辑)(简称《标准》),由全国卫生职业教育教学指导委员会(简称卫生行指委)直接指导,经过广泛的调研论证,成立了中等卫生职业教育各专业教育教材建设评审委员会,启动了全国中等卫生职业教育第三轮规划教材修订工作。

　　本轮规划教材修订的原则:①明确人才培养目标。按照《标准》要求,本轮规划教材坚持立德树人,培养职业素养与专业知识、专业技能并重,德智体美全面发展的技能型卫生专门人才。②强化教材体系建设。紧扣《标准》,各专业设置公共基础课(含公共选修课)、专业技能课(含专业核心课、专业方向课、专业选修课);同时,结合专业岗位与执业资格考试需要,充实完善课程与教材体系,使之更加符合现代职业教育体系发展的需要。在此基础上,组织制订了各专业课程教学大纲并附于教材中,方便教学参考。③贯彻现代职教理念。体现"以就业为导向,以能力为本位,以发展技能为核心"的职教理念。理论知识强调"必需、够用";突出技能培养,提倡"做中学、学中做"的理实一体化思想,在教材中编入实训(实验)指导。④重视传统融合创新。人民卫生出版社医药卫生规划教材经过长时间的实践与积累,其中的优良传统在本轮修订中得到了很好的传承。在广泛调研的基础上,再版教材与新编教材在整体上实现了高度融合与衔接。在教材编写中,产教融合、校企合作理念得到了充分贯彻。⑤突出行业规划特性。本轮修订紧紧依靠卫生行指委和各专业教育教材建设评审委员会,充分发挥行业机构与专家对教材的宏观规划与评审把关作用,体现了国家卫生计生委规划教材一贯的标准性、权威性、规范性。⑥提升服务教学能力。本轮教材修订,在主教材中设置了一系列服务教学的拓展模块;此外,教材立体化建设水平进一步提高,根据专业需要开发了配套教材、网络增值服务等,大量与课程相关的内容围绕教材形成便捷的在线数字化教学资源包,为教师提供教学素材支撑,为学生提供学习资源服务,教材的教学服务能力明显增强。

　　人民卫生出版社作为国家规划教材出版基地,获得了教育部中等职业教育专业技能课教材选题立项24个专业的立项选题资格。本轮首批启动了护理、助产、农村医学、药剂、制药技术专业教材修订,其他中职相关专业教材也将根据《标准》颁布情况陆续启动修订。

农村医学专业编写说明

2010年,教育部公布《中等职业学校专业目录(2010年修订)》,新设农村医学专业,目的是培养适合农村基层医疗卫生机构的实践能力较强的技能型医学专门人才,从事常见病、多发病的医疗服务、公共卫生服务、健康管理及康复指导等工作。人民卫生出版社积极落实教育部、国家卫生和计划生育委员会相关要求,推进《标准》实施,在卫生行指委指导下,进行了认真细致的调研论证工作,规划并启动了教材的编写工作。

本轮农村医学专业规划教材与《标准》课程结构对应,设置公共基础课(含公共选修课)、专业技能课(含专业核心课、专业选修课)教材。专业核心课教材与《标准》一致共11种;考虑到学生参加执业助理医师资格考试及农村基层医疗卫生工作需要,专业选修课教材在《标准》建议的基础上增设为13种;教材中,《外科疾病防治》含皮肤病内容,《妇产科疾病防治》含优生优育内容,《公共卫生学基础》含地方病防治内容,《传染病防治》含性传播疾病内容。

本轮教材编写力求贯彻以学生为中心、贴近岗位需求、服务教学的创新教材编写理念,教材中设置了"学习目标""病例/案例""知识链接""考点提示""本章小结""目标测试""实训/实验指导"等模块。"学习目标""考点提示""目标测试"相互呼应衔接,着力专业知识掌握,提高执考应试能力。尤其是"病例/案例""实训/实验指导"模块,通过真实案例激发学生的学习兴趣、探究兴趣和职业兴趣,满足了"真学、真做、掌握真本领""早临床、多临床、反复临床"的新时期卫生职业教育人才培养新要求。

本系列教材将于2015年7月前全部出版。

第一届全国中等卫生职业教育
农村医学专业教育教材建设评审委员会

护理专业

序号	教材名称	版次	主编		课程类别	配套教材
1	解剖学基础 *	3	任　晖	袁耀华	专业核心课	√
2	生理学基础 *	3	朱艳平	卢爱青	专业核心课	
3	药物学基础 *	3	姚　宏	黄　刚	专业核心课	√
4	护理学基础 *	3	李　玲	蒙雅萍	专业核心课	√
5	健康评估 *	2	张淑爱	李学松	专业核心课	√
6	内科护理 *	3	林梅英	朱启华	专业核心课	√
7	外科护理 *	3	李　勇	俞宝明	专业核心课	√
8	妇产科护理 *	3	刘文娜	闫瑞霞	专业核心课	√
9	儿科护理 *	3	高　凤	张宝琴	专业核心课	√
10	老年护理 *	3	张小燕	王春先	老年护理方向	√
11	老年保健	1	刘　伟		老年护理方向	
12	急救护理技术	3	王为民	来和平	急救护理方向	√
13	重症监护技术	2	刘旭平		急救护理方向	
14	社区护理	3	姜瑞涛	徐国辉	社区护理方向	√
15	健康教育	1	靳　平		社区护理方向	

助产专业

序号	教材名称	版次	主编	课程类别	配套教材
1	解剖学基础 *	3	代加平　安月勇	专业核心课	√
2	生理学基础 *	3	张正红　杨汎雯	专业核心课	√
3	药物学基础 *	3	张　庆　田卫东	专业核心课	√
4	基础护理 *	3	贾丽萍　宫春梓	专业核心课	√
5	健康评估 *	2	张　展　迟玉香	专业核心课	√
6	母婴护理 *	1	郭玉兰　谭奕华	专业核心课	√
7	儿童护理 *	1	董春兰　刘　俐	专业核心课	√
8	成人护理（上册）—内外科护理 *	1	李俊华　曹文元	专业核心课	√
9	成人护理（下册）—妇科护理 *	1	林　珊　郭艳春	专业核心课	√
10	产科学基础 *	3	翟向红　吴晓琴	专业核心课	√
11	助产技术 *	1	闫金凤　韦秀宜	专业核心课	√
12	母婴保健	3	颜丽青	母婴保健方向	√
13	遗传与优生	3	邓鼎森　于全勇	母婴保健方向	

护理、助产专业共用

序号	教材名称	版次	主编	课程类别	配套教材
1	病理学基础	3	张军荣　杨怀宝	专业技能课	√
2	病原生物与免疫学基础	3	吕瑞芳　张晓红	专业技能课	√
3	生物化学基础	3	艾旭光　王春梅	专业技能课	
4	心理与精神护理	3	沈丽华	专业技能课	
5	护理技术综合实训	2	黄惠清　高晓梅	专业技能课	√
6	护理礼仪	3	耿　洁　吴　彬	专业技能课	
7	人际沟通	3	张志钢　刘冬梅	专业技能课	
8	中医护理	3	封银曼　马秋平	专业技能课	
9	五官科护理	3	张秀梅　王增源	专业技能课	√
10	营养与膳食	3	王忠福	专业技能课	
11	护士人文修养	1	王　燕	专业技能课	
12	护理伦理	1	钟会亮	专业技能课	
13	卫生法律法规	3	许练光	专业技能课	
14	护理管理基础	1	朱爱军	专业技能课	

农村医学专业

序号	教材名称	版次	主编	课程类别	配套教材
1	解剖学基础 *	1	王怀生　李一忠	专业核心课	
2	生理学基础 *	1	黄莉军　郭明广	专业核心课	
3	药理学基础 *	1	符秀华　覃隶莲	专业核心课	
4	诊断学基础 *	1	夏惠丽　朱建宁	专业核心课	
5	内科疾病防治 *	1	傅一明　闫立安	专业核心课	
6	外科疾病防治 *	1	刘庆国　周雅清	专业核心课	
7	妇产科疾病防治 *	1	黎　梅　周惠珍	专业核心课	
8	儿科疾病防治 *	1	黄力毅　李　卓	专业核心课	
9	公共卫生学基础 *	1	戚　林　王永军	专业核心课	
10	急救医学基础 *	1	魏　蕊　魏　瑛	专业核心课	
11	康复医学基础 *	1	盛幼珍　张　瑾	专业核心课	
12	病原生物与免疫学基础	1	钟禹霖　胡国平	专业技能课	
13	病理学基础	1	贺平则　黄光明	专业技能课	
14	中医药学基础	1	孙治安　李　兵	专业技能课	
15	针灸推拿技术	1	伍利民	专业技能课	
16	常用护理技术	1	马树平　陈清波	专业技能课	
17	农村常用医疗实践技能实训	1	王景舟	专业技能课	
18	精神病学基础	1	汪永君	专业技能课	
19	实用卫生法规	1	菅辉勇　李利斯	专业技能课	
20	五官科疾病防治	1	王增源	专业技能课	
21	医学心理学基础	1	白　杨　田仁礼	专业技能课	
22	生物化学基础	1	张文利	专业技能课	
23	医学伦理学基础	1	刘伟玲　斯钦巴图	专业技能课	
24	传染病防治	1	杨　霖　曹文元	专业技能课	

药剂、制药技术专业

序号	教材名称	版次	主编	课程类别	配套教材
1	基础化学 *	1	石宝珏 宋守正	专业核心课	
2	微生物基础 *	1	熊群英 张晓红	专业核心课	
3	实用医学基础 *	1	曲永松	专业核心课	
4	药事法规 *	1	王蕾	专业核心课	
5	药物分析技术 *	1	戴君武 王军	专业核心课	
6	药物制剂技术 *	1	解玉岭	专业技能课	
7	药物化学 *	1	谢癸亮	专业技能课	
8	会计基础	1	赖玉玲	专业技能课	
9	临床医学概要	1	孟月丽 曹文元	专业技能课	
10	人体解剖生理学基础	1	黄莉军 张楚	专业技能课	
11	天然药物学基础	1	郑小吉	专业技能课	
12	天然药物化学基础	1	刘诗泱 欧绍淑	专业技能课	
13	药品储存与养护技术	1	宫淑秋	专业技能课	
14	中医药基础	1	谭红 李培富	专业核心课	
15	药店零售与服务技术	1	石少婷	专业技能课	
16	医药市场营销技术	1	王顺庆	专业技能课	
17	药品调剂技术	1	区门秀	专业技能课	
18	医院药学概要	1	刘素兰	专业技能课	
19	医药商品基础	1	詹晓如	专业核心课	
20	药理学	1	张庆 陈达林	专业技能课	

注:1. * 为"十二五"职业教育国家规划教材。
　　2. 全套教材配有网络增值服务。

前　言

　　为了贯彻执行教育部组织制定的《中等职业学校专业教学标准(试行)》，全国卫生行指委、人民卫生出版社于 2014 年 8 月在北京召开了中等卫生职业学校相关专业课程标准研讨会暨全国中等卫生职业教育农村医学"十二五"规划教材主编人会议。会议明确了本轮教材的整体规划与编写指导思想、课程学时及内容安排等。

　　《生理学基础》是中等卫生职业教育农村医学专业的一门重要专业核心课程。本课程主要内容是研究、揭示人体正常生命活动规律及其调节机制，在医学的发展中，起着促进基础研究与临床应用之间相互转化的重要作用。

　　在编写中以"三基、五性、三特定"为编写原则，力求符合现代职业教育对高素质技术技能型职业教育人才的需求，符合中职农村医学专业的培养目标和要求，体现中高职衔接与贯通的职教改革发展思路，体现农村医学专业特色，注重教材的整体优化，凸显课程个性，以学生为主体，与执业助理医师资格考试紧密接轨。

　　本书适用于农村医学专业学生，建议为 90 学时。全书约 31 万字，共 13 章，分理论部分和实践部分。每章的开头增加了学习目标，相关理论设置了案例，重点知识设置了考点提示以及与内容密切相关的知识链接，每章的最后有小结及目标测试。目标测试的内容也参考了历年国家执业助理医师资格考试的应试习题，便于学生加强重点知识的学习与掌握。

　　本教材编委来自全国十多个省、市医学高、中等职业学校教学第一线的骨干教师，具有丰富的教学经验。全体编委在编写中表现出极大的热情和高度负责的精神。编写工作得到各参编学校领导的大力支持和帮助，也得到许多生理学专家的指导，在此一并表示衷心感谢。

　　由于时间和编者经验、水平有限，教材中疏漏之处在所难免，恳请同行专家和广大师生提出批评和意见，以便于今后修订和改正。

黄莉军　郭明广

2014 年 10 月

目　录

第一章 绪 论

第一节 概 述

一、生理学的研究内容

生理学是生物科学的一个分支,是研究生物体正常生命活动及其规律的科学。生物体也称有机体,简称机体,是自然界中有生命的物体的总称,包括一切动物、植物和微生物。本书主要阐述人体生理学。人体生理学的任务就是研究构成人体各个系统的器官和细胞的正常活动过程,特别是各个器官、细胞功能表现的内部机制,不同细胞、器官、系统之间的相互联系和相互作用,并阐明人体作为一个整体,其各部分的功能活动是如何相互协调、相互制约,从而能在复杂多变的环境中维持正常的生命活动过程的。

生理学是一门重要的基础医学科学。在机体内进行的各种活动,例如循环、呼吸、消化、吸收、排泄等,均属于生命活动。医学生只有掌握了正常的生命活动及其规律,才能更好地去认识异常的生命活动,探索疾病产生的机制。长期以来,医学中关于疾病的理论研究都以人体生理学为基础,反过来,生理学的知识也是在医学实践、科学研究和技术发展的过程中不断积累起来的。

二、生理学的研究方法

从研究方法和知识的获得来说,生理学也是一门实验性科学,大部分系统的生理学知识是通过实验研究获得的。但是,实验对机体总是有伤害的,医德规范不允许轻易在人体上进行医学实验,因此生理学实验主要在动物身上进行。动物实验常分为急性实验和慢性实验。急性实验又分为在体实验和离体实验两种:前者是动物处于清醒或麻醉状态下观察其整体功能及调节机制,如对动物动脉血压、呼吸以及泌尿等功能的研究;后者则是将动物的组织或器官如心脏、神经、肌肉和小肠等,用手术的方法摘出至体外,给予各种刺激或改变其周围环境,观察对其功能的影响及活动规律。慢性实验是将动物在无菌手术条件下,暴露某器官或将记录电极、刺激电极埋藏于体内,并在动物处于清醒的状态下,观察其某些器官的活动。

三、生理学的研究水平

构成机体最基本的结构单位是细胞。由许多不同的细胞构成器官。行使某种生理功能的不同器官相互联系，构成一个系统。例如由心脏、动脉、毛细血管和静脉构成循环系统，由鼻腔、喉、气管、支气管和肺构成呼吸系统等。人体是由各个系统相互联系、相互作用而构成的一个复杂的整体。因此，为研究生命活动变化规律，探讨生理作用及发生机制，了解环境条件对机体功能的影响，生理学的研究可在细胞分子水平、器官系统水平和整体水平上进行。把不同水平上研究所得到的知识综合起来，才能对人体的功能有全面、完整的认识。

（一）细胞和分子水平

器官的功能由构成该器官的细胞特性决定，例如肌肉的收缩功能和腺体的分泌功能，分别是由肌细胞和腺细胞的生理特性决定的。细胞的生理特性是由构成细胞的各个成分，特别是细胞中各种生物大分子的理化特性决定的。因此，研究一个器官的功能，要从细胞的水平上进行。在细胞水平上的研究，多数情况下需要将所研究的细胞从整体上分离下来，放在适当的环境中培养，使细胞仍然保持良好的状态，然后对其功能进行研究。分子生物学和生物化学的实验常常还要把细胞打碎，以取得并研究所要观察的分子。

（二）器官和系统水平

一个器官或系统的功能，包括其在机体中所起的作用，其功能活动的内在机制，以及各种因素对其活动的影响等，需要从器官和系统的水平上进行观察和研究。例如要了解循环系统中心脏如何射血、血液在心血管系统中流动的规律、各种神经和体液因素对心脏和血管活动的影响等，都必须以心脏、血管和循环系统作为研究对象。

（三）整体水平

人体是一个完整统一的整体，其功能活动是以整体为存在形式，并与周围环境保持密切联系。环境的变化会影响人体的生命活动，人体的生命活动必须与环境变化相适应。整体水平的研究，就是以完整机体为研究对象，观察和分析在各种生理条件下不同的器官、系统之间相互联系、互相协调的规律。例如人类在运动、高温、低温、高原、航空、潜水等情况下，循环、呼吸、消化、泌尿、神经、内分泌等功能是如何相互协调的。

生理学研究的最终目的是解决医学中的科学理论问题和促进人类健康事业。近年来，生理学和医学界越来越重视不同水平研究之间的交叉、结合和转化，将成果尽快应用于医学和促进人类健康方面所遇到的实际问题。

 知识链接

生理学发展简史

以科学实验为特征的近代生理学开始于 17 世纪。英国医生哈维用动物活体实验，首先科学地阐明了血液循环的途径和规律，被公认为近代生理学的奠基人。20 世纪初，俄国生理学家巴甫洛夫研究了大脑的功能，创建了高级神经活动学说。1939 年美国生理学家坎农在内环境恒定概念的基础上，又提出了"稳态"的概念。我国近代生理学形成的标志是 1926 年中国生理学会的成立。林可胜是我国近代生理学和中国生理学会的缔造者，也是我国消化生理学的先驱。蔡翘、张锡钧等在生理学上的创造性成果，受到国内外生理学界的高度评价，也是我国近代生理学的奠基人。

四、生命活动的基本特征

从单细胞生物体到各种多细胞低等或高等动物,尽管他们的生命活动现象各异,功能千差万别,但通过研究发现都有其基本的生命活动。从人体生理学的角度,分析和研究人类生命活动的基本特征主要包括以下几个方面。

(一)新陈代谢

新陈代谢是生命活动的主要特征。一个活着的人是在不断变化的,不仅他的思想在变化,而且他的身体也在不断变化,"依然故我"是根本不可能的。每一个细胞,每一种器官,都在不停地进行着新陈代谢,这就是生命。新陈代谢是指机体与外界环境之间不断地进行物质交换和能量交换的过程。它包括同化作用(合成代谢)和异化作用(分解代谢)。同化作用是指机体不断从外界环境中摄取营养物质来合成自身成分,并储存能量的过程;异化作用是指机体不断分解自身成分,释放能量供给生命活动的需要,并把分解产物排出体外的过程。物质的合成和分解,称为物质代谢;伴随物质代谢而产生的能量的释放、转移、储存和利用,称为能量代谢。新陈代谢是一切生物体的最基本特征,机体的一切生命活动如生长、发育、运动、分泌、生殖等都是在新陈代谢的基础上实现的。新陈代谢一旦停止,生命也随之终结。

(二)兴奋性

兴奋性是指机体感受刺激后发生反应的能力或特性。它是在新陈代谢的基础上产生的,也是生命的一个基本特征。活的机体或组织细胞都具有兴奋性。

1. 刺激与反应 机体赖以生存的环境无时无刻不在变化。凡是能被机体感受的环境变化,统称为刺激。刺激的种类很多,按其性质可分为:①物理性刺激:如电、光、声、温度和压强等。②化学性刺激:如酸、碱、盐及各种化学物质等。③生物性刺激:如细菌、病毒等。④社会心理性刺激:如社会变革、情绪波动等。

环境中的任何一个变化都必须具备一定的强度、足够的作用时间及强度-时间变化率三个基本因素,才能成为机体的有效刺激。强度-时间变化率越大,刺激作用就越强;反之,刺激作用就越弱。临床上,护士在做肌内注射或皮下注射时,进针要快,出针要快,推液要慢,即要遵循"两快一慢"的原则,以缩短刺激作用时间,降低强度-时间变化率,从而减轻病人的疼痛。

机体接受刺激后产生的应答活动,称为反应。例如,环境温度升高,作用于机体,使得皮肤血管扩张,汗腺分泌增多。气温变化是环境对机体的刺激;而皮肤血管和汗腺活动的变化,则是机体对刺激的反应。可见,刺激与反应之间具有因果关系。

2. 兴奋与抑制 机体或组织、细胞接受刺激后所产生的反应是多种多样的,如肌肉表现为收缩,腺体表现为分泌,神经则表现为产生和传导冲动。反应形式可归纳为两种:一种是引起了功能活动的出现或增强,称为兴奋;另一种是引起了功能活动的停止或减弱,称为抑制。抑制并非是无反应,它仍是一个主动的生理活动过程。兴奋与抑制相反相成,使机体的应答活动准确、协调而又统一。例如:机体吞咽时,无论呼吸是处于吸气状态还是呼气状态,都将立即停止,以防止食物误入呼吸道。呼吸运动的暂停,就是呼吸器官活动抑制的表现。

机体或组织接受刺激后究竟是产生兴奋还是抑制,主要取决于刺激的质和量以及机体或组织当时的功能状态。例如,肾上腺素对心脏的刺激作用是引起兴奋(心跳加强加快);乙酰胆碱却引起心脏活动抑制(心跳减慢减弱)。说明不同的刺激引起了同一个器官的不同反应。又例如,同样的美食,对饥饿者可引起消化器官的兴奋(唾液分泌增多、胃肠运动增强);对饱胀的人或精神状态不佳的人,则不一定能唤起食欲。说明机体功能状态不同时,同样的刺激引起的反应有可能不一样。

3. **阈值** 阈值是衡量兴奋性的指标。由于各种组织兴奋性的高低不同,通常使用刺激强度来作为衡量组织兴奋性高低的客观指标。在刺激时间足够,而强度-时间变化率不变的前提下,引起组织发生反应的最小刺激强度称为阈强度,简称阈值。相当于阈强度的刺激称为阈刺激;大于阈强度的刺激称为阈上刺激;小于阈强度的刺激称为阈下刺激。不同组织或同一组织在不同的功能状态下,会有不同的阈值。要引起组织兴奋,刺激的强度必须大于或等于该组织的阈值。

阈值的大小与组织兴奋性的高低呈反变关系,兴奋性∝1/阈值。即阈值愈小,组织的兴奋性愈高,对刺激的反应愈灵敏;反之,阈值愈大,组织兴奋性愈低,对刺激的反应愈迟钝。神经、肌肉和腺体的兴奋性较高,受刺激产生兴奋时,反应迅速而明显,伴有动作电位的产生,因此在生理学中习惯将这些组织称为"可兴奋组织"。

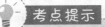

考点提示

兴奋性、兴奋、抑制、阈强度的概念;兴奋性与阈值的关系

由于大多数组织、细胞接受足够大的刺激时可在细胞膜上产生动作电位,近代生理学将组织或细胞受到刺激产生动作电位的能力,称为该组织或细胞的兴奋性。而兴奋就是指产生了动作电位。

(三)生殖

生殖是指生物体生长发育到一定阶段后,能产生与自己相似的新个体,以延续种系的生命过程。虽然生殖功能对于机体生存的维持并非绝对需要,但一切生物个体的生命都是有限的,只有通过生殖过程进行自我繁殖,才能达到延续种系的目的。非生物体不存在生殖现象,因此生殖也是生命的一个基本特征。

人类的生殖活动是指人体发育到一定阶段后,男性和女性发育成熟的生殖细胞相互结合,产生子代个体的正常功能活动。

(四)适应性

适应性是生物体得以正常生存的基本条件。任何一个生物体,都只能在适合其生存的环境中生存。例如,鱼类生活于水中,而人类则只能生活于含有空气的自然环境之中。生物体赖以生存的内、外环境并不是一成不变的。因此,生物体必须与不断变化的生存条件之间保持动态平衡。机体随内、外环境的变化而调整其自身活动水平的功能特征称为适应性。在动物,这种适应只能在环境条件发生变化之后产生,是一种被动性适应;在人类,除被动性适应外,还能通过改造环境以适应其生存,即具有主动适应的能力,这正是人与动物本质的区别。一切生物体的适应能力都具有一定的限度,当内、外环境中某种因素的变化超出其适应限度,就会造成正常生命活动的紊乱。例如,机体在高温环境下,可通过皮肤血管扩张、汗腺分泌等方式增加散热,以保持体温的相对恒定。当环境温度过高,甚至超过体温时,即可出现中暑的一系列症状,严重者甚至危及生命。又如饥饿时的摄食,运动时的心跳和呼吸加快,寒冷时的产热功能增强、皮肤血管收缩等,都是机体适应环境的表现。

第二节 人体与环境

环境是机体赖以生存的必要条件。多细胞生物及高等动物的细胞面临着两种环境,即外环境和内环境。外环境是指机体所生存的自然环境。对人类而言,外环境除自然环境外,还包括社会环境。一般情况下,不论外环境如何变化,正常机体能够保持生理功能的相对稳定,主要是由于机体存在着相对稳定的内环境。

一、体液与内环境

体液是人体内液体的总称,在成人约占体重的 60%。其中约 2/3 分布于细胞内,称为细胞内液;其余 1/3 分布于细胞外,称为细胞外液。细胞外液中约 3/4 分布于细胞间隙内,称为组织间液或组织液;其余 1/4 则在心血管系统中不断地循环流动,即为血浆。此外,还有少量的淋巴液和脑脊液等。

人体的绝大多数细胞并不直接与外界环境发生接触,而是浸浴在细胞外液之中,因此细胞外液是细胞直接接触和赖以生存的环境,称为内环境,包括血浆和组织液等。

 知识链接

生命离不开水

人体体重的 2/3 是水。如果说人体是一个庞大的国家,那么这个国家的 2/3 是海洋,1/3 才是陆地。这种比例关系与地球表面的水陆关系颇为近似,难道这仅仅是大自然的巧合吗?其实不然。生命本来就起源于海洋,最原始的单细胞生物整个身体完全浸浴在海水中,直接与海水进行物质交换,才得以生存发展。人类的胎儿虽然已是复杂的多细胞结构,但在生长发育中,仍重复着原始生命的历程,整个身体完全浸浴在子宫的羊水中,才得以日益壮大。实际上,正常人的每一个细胞都必须浸浴在体液中,才能进行正常的新陈代谢。据科学家分析,人类体液的成分与原始海洋中的海水成分颇为近似。生物离不开海洋,生命离不开水!

二、内环境稳态

无论是外环境还是内环境,都应当具备一定的条件,才能满足机体或细胞代谢的需要。例如,机体生存要求外环境一定要具备相宜的气候、合适的光照、充足的水源、丰富的物质等。而体内细胞对内环境的要求则更加苛刻,它要求内环境的各种理化性质必须保持相对稳定,称为内环境稳态。内环境的稳态是一种动态平衡,细胞外液的各种成分,例如 O_2 和 CO_2 的分压、pH、各种离子和葡萄糖浓度等,在正常生理状态下都保持在一定水平,其变动范围很小。

由于细胞在新陈代谢活动中,不断地与细胞外液发生物质交换,因此就会扰乱或破坏内环境的稳态;另外,外界环境因素的改变也可影响内环境的稳态。体内各个器官、组织往往都是从某个方面参与维持内环境的稳态。例如,肺的呼吸活动可从外界环境摄取细胞代谢所需要的 O_2,排出代谢所产生的 CO_2,维持细胞外液中 O_2 和 CO_2 分压的稳态;胃肠道的消化、吸收可补充细胞代谢所消耗的各种营养物质;肾通过排泄功能可将多种代谢产物排出体外;血液循环则能保证体内各种营养物质和代谢产物的运输。身体各个器官系统正常功能活动的协调统一,使内环境的各种理化性质维持相对稳定。内环境稳态的维持是各种细胞、器官正常生理活动的结果,而内环境稳态又是体内细胞、器官维持正常生理活动和功能的必要条件。

内环境的各种理化性质的变动如果超出一定的范围,即内环境稳态遭受破坏,将影响细胞生命活动的正常进行。如高热、酸中毒、缺氧、离子浓度的改变等都将导致细胞功能的严重紊乱,引起疾病。在各种病理情况下,内环境的理化性质偏离正常,而机体一些细胞和器官的活动可发生代偿性的改变,使改变了的内环境理化性质重新

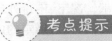

考点提示

内环境的概念,内环境稳态的生理意义

恢复正常。如果器官、细胞的活动改变不能使内环境的理化性质恢复正常,甚至更加偏离正常水平,则细胞和整个机体的功能就会发生严重障碍,甚至死亡。在临床上,若某些血液检查指标在较长时间内明显偏离正常值,即表明稳态已遭受破坏,提示机体可能已患某些疾病。

第三节 人体功能的调节

机体活动的完整统一是通过调节功能而实现的。这犹如一个交响乐团在演奏一首复杂而动听的乐章那样,在乐队指挥的统一指挥下,各种乐器有动有静、或长或短、或高或低,在整体上协调统一、浑然一体,使整个音乐达到优美和谐的境界。正是依靠这种协调统一,人体对外环境的适应和内环境的稳态才得以维持。

一、人体功能的调节方式

(一)神经调节

机体的许多生理功能是由神经系统的活动来进行调节的。神经调节是指通过神经系统的活动,对机体各部位的生理功能发挥调节作用,是机体最主要的调节方式。神经调节的基本过程是反射。反射是指在中枢神经系统的参与下,机体对刺激所产生的规律性反应,如角膜反射、膝跳反射等。反射活动的结构基础是反射弧。反射弧由感受器、传入神经、中枢、传出神经和效应器五个基本部分组成(图1-1)。反射活动的完成有赖于反射弧结构和功能的完整,如果反射弧的任何一个部分遭受破坏,反射活动将不能完成。

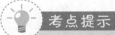

考点提示

神经调节的概念、特点,反射的概念

神经调节的特点是反应迅速、准确、作用时间短暂及作用范围局限。

(二)体液调节

体液调节是指体液中的化学物质通过体液途径对人体生理功能所进行的调节。参与体液调节的化学物质主要是激素和局部代谢产物。激素是指内分泌腺或内分泌细胞所分泌的一些生物活性物质,它主要通过血液循环运送至远隔器官,影响各种器官的活动,这是体液调节的主要方式。局部代谢产物,如二氧化碳、乳酸、腺苷等,借助细胞外液扩散至邻近组织,调节其功能活动,它是体液调节的辅助方式。体液调节对调节机体的新陈代谢、生长、发育、生殖等生理过程具有重要意义。

体液调节的特点是作用缓慢、广泛及持续时间长。

体内多数内分泌腺或内分泌细胞受神经系统支配,因此神经调节和体液调节是不能截然分开的。体液调节实际上是神经调节的一个环节,是

考点提示

体液调节的概念、特点,激素的概念

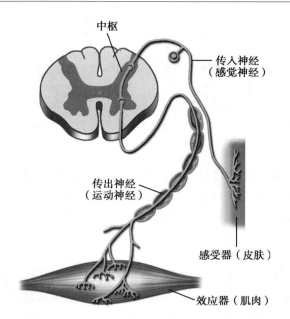

图 1-1 反射弧模式图

反射弧传出通路上的一个延伸。这种以神经调节为主,又有体液调节参与的复合调节方式,称为神经-体液调节(图 1-2)。

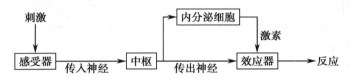

图 1-2 神经-体液调节示意图

(三)自身调节

自身调节是指内、外环境改变时,器官、组织、细胞不依赖于神经或体液调节,自身对刺激产生的一种适应性反应。例如血管平滑肌在受到牵拉刺激时,会发生收缩反应。这种自身调节对于维持局部组织血流量的稳定起一定作用。肾小动脉有明显的自身调节能力,因此当动脉血压在一定范围内变动时,肾血管通过自身的舒缩来改变血流阻力,使肾血流量保持相对稳定。自身调节在维持某些器官和组织的功能稳定中具有一定的意义。

自身调节的特点是调节幅度小、灵敏度低及影响范围较局限。

二、人体功能的反馈控制

运用控制论理论来研究、分析人体功能的调节,发现人体内从分子、细胞到系统、整体功能的调节都存在着各种各样的"控制系统"。控制系统由控制部分和受控部分组成。通常将神经中枢或内分泌腺看做是控制部分,而将效应器或靶细胞看做是受控部分。控制部分与受控部分往往是双向的信息联系,即控制部分发出信息控制受控部分的活动,受控部分也不断有信息返回控制部分,纠正和调整控制部分的活动。由受控部分发出的信息反过来调节控制部分的活动,称为反馈。

由于反馈的存在,使机体活动的调节更为精确。反馈又分负反馈和正反馈两种类型(图 1-3)。

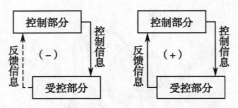

图1-3 负反馈（左）与正反馈（右）示意图

（一）负反馈

负反馈是指受控部分发出的反馈信息使控制部分活动减弱的反馈,其意义在于使机体的生理功能维持在一定水平并保持相对稳定。负反馈是维持机体与外环境协调,维持机体内环境稳态的重要控制机制。在机体功能调节中,负反馈最为常见,如血压、体温的调节和血糖水平的维持等都属于负反馈调节。

（二）正反馈

正反馈是指受控部分发出的反馈信息使控制部分活动加强的反馈,其意义是促使某种生理功能一旦发动起来就迅速加强加快直至全部完成,是不可逆的过程。例如排尿过程中,尿液通过尿道时,对尿道感受器的刺激信息返回排尿中枢,后者发出信息使膀胱平滑肌进一步收缩,直至将尿液全部排出体外。在人体功能调节过程中,除上述排尿反射的例子外,常见的还有排便、血液凝固和分娩等过程。

在病理情况下常出现正反馈,如发生心衰时,由于心脏射血无力,心室的搏出量减少,射血后残留在心室内的血量增多,结果导致心室扩大和心肌耗氧量增多,心脏因负担加重,收缩力进一步减弱。这是一种恶性循环,如此反复,最终将导致死亡。

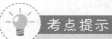

考点提示

负反馈和正反馈性调节的特点和生理意义

本章小结

生理学是研究机体正常生命活动及其规律的科学。新陈代谢、兴奋性、生殖和适应性是机体生命活动的基本特征。机体接受刺激后发生反应的能力称为兴奋性。在刺激时间足够,而强度-时间变化率又不变的前提下,引起组织发生反应的最小刺激强度称为阈值。阈值的大小与组织兴奋性的高低呈反变关系。细胞外液是细胞直接接触和生存的体内环境,称为内环境。内环境的各种理化性质处于相对稳定的状态称为内环境的稳态。机体通过神经调节、体液调节和自身调节等方式,维持内环境的相对稳定和生命活动的正常进行。在人体功能调节的反馈控制活动中,最常见的是负反馈,其意义在于维持机体生理功能的相对稳定。

（黄莉军）

 目标测试

A₁型题

1. 生命活动最基本的特征是

   A. 有心跳和呼吸功能   B. 能量的储存和释放   C. 内环境稳态

D. 同化作用和异化作用　　　　　　　　E. 体温为 37℃

2. 兴奋性是机体或组织对刺激
   A. 发生兴奋的特性　　　　　　　　　　B. 发生反应的特性
   C. 产生适应的特性　　　　　　　　　　D. 引起反射的特性
   E. 引起反馈的特性

3. 衡量兴奋性高低的指标是
   A. 阈电位　　　　　　　B. 动作电位　　　　　　C. 局部电位
   D. 阈强度　　　　　　　E. 强度-时间变化率

4. 关于刺激与反应的叙述,正确的是
   A. 组织接受刺激后必然引起反应　　　　B. 组织一旦发生反应就出现兴奋活动
   C. 反应必须有中枢神经参与　　　　　　D. 刺激与反应之间具有因果关系
   E. 反应是一种反射

5. 最能反映内环境状况的体液部分是
   A. 组织液　　　　　　　B. 血浆　　　　　　　　C. 淋巴液
   D. 脑脊液　　　　　　　E. 细胞内液

6. 下列**不属于**内环境的体液是
   A. 组织液　　　　　　　B. 淋巴液　　　　　　　C. 血浆
   D. 细胞内液　　　　　　E. 细胞外液

7. 内环境稳态是指其中的
   A. 化学组成恒定不变　　　　　　　　　B. 化学组成相对稳定
   C. 理化性质恒定不变　　　　　　　　　D. 理化性质相对稳定
   E. 理化性质绝对稳定

8. 神经调节的基本方式是
   A. 反应　　　　　　　　B. 反射　　　　　　　　C. 反馈
   D. 正反馈　　　　　　　E. 负反馈

9. 体液调节的特点之一是
   A. 迅速　　　　　　　　B. 准确　　　　　　　　C. 短暂
   D. 局限　　　　　　　　E. 广泛

10. 血压在一定范围内发生变动,脑血流量仍然能保持相对稳定,这属于
    A. 神经调节　　　　　　B. 体液调节　　　　　　C. 自身调节
    D. 正反馈　　　　　　　E. 负反馈

11. 下列属于负反馈活动的是
    A. 血液凝固　　　　　　B. 排尿反射　　　　　　C. 排便反射
    D. 血糖水平的维持　　　E. 分娩过程

12. 在反射弧分析实验中,捣毁脊蛙的脊髓以后
    A. 反应存在,反射消失　　　　　　　　B. 反射存在,反应消失
    C. 反应、反射都存在　　　　　　　　　D. 反应、反射都消失
    E. 以上都不对

第二章　细胞的基本功能

学习目标

1. 掌握:细胞膜的物质转运功能;动作电位的概念及其形成机制。
2. 熟悉:神经-肌肉接头的兴奋传递过程;骨骼肌的兴奋-收缩耦联。
3. 了解:了解细胞膜的基本结构,细胞膜的信号转导功能;静息电位的概念及其形成机制;骨骼肌的收缩机制,骨骼肌收缩的外部表现。

细胞是人体的基本结构和功能单位,人体的一切生命活动都是在细胞功能的基础上进行的。人体内的细胞种类繁多,分布在不同的部位,执行特定的功能。本章主要介绍细胞具有共性的基本功能,包括细胞膜的物质转运功能、细胞膜的信号转导功能、细胞的生物电现象和肌细胞的收缩功能。

第一节　细胞膜的基本结构和功能

一、细胞膜的基本结构

细胞膜是一种具有特殊结构和功能的生物膜,主要由脂质、蛋白质和少量的糖类物质组成。它是细胞的屏障,把细胞内外的物质分隔开,使细胞成为一个相对独立的功能单位。关于细胞膜的基本结构和组成,现在公认的是 Singer 和 Nicholson 于 1972 年提出的液态镶嵌模型。它的基本内容是:细胞膜是以液态的脂质双分子层为基架,其间镶嵌着许多具有不同结构和功能的蛋白质(图 2-1)。两层脂质分子的亲水端分别朝向细胞膜内表面和外表面,而疏水端朝向细胞膜内部,共同构成细胞的屏障,支持和保护细胞。细胞膜的主要功能大多是通过膜蛋白来实现的。根据膜蛋白功能的不同,可将其分为酶蛋白、转运蛋白、受体蛋白等。

二、细胞膜的物质转运功能

细胞在新陈代谢过程中,不断有各种物质进出细胞,包括 O_2 和 CO_2、各种营养物质、中间代谢产物或终产物、被吞噬的物质以及细胞分泌或释放的物质(如激素、神经递质)等。这些物质进出细胞都要经过细胞膜的物质转运才能实现。细胞膜对物质转运的方式与进出细胞物质分子的大小、脂溶性以及带电性密切相关。下面分别介绍常见的物质跨膜转运方式。

(一)单纯扩散

单纯扩散是指脂溶性小分子物质从细胞膜的高浓度一侧向低浓度一侧转运的过程。溶

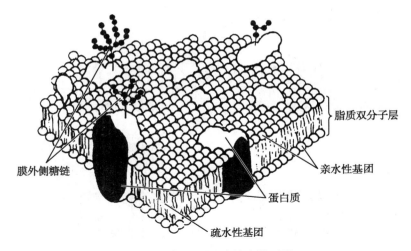

图 2-1 细胞膜液态镶嵌模型图

液的溶质和溶剂分子都遵循物理学原理,处于不断的热运动(布朗运动)之中。溶质分子将从高浓度部位向低浓度部位发生移动,直到两个部位的浓度达到平衡,这种现象称为扩散。在生物体系中,细胞外液和细胞内液都是水溶液,溶于其中的各种溶质分子要进行扩散,必须通过细胞膜。细胞膜的基本组成是脂质双分子层,因此,只有脂溶性高而分子小的物质才能以单纯扩散的形式通过细胞膜,如 O_2、CO_2、乙醇、尿素等。单纯扩散的特点是不需要膜蛋白的参与和不需要细胞代谢提供能量。

影响单纯扩散的主要因素有两个:①通透性:指物质通过细胞膜的难易程度。脂溶性高而分子小的物质容易穿越脂质双分子层,即通透性较大,其单位时间被转运的量也就较多。②浓度差:是物质扩散的动力。物质在细胞膜两侧的浓度差愈大,扩散的量也越大。水分子虽然是极性分子,但因分子小且不带电,也能以单纯扩散的方式通过细胞膜,另外还可通过"水通道"穿越细胞膜。

（二）易化扩散

易化扩散是指非脂溶性或脂溶性很小的小分子物质,在膜蛋白帮助下,顺浓度差或电位差的跨膜转运过程。易化扩散是顺浓度梯度或电位梯度的转运,因此和单纯扩散一样也不需要细胞代谢提供能量。但它与单纯扩散不同的是要有膜蛋白帮助才能进行。根据参与的膜蛋白的不同将易化扩散分为两种:载体蛋白帮助的易化扩散,简称载体转运;通道蛋白帮助的易化扩散,简称通道转运。

1. 载体转运 载体蛋白在膜高浓度一侧与被转运物质结合,引起载体蛋白的构象发生改变,把物质转运到膜低浓度的一侧,然后与物质解离将其释放,即经历了结合-构象变化-解离的过程(图 2-2)。与物质解离后载体又恢复到原来的构型,可以反复循环使用。一些小分子亲水性物质,如葡萄糖、氨基酸等就是依靠载体运输进入细胞内的。

载体转运具有以下特点:①特异性:载体的结合位点与被转运物质之间具有严格的化学结构上的适配性,因此一种载体一般只转运某一种物质,如葡萄糖载体只能转运葡萄糖,氨基酸载体只能转运氨基酸。②饱和性:物质转运量在一定范围内可随物质浓度增加而增加,但由于膜上载体和载体结合位点的数目都是有限的,当物质浓度超过某一限度,结合位点全部被占据时,转运速度将达到饱和。③竞争性抑制:指化学结构相似的物质经同一载体转运时出现的相互竞争现象。表现为一种物质扩散量增多时,另一种物质的扩散量就会减少。

11

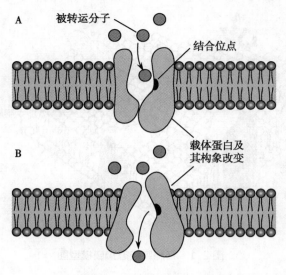

图2-2 载体转运示意图

A:在高浓度一侧,被转运物质与载体蛋白上的特异性结合位点结合;
B:载体蛋白构象发生改变,使被转运物质朝向低浓度一侧并解离释放

2. 通道转运 通道蛋白是一类贯穿细胞膜、中央带有亲水性孔道的膜蛋白。当孔道开放时,物质顺浓度差或电位差经通道转运;当孔道关闭时,即使膜两侧存在浓度差或电位差,物质也不能通过(图2-3)。各种离子主要通过这种转运方式进出细胞。不同的通道对所通透的离子有不同程度的选择性,表现为每种通道对一种或几种离子有较高的通透能力,而对其他离子则不易或不能通过。根据其对离子的选择性,通道可分为 Na^+ 通道、K^+ 通道、Ca^{2+} 通道、Cl^- 通道、非选择性阳离子通道等。

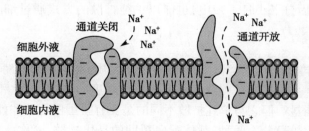

图2-3 通道转运示意图

图左:通道关闭;图右:通道开放

通道的开放或关闭是通过"闸门"来控制的,故通道又称为门控通道。根据通道的门控机制,通道可分为受膜电位调控的电压门控性通道,受膜外或膜内化学物质调控的化学门控性通道,以及受机械刺激调控的机械门控性通道等。需要指出的是,经通道转运的各种离子,其主要意义并不是用于物质代谢,而是参与跨膜信号转导和细胞生物电活动。例如,骨骼肌细胞终板膜上具有化学门控通道即乙酰胆碱门控通道,乙酰胆碱分子和它结合后可引起通道开放和 Na^+ 内流,产生终板电位;神经纤维上具有电压门控 Na^+ 通道和电压门控 K^+ 通道,细胞膜两侧膜电位发生改变即去极化时可打开这些通道,产生动作电位;血管平滑肌细胞具有机械门控 Ca^{2+} 通道,在血压升高对管壁造成牵张时激活,引起 Ca^{2+} 内流和血管收

缩,实现血流的自身调节。

单纯扩散和易化扩散转运物质时,动力都来自膜两侧存在的浓度差或电位差所含的势能,不需要细胞代谢提供能量,故又称为被动转运。

(三)主动转运

主动转运是指在膜蛋白的参与下,细胞通过本身的耗能过程,将小分子物质或离子逆浓度差或电位差进行的跨膜转运过程。主动转运按其利用能量形式的不同,分为原发性主动转运和继发性主动转运。一般所说的主动转运是指原发性主动转运。

1. 原发性主动转运 是指细胞直接利用代谢产生的能量,将离子逆浓度差或逆电位差进行跨膜转运的过程。介导这一过程的膜蛋白称为离子泵。离子泵可将细胞内的 ATP 水解为 ADP,并利用高能磷酸键断裂时释放的能量完成离子的跨膜转运。离子泵具有水解 ATP 的能力,因此也称作 ATP 酶。由于离子泵活动时消耗的能量直接来源于细胞的代谢过程,所以当细胞代谢发生障碍时,将直接影响离子泵的功能,进而影响物质的主动转运。离子泵种类很多,常以它们转运的物质而命名,例如转运 Na^+ 和 K^+ 的钠-钾泵,转运 Ca^{2+} 的钙泵,转运 H^+ 的质子泵等。在各种生物泵中,钠-钾泵的作用最重要,存在最广泛,对它的研究也最充分。

钠-钾泵,简称钠泵,也称为 Na^+-K^+ 依赖式 ATP 酶,由 α 和 β 两个亚单位组成。当细胞内 Na^+ 浓度升高或细胞外 K^+ 浓度升高时,钠泵即被激活,分解 ATP 释放能量用于 Na^+、K^+ 的主动转运。通常每分解 1 个 ATP 分子,可将 3 个 Na^+ 泵出膜外,同时将 2 个 K^+ 泵入膜内(图2-4)。由于钠泵的活动,可使细胞内的 K^+ 浓度约为细胞外液的 30 倍,而细胞外液中的 Na^+ 浓度约为胞质中的 12 倍,形成细胞外高 Na^+,细胞内高 K^+ 的不均衡离子分布,这是细胞生物电产生的基础。

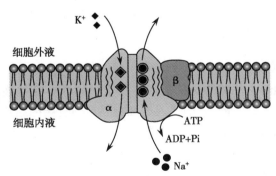

图2-4 钠泵主动转运示意图

钠泵广泛存在于人体各种细胞的细胞膜上,细胞代谢能量的 1/3 以上用于维持钠泵的活动,因此钠泵的活动具有重要的生理意义:①钠泵活动造成的细胞内高 K^+ 为胞质内许多代谢反应所必需。例如核糖体合成蛋白质就需要高钾环境。②维持细胞内渗透压和细胞容积。在静息状态下钠泵将进入到细胞内的 Na^+ 不断转运到胞外,避免细胞内的 Na^+ 浓度过度增高,可维持胞质渗透压和细胞容积的相对稳定,防止细胞水肿。③钠泵活动造成的细胞内、外 Na^+ 和 K^+ 的巨大浓度差,是细胞生物电活动的前提条件。④建立 Na^+ 的跨膜浓度差,为继发性主动转运提供势能储备。⑤钠泵活动是生电性的,可直接影响膜电位。钠泵活动增强,可使细胞膜内电位的负值增大。

2. 继发性主动转运 是指转运的驱动力并不直接来自 ATP 的分解,而是利用原发性主动转运所形成的浓度势能进行的物质逆浓度差或电位差的跨膜转运方式,这种间接利用 ATP 能量的主动转运过程称为继发性主动转运,也称为联合转运。根据联合转运的物质的转运方向是否相同,继发性主动转运又分为两种形式:①两者的转运方向相同的称为同向转运。例如葡萄糖在小肠黏膜上皮处的吸收,由于 Na⁺、葡萄糖都是转运入细胞,因此都属于同向转运。在肠黏膜上皮细胞朝向肠腔的顶端膜上存在着 Na⁺-葡萄糖联合转运体,面向组织液的基底侧膜区则存在着钠泵和葡萄糖载体;钠泵活动造成细胞内低 Na⁺,使顶端膜内、外两侧形成 Na⁺ 浓度差,Na⁺-葡萄糖联合转运体利用这一浓度势能,将肠腔中的 Na⁺ 和葡萄糖分子一起转运至上皮细胞内。在此过程中 Na⁺ 的转运是顺浓度梯度进行的,是转运过程中的驱动力,而葡萄糖分子的转运是逆浓度梯度的,属于继发性主动转运。小肠内的氨基酸也以同样的方式被机体转运吸收。②两者的转运方向相反的称为逆向转运,例如心肌细胞上的 Na⁺-Ca²⁺ 交换,由于是 Na⁺ 入细胞,Ca²⁺ 出细胞,因此属于逆向转运(图2-5)。

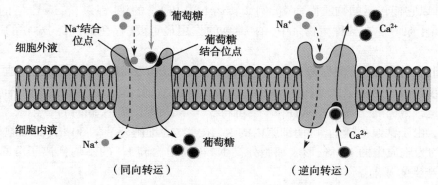

图2-5 继发性主动转运示意图

图左:Na⁺ 和葡萄糖的同向转运;图右:Na⁺-Ca²⁺ 交换的逆向转运

(四)入胞和出胞

小分子物质可以通过上述的物理扩散或经膜蛋白的介导穿越细胞膜,而大分子或团块状物质是不能直接穿越细胞膜的,它们要通过细胞膜更为复杂的结构和功能的改变,以入胞或出胞的方式完成跨膜转运(图2-6)。这些过程也需要细胞提供能量,因此也是一种主动转运。

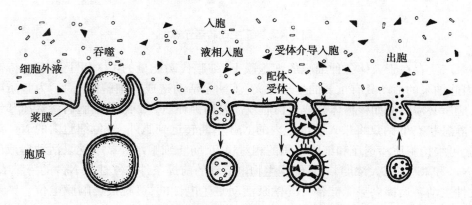

图2-6 大分子物质跨膜转运示意图

1. 入胞　细胞外大分子物质或物质团块如血浆中的蛋白质、细菌、死亡细胞和细胞碎片等,被细胞膜包裹后以囊泡的形式进入细胞的过程称为入胞。根据摄入物质的不同,入胞又分为吞噬和吞饮两种类型。如果进入细胞的物质是固态,称为吞噬。吞噬只发生在一些特殊的细胞,如巨噬细胞、中性粒细胞等。吞噬进行时,首先是细胞膜与这些物质相互接触并进行识别,然后引起接触处的细胞膜向内凹陷或伸出伪足,将物质包裹起来,此后包裹的细胞膜融合、离断,使物质连同包裹它的细胞膜一起进入细胞内,形成直径较大的吞噬小泡。吞噬小泡与溶酶体融合后,溶酶体中的蛋白水解酶将被吞入的物质消化分解。如果进入细胞的物质是液态,则称为吞饮。吞饮过程出现于几乎所有的细胞。吞饮又可分为液相入胞和受体介导入胞两种。液相入胞是指细胞外液及其所含的溶质连续不断地进入细胞内,是细胞本身固有的活动,进入细胞的溶质量和溶质的浓度成正比;受体介导入胞则是通过被转运物质(配体)与膜受体的特异性结合,选择性地促进其进入细胞的一种入胞方式。被转运物质的分子首先与膜上的受体结合,结合部位的膜内陷、离断,在胞质内形成吞饮泡。在细胞内,受体与其结合的转运物分离,只含有受体的小泡再与细胞膜的内侧接触、融合,重新成为膜的组分,因此膜受体可反复利用,而膜的表面积也能保持相对恒定。受体介导入胞是一种非常有效的转运方式,溶质选择性地进入细胞,即使溶质的浓度很低,也不影响有效的入胞过程。许多大分子物质都是以这种方式进入细胞的,如结合了 Fe^{2+} 的运铁蛋白、低密度脂蛋白等。人体血浆中的低密度脂蛋白(LDL)就是在细胞膜上 LDL 受体的介导下入胞而被利用的。某些人由于缺乏 LDL 受体,使 LDL 不能被正常利用,血浆中 LDL 的浓度升高,LDL 的颗粒中含有大量胆固醇,因而造成高胆固醇血症。

2. 出胞　细胞内大分子物质或物质团块以分泌囊泡的形式排出细胞的过程称为出胞。出胞主要见于细胞的分泌活动如消化腺细胞分泌消化酶和黏液、内分泌细胞分泌激素以及神经末梢释放递质等。分泌物通常是在粗面内质网的核糖体上合成,然后转移至高尔基体被一层膜性结构包被、加工成分泌囊泡,囊泡再逐渐移向细胞膜的内侧,与细胞膜发生接触、融合、破裂,最后将囊泡内容物释放到细胞外,而囊泡膜则成为细胞膜的组分。出胞有两种形式,一种是持续性进行的,囊泡所含的大分子物质不间断地排出细胞,如小肠黏膜杯状细胞持续分泌黏液的过程;另一种是调节性的出胞过程,合成的物质先贮存在细胞内,当受到化学信号或电信号诱导时才释放出细胞,如神经末梢递质的释放,就是动作电位到达神经末梢时才引起的出胞过程。

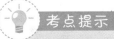

考点提示

细胞膜的物质转运方式及其特点、所转运的主要物质

三、细胞膜的信号转导功能

人体是由为数极大的细胞组成的有机整体,它既要实现自身复杂的功能,又要适应环境的各种变化,这些都需要许多细胞相互协调、相互配合才能实现,因此各种细胞之间形成了完善的信号交流机制。细胞间传递信息、实现信号交流的信号物质多达几百种,包括激素、神经递质、细胞因子等,它们通常要与细胞的受体结合后才能发挥作用。受体是指能与信号物质作特异结合而发挥信号转导作用的蛋白质。根据存在部位的不同,受体分为膜受体和细胞内受体。根据信号物质与受体作用方式的不同,可大体将其分为两类:一类以疏水性的类固醇激素为代表,它们通过单纯扩散的方式透过细胞膜,与胞内受体结合并发挥作用;另一类是数量更多的、属于亲水性分子的信号物质,它们只能先作用于膜受体,再经跨膜的和

细胞内的信号转导而产生生物学效应。根据膜受体的分子结构和功能特性,其信号转导的方式大致可分为三类,即离子通道受体介导的信号转导、G 蛋白耦联受体介导的信号转导、酶耦联受体介导的信号转导。

(一)离子通道受体介导的信号转导

离子通道受体是一种同时具有受体和离子通道功能的蛋白质分子,属于化学门控性通道。这类受体与某些特定的化学物质结合后,受体蛋白的分子结构发生改变,引起通道快速开放和离子的跨膜移动,不仅导致效应细胞的膜电位变化,引发细胞的功能状态改变(生理效应),而且实现了化学信号的快速跨膜转导。因而这一途径称为离子通道受体介导的信号转导。神经-骨骼肌接头的传递就是离子通道受体介导的信号转导的典型例子。骨骼肌细胞终板膜上的 N_2 型乙酰胆碱受体就是一种离子通道受体,当它与运动神经末梢释放的乙酰胆碱(Ach)结合后,受体构型发生改变,通道开放,引起 Na^+、K^+ 等离子跨膜移动,由此引起终板电位的产生并最终引发肌细胞的兴奋和收缩(详见本章第三节)。这类信号转导路径简单,速度快,从递质与受体结合到产生电效应的时间仅约 0.5ms。此外,离子通道还包括电压门控性通道和机械门控性通道,它们通常不称作受体,但事实上它们发挥着接受电信号和机械信号刺激的受体的作用,通过通道的开闭和离子的跨膜移动把信号转导到细胞内部。

(二)G 蛋白耦联受体介导的信号转导

G 蛋白耦联受体分布于所有的真核细胞,是最大的细胞表面受体家族之一。受体本身不具备通道结构,也无酶活性,由于要通过与膜上的 G 蛋白耦联才能发挥作用,故称为 G 蛋白耦联受体。同时,G 蛋白耦联受体主要通过改变细胞内代谢活动而发挥作用,故又称为促代谢性受体。

G 蛋白耦联受体介导的信号转导过程复杂,涉及膜上和膜内多种蛋白质或信号分子。首先,G 蛋白耦联受体与细胞外的信号分子(第一信使)发生特异性结合,激活位于细胞膜内侧面由三个亚单位组成的 G 蛋白(鸟苷酸结合蛋白);活化的 G 蛋白进一步激活膜上的 G 蛋白效应器(如腺苷酸环化酶);效应器酶又可进一步催化胞质内某些化学物质(如 ATP)生成第二信使(如 cAMP),第二信使再通过蛋白激酶系统或离子通道发挥信号转导作用(图 2-7)。

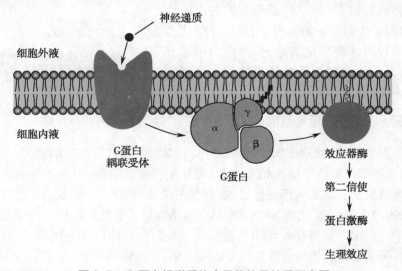

图 2-7 G 蛋白耦联受体介导的信号转导示意图

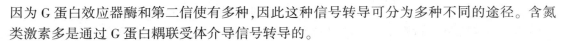

因为 G 蛋白效应器酶和第二信使有多种,因此这种信号转导可分为多种不同的途径。含氮类激素多是通过 G 蛋白耦联受体介导信号转导的。

(三)酶耦联受体介导的信号转导

酶耦联受体是指细胞膜上一些既有受体作用又有酶活性的蛋白质,受体的膜外侧面有信号分子的结合位点,起受体作用;受体的膜内侧面具有催化酶的作用,通过这种双重作用来完成信号转导功能。体内大部分生长因子和一部分肽类激素(如胰岛素)就是通过这种方式进行信号转导的。主要的生物学效应大多涉及细胞的代谢、生长、繁殖、分化和存活等相对缓慢的过程。

第二节 细胞的生物电现象

一切活细胞无论处于安静还是活动状态都存在电现象,这种电现象称为生物电。生物电是一种普遍存在而又十分重要的生命现象,与细胞兴奋的产生和传导有着密切关系。临床上常用的一些辅助检查方式,如心电图、脑电图,实际上就是将心肌细胞、脑细胞等的生物电引导出来加以放大,描记在记录纸上的结果。因此,生物电在临床上已广泛应用,对疾病的诊断和患者的监护都具有重要的辅助作用。

细胞生物电发生在细胞膜两侧,故称为跨膜电位,简称膜电位。跨膜电位有两种表现形式,即细胞安静时的静息电位和细胞受刺激而活动时的动作电位。

一、静息电位

(一)静息电位的概念

细胞在安静时存在于细胞膜两侧的电位差称为静息电位。静息电位可用示波器进行观察测量。将示波器的两个测量电极放置在神经细胞外表面任意两点或均插入细胞膜内侧时,示波器上的光点在零位线上做横向扫描,表明细胞膜外表面或内表面任意两点间不存在电位差。若将其中一个电极 A 置于细胞膜外表面,另一个电极 B(微电极,尖端直径 0.5 ~ 5μm)插入细胞膜内侧,则在插入的瞬间示波器的光点立即从零位向下移动,并停留在一个较稳定的水平上做横向扫描(图 2-8),说明膜内电位较膜外低,细胞膜内外存在着电位差,即静息电位。若以膜外电位为零,则膜内电位为负值。习惯上,以膜外电位为零时的膜内外间的电位差数值表示静息电位。

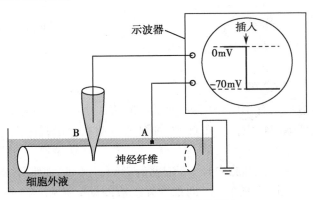

图 2-8 静息电位测定示意图

不同细胞的静息电位数值不同。如在骨骼肌细胞约为 $-90mV$,神经细胞约为 $-70mV$,红细胞约为 $-10mV$。静息电位表现出的是一种稳定的电位,只要细胞不受刺激,保持安静状态,静息电位就会稳定于某一数值。人们通常把静息状态时,细胞膜外带正电而膜内带负电的稳定状态称为极化;静息电位增大的过程或状态称为超级化;静息电位减小的过程或状态称为去极化;去极化至零电位后膜电位如进一步变为正值,即细胞膜外带负电而膜内带正电,称为反极化;膜电位高于零电位的部分称为超射;细胞膜去极化后再向静息电位方向恢复的过程,称为复极化。静息电位与极化状态都是细胞处于安静状态的标志。

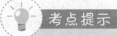

考点提示

极化、超级化、去极化、反极化、复极化的概念

(二)静息电位产生的机制

静息电位的产生主要是由离子的跨膜扩散形成的。它产生有两个重要条件:静息时细胞膜两侧各种离子的不均衡分布以及静息时细胞膜对离子的通透性不同。如前所述,细胞膜上钠-钾泵的活动使得膜两侧 Na^+ 和 K^+ 的分布明显不均衡,细胞外分布有大量的 Na^+,细胞内则存在大量的 K^+。例如哺乳动物骨骼肌细胞外 Na^+ 浓度约为细胞内的 12 倍左右,而细胞内的 K^+ 浓度则约是细胞外的 30 倍(表 2-1)。如果细胞膜允许这些离子自由通过的话,将出现顺浓度差移动的 Na^+ 内流和 K^+ 外流。但是,细胞处于静息状态时,细胞膜对 K^+ 的通透性较大,对 Na^+ 的通透性很小,而对胞内的有机负离子(A^-)几乎没有通透性。于是将会出现细胞内的 K^+ 顺浓度差向细胞外扩散,细胞内带负电荷的有机负离子有随同 K^+ 外流的倾向,但因膜对 A^- 无通透性而被阻隔在膜的内侧面。由于 K^+ 带正电荷,K^+ 的外流使膜外正电荷逐渐增多,而膜内负电荷也跟随着相对增多,这样细胞膜两侧出现了一个外正内负的电位差。膜两侧这个电位差的存在对 K^+ 外流起着阻止作用。随着 K^+ 外流增多,电位差增大,对 K^+ 外流的阻力也增大。最后,当促使 K^+ 外流的动力(浓度差)与阻止 K^+ 外流的阻力(电位差)达到平衡时,K^+ 的净移动就会等于零,此时,细胞膜两侧就形成了一个相对稳定的、呈外正内负状态的电位差,这就是静息电位。所以,静息电位是由 K^+ 外流引起的,是 K^+ 的平衡电位。

表2-1 哺乳动物骨骼肌细胞内外主要离子的浓度（mmol/L）和流动趋势

离子	细胞内	细胞外	细胞内外浓度比	离子流动趋势
Na^+	12	145	1:12	内向流
K^+	155	4	30:1	外向流
Cl^-	4.2	116	1:29	内向流
有机负离子	155			外向流

钠-钾泵的活动本身具有生电作用,每次活动时将 3 个 Na^+ 转运到细胞外,只将 2 个 K^+ 转运到细胞内,造成细胞内负电位。因此钠-钾泵的活动在一定程度上也参与了静息电位的形成。

静息电位的大小,主要受细胞内外 K^+ 浓度的影响。例如,细胞外 K^+ 浓度增高(如高血钾),可使细胞内外 K^+ 浓度差减小,K^+ 向细胞外扩散的动力减弱,K^+ 外流减少,结果是静息电位减小,即膜内外两侧的电位差变小;反之,如果细胞外的 K^+ 浓度降低,将引起静息电位增大,即膜内外两侧的电位差变大。此外,细胞代谢障碍也可影响静息电位。如当细胞缺血、缺O_2或H^+增多(酸中毒)时,可导致细胞代谢障碍,影响细胞向钠-钾泵提供能量,钠-钾泵活动受到抑制,其生电作用下降,也会导致静息电位减小,甚至消失。

二、动作电位

(一)动作电位的概念

可兴奋细胞受刺激后,在静息电位的基础上发生一次可传导的电位变化,称为动作电位。不同细胞的动作电位具有不同的形态,它是细胞产生兴奋的标志。以神经纤维的膜电位变化为例,在安静状态下,当神经纤维受到一个有效刺激时,可在示波器上观察到一个动作电位:细胞内电位由原静息状态的$-70mV$迅速上升到$+30mV$左右,细胞内电位由负变正,构成动作电位上升支;随后电位又迅速下降到接近静息电位水平,构成动作电位下降支。两者共同形成尖峰状的电位变化,称为锋电位。锋电位持续约1ms,随后出现膜电位低幅缓慢的波动,即后电位。后电位包括两部分,前一个部分的膜电位仍小于静息电位,称为负后电位,后一部分大于静息电位,称为正后电位。后电位持续的时间比较长,后电位结束之后膜电位才恢复到稳定的静息电位水平(图2-9)。

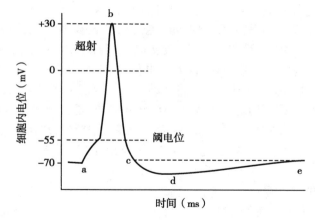

图2-9 神经纤维动作电位示意图
ab:动作电位上升支;bc:动作电位下降支;cd:负后电位;de:正后电位

(二)动作电位产生的机制

动作电位的产生机制与静息电位基本相似,都与细胞膜的通透性及离子跨膜扩散有关。前已述及,细胞外Na^+的浓度比细胞内高得多,它有从细胞外向细胞内扩散的趋势,但Na^+能否进入细胞是由细胞膜上钠通道的状态来控制的。当细胞受刺激时,首先是受刺激部位细胞膜上少量的钠通道被激活开放,细胞膜对Na^+的通透性开始增加,少量Na^+在浓度差和电位差作用下发生Na^+内流,使静息电位减小。当静息电位减小到一定数值(阈电位)时,会引起膜上大量电压门控钠通道开放,对Na^+的通透性迅速增大,使细胞外的Na^+快速、大量内流,细胞内正电荷迅速增加,电位急剧上升,形成膜的去极化和反极化,即动作电位的上升支。Na^+内流所造成的膜内电位变正,对Na^+内流起着阻力作用。随着Na^+内流的增加,这种阻力不断增大。当促使Na^+内流的浓度差和阻止Na^+内流的电位差这两种拮抗力量达到平衡时,Na^+净内流停止,膜两侧电位差达到一个新的平衡点。因此,动作电位上升支是由

Na⁺内流引起的,动作电位的顶点是 Na⁺ 的平衡电位。

Na⁺ 通道开放时间很短,随后电压门控钠通道迅速失活关闭,导致 Na⁺ 内流停止。电压门控 K⁺ 通道则受去极化影响而开放,K⁺ 在浓度差和电位差作用下大量快速外流,使膜出现迅速复极化,细胞内正电荷迅速减少,膜内电位急剧下降至零电位,此时膜两侧电位差消失,但浓度差继续推动 K⁺ 外流,此后 K⁺ 外流形成的外正内负的电位差成为其外流的阻力。当促使 K⁺ 外流的浓度差和阻止 K⁺ 外流的电位差这两种相互拮抗的力量达到平衡时,K⁺ 净外流停止,膜电位基本恢复到静息水平,由此形成了动作电位的下降支。因此,动作电位的下降支是由 K⁺ 外流引起的。

动作电位之后,膜电位虽然恢复到静息电位水平,但离子分布状态并未恢复,因为去极化进入细胞的 Na⁺ 和复极化流出细胞的 K⁺ 并未各回原位。虽然据测定,每次动作电位进入细胞内的 Na⁺ 和流出的 K⁺ 均只占其原来离子总量的几万分之一,但反复发生动作电位后,也会影响细胞内外 Na⁺、K⁺ 的浓度差。这就需要通过钠-钾泵的活动,将流入细胞内的 Na⁺ 重新转运到细胞外,将流出细胞的 K⁺ 重新转运回细胞内,恢复细胞膜两侧 Na⁺、K⁺ 原先的不均衡分布状态。钠-钾泵的活动对细胞内的电位影响很小,但可能是后电位产生的原因之一。

综上所述,动作电位的上升支主要是由于电压门控 Na⁺ 通道激活后,Na⁺ 大量快速内流形成的;动作电位的下降支则是电压门控 Na⁺ 通道失活使得 Na⁺ 内流停止,继而电压门控 K⁺ 通道激活后 K⁺ 快速外流的结果。因此,改变电压门控 Na⁺、K⁺ 通道本身的特性或者改变细胞膜两侧这两种离子的浓度差或膜两侧的电位差,均可影响动作电位。例如,实验中用氯化胆碱或葡萄糖替代细胞外液中 NaCl,将使动作电位幅度下降甚至消失,主要是改变了细胞外液中的 Na⁺ 浓度;临床上用普鲁卡因作为局部麻醉药,是因为普鲁卡因能够可逆性阻断神经纤维上引起动作电位的电压门控 Na⁺ 通道,从而阻止神经纤维动作电位的产生和传导;苯妥英钠类抗癫痫药是通过抑制电压门控 Na⁺ 通道和 Ca²⁺ 通道来抑制神经元放电,治疗癫痫发作的。

(三) 动作电位的产生条件

1. 阈电位 刺激作用于细胞可以产生动作电位,但不是任何刺激都可触发动作电位。某些情况下,刺激引起的改变是细胞膜发生超极化,此时细胞产生的不是兴奋,而是抑制。只有当刺激引起膜内正电荷增加,静息电位减小(去极化),当减小到一个临界值时,细胞膜上的钠通道才能大量、迅速开放从而触发动作电位,这个能触发动作电位的临界膜电位值称为阈电位。因此,去极化达到阈电位水平是细胞产生动作电位的必要条件。阈电位的数值约比静息电位小 10~20mV,如神经纤维的静息电位为 -70mV,其阈电位为 -55mV 左右(图2-10)。一般来说,细胞兴奋性的高低与细胞静息电位和阈电位的差值呈反变关系,即差值越大,细胞的兴奋性就越低;差值越小,细胞的兴奋性就越高。例如,超极化时静息电位值增大,使静息电位与阈电位之间的差值扩大(图2-10,a),受刺激时静息电位去极化不易达到阈电位,所以超极化使细胞的兴奋性降低。阈刺激和阈上刺激由于刺激强度较大,一次刺激就能引起细胞膜电位变化达到阈电位,从而触发动作电位产生。只要膜的去极化达到阈电位水平,膜电位变化就不再依赖于刺激的强度而成为一种自动过程。

2. 局部反应 单个阈下刺激虽不能触发动

考点提示

动作电位概念、产生机制,阈电位的概念

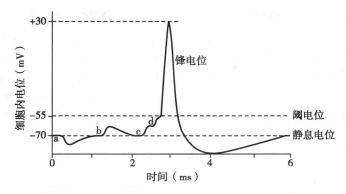

图 2-10　刺激引起的膜超极化、局部反应、局部反应总和及阈电位
a:超极化;b:局部反应;c、d:局部反应的时间总和

作电位,但可使受刺激的局部细胞膜少量 Na^+ 通道开放,引起少量 Na^+ 内流,从而产生较小的去极化。这种去极化反应的幅度达不到阈电位的水平,电位波动较小,只局限于膜受刺激的部位而不能向远距离传播,因此称为局部反应(图 2-10,b),产生的电位称为局部电位。局部电位的特点是:①电位幅度小且呈衰减性传导。局部电位可向周围传导,但随着传导距离增加,其电位变化逐渐减小,最后消失,因此不能在膜上作远距离传导。②等级性。局部电位的大小随刺激强度增大而增大。③有总和效应。几个阈下刺激引起的局部反应可叠加起来,称为总和。其中,细胞膜的同一部位,先后接受多个阈下刺激,所引起的局部电位叠加起来,称为时间总和;细胞膜的相邻部位同时给予多个阈下刺激,所引起的局部电位叠加在一起,称为空间总和。通过总和使细胞膜电位变化达到阈电位,从而触发动作电位(图 2-10,c 和 d)。因此,动作电位可以由一次阈刺激或者阈上刺激引起,也可以由多个阈下刺激产生的局部电位经总和而引发。

(四)动作电位的传导

动作电位一旦在细胞膜某一点产生,就会沿细胞膜不衰减地传播到整个细胞,使整个细胞膜都产生一次动作电位。这种动作电位在同一细胞上的传播称为传导。现以神经纤维为例加以叙述。

1. 动作电位传导的机制　动作电位在神经纤维上的传导称为神经冲动。动作电位传导的原理用局部电流学说来解释。在无髓神经纤维上(图 2-11,A),当细胞某一处受刺激而兴奋时,兴奋部位的细胞膜两侧电位呈现内正外负的反极化状态;而相邻近的静息部位仍处于内负外正的极化状态。因此,兴奋部位与未兴奋部位之间出现了电位差,并由此产生了由正电位到负电位的电流。这种在兴奋部位与邻近未兴奋部位之间由于电荷移动而产生的电流称为局部电流。局部电流流动的方向是:在细胞膜内,局部电流由兴奋部位流向未兴奋部位;在细胞膜外,局部电流由未兴奋部位流向兴奋部位。局部电流流动的结果,造成与兴奋部位相邻的未兴奋部位膜内电位上升,膜外电位下降,即产生去极化,去极化达到阈电位,即触发相邻未兴奋部位爆发动作电位,使它成为新的兴奋部位。这样,兴奋部位与相邻未兴奋部位之间产生的局部电流将不断地向周围移动(图 2-11B),使动作电位迅速地向四周传导,直到整个细胞膜都发生动作电位为止。

有髓神经纤维外包有一层厚的髓鞘,具有绝缘作用,动作电位不能在髓鞘部位的神经细胞膜上发生。但有髓神经纤维外的髓鞘并不是连续不断的,而是每隔一定距离就中断,失去髓鞘的部分称为郎飞结。因此郎飞结处的细胞膜是裸露的,而且此处膜上的 Na^+ 通道密集,易产生动作电位。动作电位传导时,兴奋的郎飞结能够与相邻的未兴奋的郎飞结之间产生局部电流,使相邻郎飞结的膜电位去极化达到阈电位而发生动作电位。这样,动作电位就从一个郎飞结传给相邻的郎飞结,这种传导称为跳跃式传导(图2-11,C 和 D)。因为有髓神经纤维动作电位呈跳跃式传导,故其传导速度比无髓神经纤维或一般细胞快得多。有髓神经纤维最高的传导速度可达 120m/s,而许多无髓神经纤维的传导速度尚不足 1m/s。

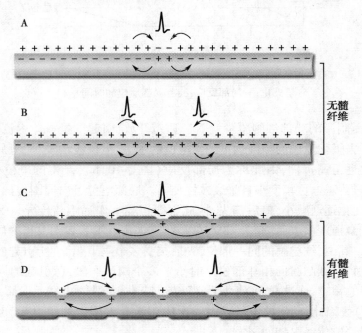

图 2-11 动作电位在神经纤维上的传导示意图

A、B:动作电位在无髓神经纤维上的传导;C、D:动作电位在有髓神经纤维上的传导

2. 动作电位传导的特点

(1)双向传导:当神经纤维的中间受到刺激后,产生的动作电位可同时向神经纤维的两端传导。

(2)不衰减性传导:动作电位一旦在细胞膜的某一部位产生,它就会立即向周围传播,直至整个细胞膜都依次产生一次动作电位,而且传播的过程中,其幅度和波形始终保持不变。

(3)"全或无"现象:动作电位的产生需要一定的刺激强度,刺激强度未达到阈值,动作电位不会发生(无);刺激强度达到阈值后,即可触发动作电位,同时幅度也达到该细胞动作电位的最大值(全),其变化幅度不会因刺激强度的加强而增大。这一特性称为动作电位的"全或无"现象。

第三节 肌细胞的收缩功能

人体各种形式的运动主要靠肌肉的收缩活动完成。如肢体运动、呼吸运动等由骨骼肌收缩完成,心脏的射血活动由心肌收缩完成,胃肠运动由消化管平滑肌收缩完成。根据人体内的肌肉组织的功能特性,可将肌肉分为骨骼肌、心肌和平滑肌三种。虽然三种肌肉组织的形态结构和功能各具不同特点,但其收缩原理基本相似。本节以骨骼肌为例讨论肌细胞的收缩功能。

虽然离体骨骼肌细胞受刺激后也可以兴奋而收缩,但在人体内,骨骼肌的兴奋和收缩都是在神经支配下完成的。本节主要讨论以下内容:①兴奋如何从运动神经传递给骨骼肌细胞;②骨骼肌细胞的收缩机制;③把骨骼肌细胞的电兴奋与机械收缩耦联起来的机制;④骨骼肌收缩的外在表现。

一、神经-肌肉接头的兴奋传递

(一)神经-肌肉接头的微细结构

躯体运动神经纤维在接近骨骼肌细胞时失去髓鞘,轴突末梢部位形成膨大并嵌入到肌膜形成的凹陷中,形成神经-肌肉接头。

神经-肌肉接头由接头前膜、接头后膜和接头间隙三部分组成(图2-12)。接头前膜是神经末梢在接近肌细胞处失去髓鞘,形成膨大并嵌入到肌细胞膜凹陷中的轴突末梢的细胞膜。轴突末梢中含有许多囊泡,称为突触小泡。一个突触小泡含有约1万个乙酰胆碱分子。接头后膜,又称终板或终板膜,是与接头前膜相对应的肌细胞膜。它较一般的肌细胞膜厚,并有规则地向细胞内凹陷,形成许多皱褶,这样可以扩大它与接头前膜的接触面积,有利于兴奋的传递。在接头后膜上有与乙酰胆碱特异结合的 N_2 型乙酰胆碱受体,它的本质是一种化学门控通道。接头前膜与接头后膜并没有原生质的联系,它们之间有一个充满细胞外液的间隙,即接头间隙。

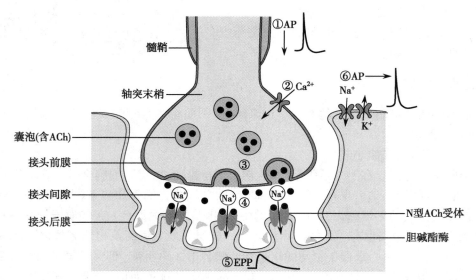

图2-12 神经-肌肉接头的结构及其兴奋传递过程示意图

(二)神经-肌肉接头处兴奋的传递过程

兴奋传递是指动作电位由一个细胞传给另一个细胞的过程。神经-肌肉接头处兴奋的传递是将运动神经纤维上的动作电位传给肌细胞,是化学门控通道介导的信号转导的典型例子。其兴奋传递过程如下:神经冲动沿神经纤维传到轴突末梢,使接头前膜发生去极化;去极化引起接头前膜上电压门控 Ca^{2+} 通道开放,Ca^{2+} 顺电-化学梯度由细胞外进入轴突末梢内,触发轴浆中的突触小泡向接头前膜移动,与接头前膜发生融合并破裂,以出胞的方式将贮存在突触小泡中的乙酰胆碱分子"倾囊"释放到接头间隙。乙酰胆碱通过接头间隙扩散到终板膜,与终板膜上的 N_2 型胆碱能受体结合,主要引起接头后膜 Na^+ 通道开放和 Na^+ 内流,导致终板膜去极化,这一去极化的电位变化称为终板电位。终板膜上无电压门控钠通道,因而不会产生动作电位,所产生的终板电位是一种具有局部电位特征的局部反应,它的大小与接头前膜释放的乙酰胆碱的多少呈正变关系,且具有总和效应。一次终板电位一般都大于相邻肌细胞膜阈电位的 3 ~ 4 倍,所以它很容易通过局部电流的形式刺激周围具有电压门控钠通道的肌细胞膜,使之去极化达到阈电位并爆发动作电位。动作电位传遍整个肌细胞膜,于是引起了整个骨骼肌细胞的兴奋,从而完成神经纤维和肌细胞之间的信息传递(图 2-12)。

神经-肌肉接头处兴奋的传递是通过化学性的神经递质介导完成的,其传递过程可简单概括为电-化学-电过程。在此过程中,接头前膜释放到接头间隙中的乙酰胆碱并未进入肌细胞,它只是发挥传递信息的作用,很快即被存在于终板膜上的胆碱酯酶分解成胆碱和乙酸而失去作用,所以终板电位的持续时间仅几毫秒。终板电位的迅速消除可使终板膜继续接受新的刺激,同时也保证了一次神经冲动只能引起一次肌细胞兴奋和收缩,即神经-肌肉接头处的兴奋传递是 1:1 的。否则,释放的乙酰胆碱将在接头间隙中积聚起来,使骨骼肌细胞持续地兴奋和收缩而发生痉挛。有机磷酸酯类能与胆碱酯酶结合并致其失去活性,使乙酰胆碱不能及时水解,导致骨骼肌持续兴奋和收缩,故有机磷酸酯类农药中毒时出现肌肉震颤;而药物解磷定能恢复胆碱酯酶的活性,是治疗有机磷酸酯类中毒的特效解毒剂之一。筒箭毒能特异性阻断终板膜上的 N_2 型胆碱受体,使神经-肌肉接头的传递功能丧失,导致肌肉松弛,临床上用来作为肌肉松弛药。

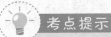

考点提示

神经-肌肉接头处传递兴奋的递质及其清除

二、骨骼肌的收缩机制

骨骼肌的收缩机制常用肌丝滑行学说来解释,下面将结合骨骼肌的微细结构和分子组成来进行介绍。

(一)肌原纤维和肌小节

每个肌细胞内都含有上千条肌原纤维,它们平行排列,纵贯肌细胞全长。在显微镜下观察,每条肌原纤维沿长轴呈现有规律的明、暗交替,分别称为明带和暗带(图 2-13)。暗带中央有一段相对透亮的区域称为 H 带,H 带的中央,即暗带的中央有一条与肌原纤维垂直的横线称为 M 线;明带中央也有一条横线称为 Z 线。肌原纤维上每两条相邻 Z 线之间的区域称为一个肌小节,它包括一个位于中间的暗带和两侧各 1/2 的明带。肌小节的明带、暗带由两套不同的肌丝组成。明带内主要由直径约 5nm 的细肌丝排列而成,Z 线是连接许多细肌丝的结构;暗带主要由直径约 10nm 的粗肌丝组成,M 线是把许多粗肌丝连接在一起的结构。由于细肌丝的一部分伸入到相邻的粗肌丝之间,故在 H 带的两侧各有一个粗、细肌丝重叠区,而 H 带则只有粗肌丝。肌小节是肌细胞收缩和舒张的基本功能单位。肌细胞的收缩或舒张,实际上就是肌小节的缩短或伸长。

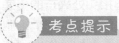

考点提示

肌肉收缩的基本结构和功能单位,肌小节的组成

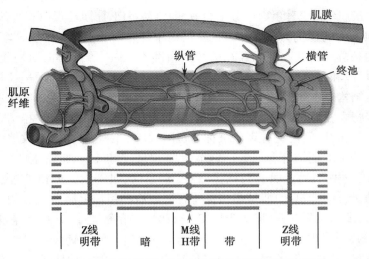

图2-13 骨骼肌细胞的肌原纤维和肌管系统模式图

（二）肌丝的分子组成

1. 粗肌丝 粗肌丝由肌球蛋白（也称肌凝蛋白）分子组成，一条粗肌丝中约含200～300个肌球蛋白分子。每个肌球蛋白分子由杆状部和两个球形的头部组成（图2-14，A）。在粗肌丝内肌球蛋白分子的杆部朝向M线聚合成束，构成其主干，球形的头部连同与它相连的一小段称为"桥臂"的杆状部分，一起由肌丝中向外伸出，形成横桥。头部和杆状部的连接处类似关节，可以活动。当肌肉舒张时，横桥与细肌丝垂直（图2-14，B）。横桥在细肌丝滑行过程中有重要作用，是拉动细肌丝滑行的直接发动者。其主要作用是：①在一定条件下横桥可以和细肌丝上的位点呈可逆性的结合。当其结合时，引起横桥向M线方向摆动；它们的结合是可逆的，继而出现分离，横桥再与细肌丝上新的位点结合而摆动，由此产生了同方向连续的摆动，拉动细肌丝向M线方向滑行；②横桥具有ATP酶的作用，可分解ATP提供能量，作为横桥摆动时的能量来源。

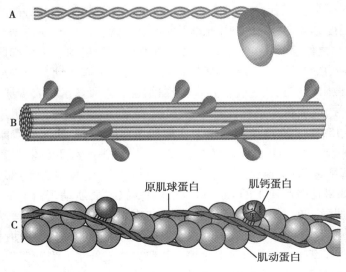

图2-14 肌丝分子结构示意图
A：肌球蛋白；B：粗肌丝；C：细肌丝

2. 细肌丝　细肌丝由三种蛋白质分子组成,即肌动蛋白、原肌球蛋白和肌钙蛋白(图2-14,C)。它们在细肌丝中的比例为7∶1∶1。肌动蛋白单体是球形分子,在细肌丝中许多肌动蛋白分子聚合成两条链并相互缠绕成螺旋状,构成细肌丝的主干。另外,肌动蛋白上具有与横桥结合的位点,可以和横桥相结合后引起肌丝的滑行。原肌球蛋白分子呈长杆状,由两条肽链缠绕成双螺旋结构。在细肌丝中,许多原肌球蛋白分子首尾相连而形成长链,沿肌动蛋白双螺旋浅沟旁走行。在肌肉舒张时,原肌球蛋白遮盖住肌动蛋白与横桥相结合的位点,阻止肌动蛋白与横桥的相互结合,这种现象被称为位阻效应。因此它在肌肉收缩中起调节作用。每个原肌球蛋白分子上还结合有另一个调节蛋白,即肌钙蛋白。肌钙蛋白由三个亚单位组成,分别为肌钙蛋白T、肌钙蛋白I、肌钙蛋白C。静息时,肌钙蛋白T和肌钙蛋白I分别与原肌球蛋白和肌动蛋白结合,将原肌球蛋白保持在遮盖肌动蛋白上结合位点的位置,阻止横桥与肌动蛋白结合,发挥位阻效应;肌钙蛋白C具有Ca^{2+}结合位点,对Ca^{2+}有很强的亲和力。当胞质内Ca^{2+}浓度升高时将促进肌钙蛋白C与Ca^{2+}结合,使肌钙蛋白发生构象变化,可牵拉原肌球蛋白位移,暴露出肌动蛋白上与横桥结合的位点,解除位阻效应,使横桥与肌动蛋白上的位点结合,引发肌肉收缩。由于肌球蛋白和肌动蛋白是直接参与肌细胞收缩的蛋白质,故称为收缩蛋白;原肌球蛋白和肌钙蛋白不直接参与肌细胞收缩,而是对收缩过程起调控作用,故称为调节蛋白。

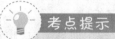

考点提示

发挥位阻效应的蛋白质

（三）肌肉收缩的过程

骨骼肌的收缩机制目前公认的是肌丝滑行理论。该理论的实验证据是:肌肉收缩时,暗带的长度不变,而明带长度缩短,同时暗带中央的H带也相应地变窄。这种现象说明肌肉收缩时并不是肌丝本身的缩短、折叠或卷曲,而是细肌丝更进一步地伸入暗带中央,与粗肌丝发生了更大程度的重叠,导致肌小节缩短。这种粗细肌丝之间的相对运动称为肌丝滑行。

肌肉收缩的主要过程:①肌细胞收缩前的状态。横桥头部具有ATP酶,在肌肉处于舒张状态时,横桥结合的ATP被分解,分解产物ADP和无机磷酸仍留在头部,ATP分解产生的部分能量则用于竖起横桥,使其保持与细肌丝垂直。此时的横桥处于高势能状态,并对细肌丝中的肌动蛋白有高度亲和力,但由于原肌球蛋白遮盖肌动蛋白上与横桥结合的位点,发挥位阻效应,横桥无法与之结合(图2-15,A)。②肌细胞收缩的启动。当肌细胞兴奋时,终池内的Ca^{2+}释放入胞质,Ca^{2+}即与细肌丝的肌钙蛋白C结合,引起肌钙蛋白构型变化,牵拉原肌球蛋白位移,解除位阻效应,引发横桥与肌动蛋白结合。③肌丝滑行实现肌肉的收缩。横桥与肌动蛋白的结合造成横桥头部构象的改变和摆动,利用其贮存的能量,拉动细肌丝向M线方向滑行(图2-15,B)。在横桥头部发生变构和摆动时,ADP和无机磷酸与之分离,横桥头部随即各重新结合一个ATP分子。结合ATP后,横桥头部对肌动蛋白亲和力下降,使它与肌动蛋白发生解离,同时迅速将其结合的ATP分解,利用分解ATP的部分能量使横桥重新竖起(复位)。如果这时胞质中的Ca^{2+}浓度仍然保持较高,肌动蛋白上的结合位点仍然暴露,横桥就再与细肌丝上的下一个结合位点结合,再次引发横桥的变构、摆动和肌丝的滑行。通过横桥与肌动蛋白反复的结合、摆动、复位,使横桥连续作同方向的摆动,拉动细肌丝向M线方向滑行,使肌小节缩短,表现为肌肉收缩。④肌肉恢复舒张。当胞质中的Ca^{2+}被转运回终池,胞质内Ca^{2+}降低时,Ca^{2+}即与肌钙蛋白分离,原肌球蛋白恢复构象并遮盖肌动蛋白与横桥结合的位点,使横桥与肌动蛋白分离,横桥停止摆动,细肌丝从肌小节中央滑出,回到原来的位置,肌小节恢复原有长度,表现为肌肉舒张。

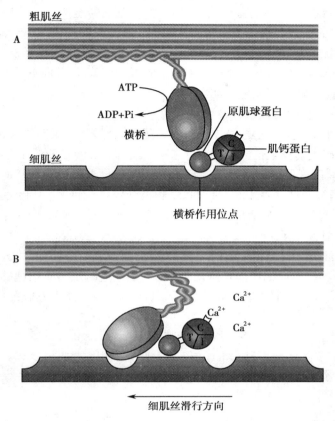

图 2-15 肌丝滑行机制示意图

A. 肌肉舒张;B. 肌肉收缩

肌肉产生收缩时,需要不断消耗 ATP 用于横桥的摆动;肌肉恢复舒张时,则需要通过钙泵的耗能活动,将胞质中的 Ca^{2+} 泵回到肌质网内。因此,肌肉收缩和舒张的实现都是需要消耗能量的过程。

三、骨骼肌的兴奋-收缩耦联

骨骼肌细胞的兴奋表现为细胞膜上出现了动作电位,骨骼肌的收缩则是肌细胞内部肌丝滑行的结果。肌细胞兴奋后如何引起收缩,两者之间存在一个耦联过程。将骨骼肌细胞的电兴奋和机械收缩联系起来的中介过程,称为兴奋-收缩耦联。实现兴奋-收缩耦联的组织结构是肌管系统,起关键作用的物质是 Ca^{2+}。

(一)肌管系统

肌管系统是指包绕在每一条肌原纤维周围的膜性囊管状结构。骨骼肌细胞有两套走行方向不同且互不相通的肌管系统,即横管和纵管(图 2-13)。横管是走行方向与肌原纤维垂直的管道,它是肌细胞表面膜在 Z 线处向细胞内凹陷形成的,并包绕在肌原纤维上。所以横管实质上是肌细胞膜的延续,管中的液体就是细胞外液。当肌细胞膜兴奋时,动作电位可沿横管迅速传导入肌细胞内部。纵管是走行方向与肌原纤维平行的管道,也称肌质网,它包绕

27

在肌原纤维周围,互相沟通交织成网。在靠近横管处纵管管腔膨大并互相连接形成终池,它是细胞内贮存 Ca^{2+} 的场所,膜上有释放 Ca^{2+} 的通道,还有数量丰富的、可将胞质中的 Ca^{2+} 主动转运回肌质网内的钙泵。每一条横管和其两侧的终池共同构成三联管。横管与终池并不相通,但其膜在三联管处很接近,这种结构有利于细胞内外信息的传递。三联管的作用是把横管传来的动作电位和终池 Ca^{2+} 的释放联系起来,完成横管信息向纵管的传递,而终池释放的 Ca^{2+} 则是引起肌细胞收缩的直接动因。

(二)骨骼肌兴奋-收缩耦联的过程

在人体,骨骼肌受躯体运动神经支配。当神经冲动经神经-肌肉接头传至骨骼肌细胞膜时,引起肌细胞膜产生动作电位并沿横管扩布至三联管处,使终池膜上的钙通道开放,贮存在终池内的 Ca^{2+} 顺浓度差释放入胞质。胞质内 Ca^{2+} 浓度升高可达静息时的 100 倍左右,引起肌细胞收缩。当神经冲动停止时,肌细胞膜和横管膜电位恢复,引起终池 Ca^{2+} 通道关闭;同时,胞质中 Ca^{2+} 浓度升高激活肌质网膜上的钙泵,将 Ca^{2+} 逆浓度差转运回终池,胞质中 Ca^{2+} 降低,引起肌细胞舒张。

从以上过程可以看出,把肌细胞的兴奋和收缩过程耦联在一起的关键物质是 Ca^{2+},故也将 Ca^{2+} 称为兴奋-收缩耦联因子。若胞质中缺少 Ca^{2+},这时虽然肌细胞的兴奋仍可发生,但因为缺少 Ca^{2+} 将不能引起肌细胞的收缩,这种只产生兴奋不能引发收缩的现象称为"兴奋-收缩脱耦联"。

综上所述,从运动神经兴奋到骨骼肌细胞实现收缩,需要经历三个复杂而连续的过程,即神经-肌肉接头处兴奋的传递、骨骼肌细胞的兴奋-收缩耦联和肌丝滑行。

> **考点提示**
>
> 兴奋-收缩耦联的概念,实现耦联的组织结构及关键物质

四、骨骼肌收缩的外部表现

骨骼肌收缩时产生两种变化:一是长度的缩短,二是张力的增加。在不同情况下,肌肉收缩有不同的表现形式。

(一)等长收缩与等张收缩

1. 等长收缩 肌肉收缩时长度不变而张力增加,称为等长收缩。这时虽然有粗肌丝产生的力作用于细肌丝,但是没有发生细肌丝滑行。等长收缩虽然产生了很大的张力,但肌肉的长度没有缩短,被肌肉作用的物体也没有发生位移。在人体内,等长收缩的主要作用是保持一定的肌张力和位置,维持人体的姿势。例如,人体站立时,为了对抗重力和维持一定姿势而发生的相关肌肉的收缩主要就是等长收缩;手提重物,手臂用力但物体尚未提离地面时,手臂曲肌的收缩也是等长收缩。

2. 等张收缩 肌肉收缩时张力不变而长度缩短,称为等张收缩。此时,粗肌丝产生的力作用于细肌丝,拉动细肌丝滑行,引起肌肉缩短,使负荷发生位移,而张力不再增加。

在人体内,骨骼肌的收缩大多数情况下是混合式的,既有张力的增加又有长度的缩短,而且总是张力增加在前,长度缩短在后。当肌肉开始收缩时,一般只有肌张力的增加而无长度缩短,当肌张力等于或超过负荷时,肌肉才能出现缩短。

(二)单收缩与强直收缩

肌肉受到一次有效刺激时,引起一次迅速的收缩和舒张,称为单收缩。其收缩过程包括收缩期和舒张期两个时相。而连续的有效刺激则使肌肉处于强而持久的收缩状态,即单收

缩的多次产生且发生叠加,这种收缩形式称为强直收缩。由于刺激频率的不同,引起的强直收缩又分为以下两种形式:①不完全强直收缩。如果刺激频率较低,每一个新刺激引起肌肉产生的新收缩都落在前一收缩过程的舒张期内,就会导致在前一次收缩的舒张期还未结束时又继续发生第二次收缩,表现为舒张不完全,记录的收缩曲线呈锯齿状,称为不完全强直收缩。不完全强直收缩的幅度大于单收缩。②完全强直收缩。如果刺激频率较高,每一个新刺激都落在前一收缩过程的收缩期内,使肌肉每次的收缩都在收缩期内发生叠加,表现为肌肉持续收缩,称为完全强直收缩(图 2-16)。通常所说的强直收缩是指完全强直收缩。

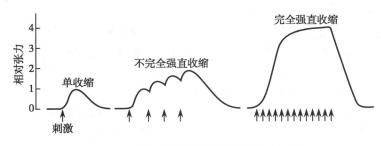

图 2-16 骨骼肌的单收缩和强直收缩曲线

在生理条件下,支配骨骼肌的运动神经总是传来连续的神经冲动,所以骨骼肌的收缩一般都是完全强直收缩,其收缩产生的力量可达单收缩的 3~4 倍,而且是持续收缩,有利于机体作功。

本章小结

　　细胞是构成人体最基本的结构和功能单位,本章主要从四个方面介绍细胞的基本功能,包括细胞膜的物质转运功能、细胞膜的信号转导功能、细胞的生物电现象和肌细胞的收缩功能。细胞跨膜转运物质的方式可分为被动转运和主动转运。前者包括单纯扩散和易化扩散,其转运不需要细胞代谢提供能量;后者包括主动转运和入胞、出胞作用,转运过程需要细胞代谢提供能量。细胞膜的信号转导功能大致分为离子通道受体介导的信号转导、G 蛋白耦联受体介导的信号转导、酶耦联受体介导的信号转导三类。一切活细胞无论处于安静还是活动状态都存在电现象,称为细胞的生物电,主要表现为细胞安静时的静息电位和细胞受刺激而活动时的动作电位。动作电位是细胞兴奋的标志。骨骼肌受躯体运动神经支配。从运动神经兴奋到骨骼肌细胞实现收缩,需要通过神经-肌肉接头处兴奋的传递、骨骼肌细胞的兴奋-收缩耦联和肌丝滑行三个复杂而连续的过程来实现。

(宁　华)

 目标测试

A$_1$ 型题

1. O$_2$ 和 CO$_2$ 在细胞膜上的转运方式是
   A. 单纯扩散　　　　　　B. 通道转运　　　　　　C. 载体转运
   D. 主动转运　　　　　　E. 入胞和出胞

2. 细胞膜内外正常 Na^+ 和 K^+ 的浓度差的形成和维持是由于

    A. 膜安静时对 K^+ 通透性大   B. 膜兴奋时对 Na^+ 通透性大

    C. 膜上 Na^+-K^+ 泵的活动   D. Na^+ 和 K^+ 单纯扩散的结果

    E. Na^+ 和 K^+ 易化扩散的结果

3. 下列中参与细胞膜易化扩散的蛋白质是

    A. 钙泵   B. 钠-钾泵   C. 免疫蛋白

    D. 通道蛋白   E. 受体蛋白

4. 单纯扩散、易化扩散和主动转运的共同点是

    A. 细胞本身都要消耗能量   B. 需膜蛋白质的帮助

    C. 转运的物质都是小分子   D. 均是从高浓度向低浓度转运

    E. 均是从低浓度向高浓度转运

5. 安静时细胞膜内 K^+ 向膜外移动是属于

    A. 易化扩散   B. 单纯扩散   C. 胞吐作用

    D. 主动转运   E. 载体转运

6. 关于 Na^+ 跨细胞膜转运的方式,下列哪项描述正确

    A. 以单纯扩散为主要方式   B. 以易化扩散为主要方式

    C. 以主动转运为唯一方式   D. 有易化扩散和主动转运两种方式

    E. 有单纯扩散和易化扩散两种方式

7. 葡萄糖或氨基酸逆浓度梯度跨细胞膜转运的方式是

    A. 单纯扩散   B. 经载体易化扩散   C. 经通道易化扩散

    D. 原发性主动转运   E. 继发性主动转运

8. 在膜蛋白的帮助下,某些蛋白质分子选择性地进入细胞的物质跨膜转运方式是

    A. 液相入胞   B. 受体介导入胞   C. 经载体易化扩散

    D. 原发性主动转运   E. 继发性主动转运

9. 下列哪种跨膜物质转运的方式无饱和现象

    A. 单纯扩散   B. 易化扩散   C. 受体介导入胞

    D. 原发性主动转运   E. Na^+-Ca^{2+} 交换

10. 动作电位上升的形成是

    A. K^+ 外流   B. K^+ 内流   C. Na^+ 内流

    D. Na^+ 外流   E. Ca^{2+} 内流

11. 阈电位是指造成膜对哪种离子通透性突然增大的临界膜电位

    A. Na^+ B. K^+ C. Ca^{2+}

    D. Cl^- E. A^-

12. 可兴奋细胞产生兴奋的共同特征是产生

    A. 分泌   B. 动作电位   C. 收缩反应

    D. 离子运动   E. 局部电位

13. 静息电位形成的主要原因是由于

    A. K^+ 外流   B. K^+ 内流   C. Na^+ 内流

    D. Na^+ 外流   E. Cl^- 内流

14. 细胞内侧负电位值由静息电位水平加大的过程称为

A. 去极化   B. 超极化   C. 复极化

D. 超射   E. 极化

15. 神经纤维动作电位去极相中,膜电位值超过 0mV 的部分称为

     A. 去极化   B. 超极化   C. 复极化

     D. 超射   E. 极化

16. 下列关于神经纤维动作电位复极相形成机制的描述,正确的是

     A. 仅因 Na^+ 通道失活所致   B. 仅因 K^+ 通道激活所致

     C. 仅因 Cl^- 通道激活所致   D. 由 K^+ 通道和 Cl^- 通道一同激活所致

     E. 由 Na^+ 通道失活和 K^+ 通道激活共同引起

17. 低温、缺氧、酸中毒等影响细胞的 Na^+-K^+ 泵活动时,生物电的改变为

     A. 静息电位值增大,动作电位幅度减小

     B. 静息电位值减少,动作电位幅度增大

     C. 静息电位值增大,动作电位幅度增大

     D. 静息电位值减小,动作电位幅度减小

     E. 静息电位值和动作电位幅度均不改变

18. 一般情况下,神经细胞的阈电位值较其静息电位值

     A. 小 40 ~ 50mV   B. 小 10 ~ 20mV   C. 小,但很接近

     D. 大 10 ~ 20mV   E. 大 40 ~ 50mV

19. 根据"肌丝滑行理论",掩盖结合位点,起"位阻效应"的蛋白质是

     A. 横桥   B. 肌球蛋白   C. 肌动蛋白

     D. 肌钙蛋白   E. 原肌球蛋白

20. 骨骼肌强直收缩主要取决于

     A. 刺激强度   B. 刺激频率   C. 刺激时间

     D. 刺激环境   E. 肌肉状态

21. 在骨骼肌细胞兴奋-收缩耦联过程中起媒介作用的离子是

     A. Na^+ B. Cl^- C. K^+

     D. Mg^{2+} E. Ca^{2+}

22. 有机磷农药中毒时,可使

     A. 胆碱酯酶活性降低   B. 乙酰胆碱合成加速

     C. 乙酰胆碱释放量增加   D. 乙酰胆碱水解加快

     E. 乙酰胆碱受体功能变异

23. 在神经-肌肉接头处,消除乙酰胆碱的酶是

     A. 胆碱乙酰转移酶   B. 单胺氧化酶   C. 腺苷酸环化酶

     D. 胆碱酯酶   E. Na^+-K^+ 依赖式 ATP 酶

24. 生理情况下,机体内骨骼肌的收缩形式几乎都属于

     A. 等张收缩   B. 等长收缩   C. 单收缩

     D. 不完全强直收缩   E. 完全强直收缩

第三章 血 液

第一节 概 述

一、血液的组成

血液由血浆和悬浮于其中的血细胞组成。血细胞包括红细胞、白细胞和血小板。将新采集的血液经抗凝处理后,装入比容管中进行离心,因血浆与血细胞的比重不同,离心后血液被分为三层(图 3-1):上层淡黄色透明的液体是血浆,下层深红色不透明的是红细胞,上下两层之间一薄层灰白色不透明的是白细胞和血小板。

血细胞在血液中所占的容积百分比,称为血细胞比容。由于白细胞和血小板占血液总容积的比值很小,在计算容积时常可忽略不计,测定血细胞比容可反映血液中红细胞的相对浓度,故又称为红细胞比容。血细胞比容的正常值为成年男性 40% ~ 50%,成年女性 37% ~ 48%,新生儿为 55%。各种原因引起的血液浓缩、红细胞增多症等均可使血细胞比容增高,各种贫血可使血细胞比容降低。临床上测定血细胞比容,有助于判断贫血的类型与程度。

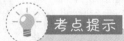 **考点提示**

血液的组成;血细胞比容的概念

二、血液的理化特性

(一)颜色

血液的颜色主要取决于红细胞内血红蛋白的颜色。动脉血含氧合血红蛋白较多,呈鲜红色;静脉血含去氧血红蛋白较多,呈暗红色。血浆因含胆色素而呈淡黄色。空腹时血浆清澈透明,进食较多的脂类食物经吸收入血后,形成较多的血浆脂蛋白而使血浆变得混浊,这会妨碍血浆中一些成分检测的准确性。因此,临床上进行某些血液成分检测时,要求空腹采血以避免食物的影响。

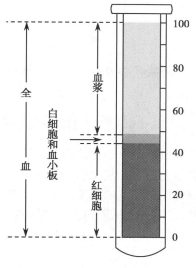

图3-1 血液的组成示意图

(二)比重

正常人全血的比重约为1.050~1.060,主要与红细胞数量呈正变关系,血液中红细胞数越多,全血的比重越大。血浆的比重约为1.025~1.030,主要取决于血浆蛋白的含量,血浆蛋白的含量愈多则血浆的比重愈大。

(三)黏滞性

液体的黏滞性是由液体内部分子或颗粒间的摩擦而形成的。全血的黏滞性为水的4~5倍,主要取决于红细胞数量,红细胞数量愈多则全血的黏滞性愈大;血浆的黏滞性为水的1.6~2.4倍,主要取决于血浆蛋白的含量,血浆蛋白的含量愈多则黏滞性愈大。血液的黏滞性是形成血流阻力的重要因素之一。它与临床上许多疾病,如心血管疾病、血液疾病、脑部疾病、恶性肿瘤等都有着密切的关系。

(四)血浆渗透压

正常人体血浆渗透压约为300mOsm/L(280~290mOsm/L),相当于5790mmHg。

(五)酸碱度

正常人血浆pH为7.35~7.45。血浆pH的相对恒定依赖于血液中的缓冲对和正常的肺、肾功能。当酸性或碱性物质进入血液,通过血液中存在的缓冲系统,以及肺、肾排出体内过多的酸或碱的作用,血浆pH一般能够保持相对恒定。血浆中的缓冲对包括$NaHCO_3/H_2CO_3$、蛋白质钠盐/蛋白质、Na_2HPO_4/NaH_2PO_4,其中最重要的是$NaHCO_3/H_2CO_3$;红细胞中的缓冲对包括血红蛋白钾盐/血红蛋白、$KHCO_3/H_2CO_3$、K_2HPO_4/KH_2PO_4等。病理情况下,体内酸性或碱性物质产生过多,超过了血液的缓冲能力时,机体不能将其及时排出体外,则会发生酸碱平衡紊乱。pH<7.35时称为酸中毒,pH>7.45时称为碱中毒。酸中毒或碱中毒都会影响组织细胞的正常生理活动,严重者将危及生命。

三、血液的功能

血液是在心血管系统内循环流动着的液体组织。运输是血液的基本功能,在心脏的推动下,血液灌注全身各个器官,不仅与器官、细胞进行物质交换,而且通过肺、肾、皮肤和胃肠道等器官,与外环境进行物质交换;血液具有缓冲功能,可缓冲进入血液的酸性或碱性物质,维持血液pH的相对稳定;血液中的水比热大,有利于维持体温的相对恒定。故血液在维持机体内环境稳态中发挥重要作用。此外,血液还具有重要的防御和保护功能,参与机体的生理性止血,抵抗细菌、病毒等引起的感染,参与各种免疫反应。当血液总量或组织器官的血流量不足时,可造成组织损伤,严重时甚至危及生命。很多疾病能导致血液的成分或性质发生特征性变化,因此血液检验在临床诊断上具有重要的意义。

第二节 血 浆

血浆在心血管中不停地循环流动,是内环境中最活跃的部分,是沟通机体内、外环境的桥梁。

一、血浆的成分及其作用

血浆是血细胞的细胞外液,其中水分约占 91% ~ 92%,溶质约占 8% ~ 9%。血浆中的溶质主要为血浆蛋白、电解质、小分子有机物和一些气体。正常情况下,血浆各种成分的含量可在一定范围内变动而保持相对恒定。患病时,某些化学成分的含量则可高于或低于正常范围,故临床上对血浆成分的测定有助于某些疾病的诊断。

$$
血浆 \begin{cases} 水(91\% \sim 92\%) \\ 溶质(8\% \sim 9\%) \begin{cases} 血浆蛋白 \begin{cases} 白蛋白 \\ 球蛋白 \\ 纤维蛋白原 \end{cases} \\ 电解质 \begin{cases} Na^+、K^+、Ca^{2+}、Mg^{2+} \\ HCO_3^-、Cl^-、HPO_4^{2-}、SO_4^{2-} \end{cases} \\ 小分子有机物:激素、代谢产物、营养物质 \\ 气体:O_2、CO_2 \end{cases} \end{cases}
$$

(一)血浆蛋白

血浆蛋白是血浆中各种蛋白质的总称,用盐析法可以分为白蛋白、球蛋白和纤维蛋白原三类。正常成人血浆蛋白含量为 65 ~ 85g/L,其中白蛋白为 40 ~ 48g/L,球蛋白为 15 ~ 30g/L,纤维蛋白原为 2 ~ 4g/L,白蛋白/球蛋白比值(A/G)为 1.5 ~ 2.5:1。除少数球蛋白来自浆细胞外,血浆中的白蛋白和大多数球蛋白主要由肝脏产生,因此肝功能异常时常引起 A/G 比值下降或倒置。

血浆蛋白的功能主要有以下几个方面:①调节功能:形成血浆胶体渗透压,调节血管内外的水平衡,维持血容量。②运输功能:作为载体运输脂质、离子、维生素以及一些代谢产物。③免疫功能:参与免疫反应,抵抗病原微生物。④缓冲作用:调节机体酸碱平衡。⑤参与血液凝固、抗凝和纤溶等生理过程。⑥营养功能(表 3-1)。

表 3-1 血浆蛋白的种类及其主要生理作用

种类	含量	主要来源	主要生理作用
白蛋白	40 ~ 48g/L	肝脏合成	维持血浆胶体渗透压
球蛋白	15 ~ 30g/L	大多数球蛋白由肝脏合成 γ-球蛋白来自浆细胞	参与免疫反应
纤维蛋白原	2 ~ 4g/L	肝脏合成	参与血液凝固

(二)无机盐

血浆中无机盐含量约为 0.9%,主要以离子形式存在。其中主要的阳离子为 Na^+,主要的阴离子为 Cl^-。这些离子在维持血浆晶体渗透压、酸碱平衡、神经与肌肉兴奋性等方面有着重要作用。

（三）非蛋白含氮化合物

血浆中除蛋白质以外的含氮化合物总称为非蛋白含氮化合物,包括尿素、尿酸、肌酸、肌酐、氨基酸等,这些物质中所含的氮称为非蛋白氮(NPN)。正常人血液中 NPN 的含量为 14～25mmol/L。血中的 NPN 是蛋白质和核酸的代谢产物,主要通过肾排出体外。因此测定血浆 NPN 含量,有助于了解蛋白质的代谢水平和肾的排泄功能。

（四）其他

血浆中还含有葡萄糖、脂类、酮体、乳酸、维生素和激素等有机化合物。此外,还有 O_2 和 CO_2 等气体分子。

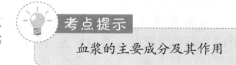

考点提示

血浆的主要成分及其作用

二、血浆渗透压

渗透现象是指被半透膜隔开的两种不同浓度的溶液,水分子通过半透膜从低浓度溶液向高浓度溶液中扩散的过程。渗透现象发生的动力是溶液所固有的渗透压。渗透压是指溶液中溶质分子所具有的保留和吸引水分子的能力。渗透压越大,保留和吸引水分子的能力就越强。渗透压的高低与单位容积中溶质颗粒数目的多少呈正比,而与溶质的种类及颗粒的大小无关。

（一）血浆渗透压的形成和正常值

血浆渗透压由血浆晶体渗透压和血浆胶体渗透压两部分构成。由血浆中的电解质、葡萄糖、尿素等小分子晶体物质形成的渗透压称为血浆晶体渗透压,80% 来自 Na^+ 和 Cl^-,正常值为 298.5mOsm/L(5775mmHg),血浆晶体渗透压占血浆渗透压的绝大部分。由血浆蛋白等胶体物质形成的渗透压称为血浆胶体渗透压,血浆中白蛋白含量高,分子颗粒数目最多,所以血浆胶体渗透压主要是由白蛋白形成的,正常值为 1.5mOsm/L(25mmHg)。

临床上把渗透压与血浆渗透压相等的溶液称为等渗溶液(如 0.9% NaCl 溶液和 5% 葡萄糖溶液),渗透压高于或低于血浆渗透压的溶液称为高渗溶液或低渗溶液。

（二）血浆渗透压的生理作用

由于细胞膜和毛细血管壁是具有不同通透性的半透膜,因此,血浆晶体渗透压和胶体渗透压表现出不同的生理作用(图 3-2)。

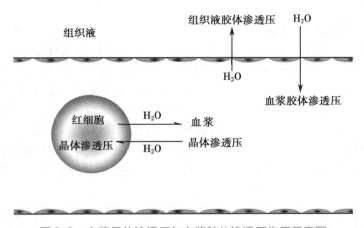

图 3-2 血浆晶体渗透压与血浆胶体渗透压作用示意图

1. 血浆晶体渗透压的作用 血浆中的晶体物质绝大多数不易透过细胞膜,而水分子能自由通过。正常情况下,细胞内、外的渗透压是相等的,水分子出入细胞的量保持动态平衡。若改变一侧溶液的渗透压,膜内外就会出现渗透压差而发生渗透现象。如一般在等渗溶液中红细胞可以保持正常的大小和形态;在高渗溶液中,红细胞内的水分子将向外扩散而使红细胞发生皱缩;在低渗溶液中,水分子将扩散入红细胞内而使胞体逐步胀大甚至破裂。红细胞破裂,血红蛋白逸出,这种现象称为溶血。因此,血浆晶体渗透压的相对稳定,对维持细胞内外液体的平衡和保持红细胞正常形态具有重要作用。

2. 血浆胶体渗透压的作用 生理情况下,血浆晶体物质能够自由通过毛细血管壁,在血管内外不会形成晶体渗透压差,因此血浆晶体渗透压不会影响毛细血管内外水的分布。而血浆蛋白不能透过毛细血管壁,致使血浆中的蛋白含量多于组织液中的蛋白含量,血浆胶体渗透压高于组织液胶体渗透压,故血浆胶体渗透压可以吸引组织液中水分子进入毛细血管。如肝、肾功能异常或营养不良等原因导致血浆白蛋白减少,血浆胶体渗透压降低,会导致组织液回流减少而滞留于组织间隙,形成水肿。因此,血浆胶体渗透压在调节血管内外液体的平衡,维持血容量中起重要作用。

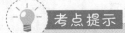

考点提示

血浆渗透压分类、形成及作用

第三节 血 细 胞

病例

小李,女性,29 岁,贫血病史一年,浅表淋巴结无肿大,肝脾未触及,血常规显示红细胞 $2.2 \times 10^{12}/L$,白细胞 $3.0 \times 10^9/L$,血小板 $80 \times 10^9/L$,雄激素治疗有效。

请问:1. 血细胞的数量是否正常?

2. 叙述红细胞的生成与破坏。

3. 讨论该患者可能出现的临床表现。

一、红细胞

(一)红细胞的数量和功能

红细胞(RBC)是血液中数量最多的血细胞。正常成熟的红细胞呈双凹圆盘形,细胞质内含有大量的血红蛋白,无核。我国成年男性红细胞正常值为 $(4.0 \sim 5.5) \times 10^{12}/L$,成年女性为 $(3.5 \sim 5.0) \times 10^{12}/L$。新生儿为 $6.0 \times 10^{12}/L$ 以上。红细胞内血红蛋白的正常值,成年男性为 $120 \sim 160g/L$,女性为 $110 \sim 150g/L$,新生儿为 $170 \sim 200g/L$。红细胞数量和血红蛋白浓度除了存在性别的差异外,还随年龄、生活环境、机体功能状态不同而有一定的差异,如儿童低于成年人(但新生儿高于成年人);高原居民高于平原居民;妊娠后期因血浆量增多而致红细胞的数量和血红蛋白浓度相对减少。人体外周血液红细胞数量或血红蛋白浓度低于正常值称为贫血。

红细胞的主要生理功能是运输 O_2 和 CO_2,这个功能是依靠血红蛋白来实现的。如果红细胞破裂溶血,血红蛋白逸出,就会丧失其携带 O_2 和 CO_2 的功能。此外,红细胞对血液中的酸碱物质具有缓冲作用。

（二）红细胞的生理特性

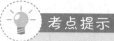
考点提示
红细胞的正常值及主要
功能

1. **可塑变形性** 可塑变形性是指红细胞在外力作用下变形的能力。红细胞为双凹圆盘形，这使红细胞在受到外力时易于发生变形。红细胞在血管中运行时，常需通过变形挤过口径比其直径还小的毛细血管或血窦，通过后又可恢复原状（图3-3）。衰老的红细胞、遗传性球形红细胞增多症患者的红细胞变形能力会减弱。

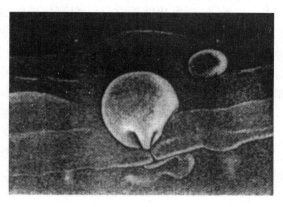

图3-3 红细胞挤过脾窦的内皮细胞裂隙（大鼠）

2. **渗透脆性** 渗透脆性是指红细胞在低渗溶液中发生膨胀破裂的特性。红细胞在等渗溶液（0.9％ NaCl）中可维持其正常形态和大小。若将红细胞置于一系列浓度递减的低渗 NaCl 溶液中，水分子将在渗透压差的作用下渗入红细胞，使红细胞由正常双凹圆盘形逐渐膨大，成为球形；当 NaCl 浓度降至 0.42％ 时，部分红细胞开始破裂而发生溶血；当 NaCl 溶液降至 0.35％ 时，则全部红细胞发生溶血。这一现象表明红细胞对低渗溶液具有一定的抵抗力，这种抵抗力的大小用渗透脆性表示。红细胞的渗透脆性大，说明红细胞对低渗溶液的抵抗力小；反之若渗透脆性小，则抵抗力大。生理情况下，初成熟的红细胞抵抗力大，即脆性小；而衰老红细胞对低渗盐溶液的抵抗力小，即脆性大。测定红细胞渗透脆性有助于某些疾病的诊断，如遗传性球形红细胞增多症患者的红细胞脆性变大。

3. **悬浮稳定性** 悬浮稳定性是指红细胞能相对稳定地悬浮于血浆中不易下沉的特性。红细胞悬浮稳定性的大小可以用红细胞沉降率（ESR）表示，简称血沉。临床上将经过抗凝后的血液注入有刻度的血沉管内垂直静置，以红细胞在第一小时末下沉的距离表示红细胞沉降的速度，即血沉管上部出现的血浆毫米数。红细胞沉降率愈快，表示红细胞的悬浮稳定性愈小。用魏氏法检测的正常值，成年男性血沉为 0 ～ 15mm/h，成年女性血沉为 0 ～ 20mm/h。

红细胞悬浮稳定性的大小与红细胞的叠连有关。在患某些疾病时，红细胞能彼此较快地以凹面相贴，称为红细胞叠连。发生叠连后，红细胞与血浆接触的总面积减小，摩擦力减小，血沉加快，红细胞的悬浮稳定性变小。决定红细胞叠连快慢的因素不在于红细胞本身，而在于血浆成分的变化。若将正常人的红细胞置于红细胞沉降率快者的血浆中，红细胞也会较快发生叠连而使沉降率加速；若将红细胞沉降率快者的红细胞置于正常人的血浆中，则沉降率正常。通常血浆中纤维蛋白原、球蛋白和胆固醇的含量增高时，可加速红细胞叠连和沉降率;血浆中白蛋白、卵磷脂的含量增多时则可抑制叠连发生,使沉降率减慢。

（三）红细胞的生成与破坏

1. 红细胞的生成

（1）正常的生成部位:胚胎时期,红细胞在卵黄囊、肝、脾和骨髓生成;红骨髓是成年人生成红细胞的唯一场所。红细胞在红骨髓内发育成熟的过程中,细胞体积由大变小,细胞核也由大变小最后消失,血红蛋白从无到有,逐渐增多达到正常含量。红骨髓内的造血干细胞首先分化成为红系定向祖细胞,经原红细胞、早幼红细胞、中幼红细胞、晚幼红细胞和网织红细胞的阶段,成为成熟的红细胞。骨髓造血功能正常是红细胞生成的前提条件。当骨髓受到放射性物质、某些药物(抗癌药、氯霉素)等因素的作用时,其造血功能受到抑制,出现全血细胞减少,这种由骨髓造血功能障碍而引起的贫血称为再生障碍性贫血。

（2）足够的造血原料:红细胞的主要成分是血红蛋白,铁和蛋白质是合成血红蛋白的基本原料。成人每天需 $20 \sim 30mg$ 的铁用于红细胞生成,其中 95% 来自于衰老红细胞在体内破坏后的"内源性铁",可以循环利用;其余 5% 由食物提供,"外源性铁"多为 Fe^{3+} ,必须在胃酸的作用下转变为 Fe^{2+} 才能被吸收。铁摄入不足、机体对铁的需要量增加、长期慢性失血等是引起缺铁性贫血的主要原因。如胃酸缺乏、食物中缺铁、儿童生长期、妊娠期和哺乳期、慢性失血性疾病等均可导致缺铁性贫血。由于血红蛋白减少,红细胞体积变小,又称小细胞低色素性贫血。

（3）必要的成熟因子:在幼红细胞的发育成熟过程中,细胞核的 DNA 对于细胞分裂有着重要的作用,需要叶酸和维生素 B_{12} 参与。叶酸是 DNA 合成酶的辅酶,维生素 B_{12} 可促进叶酸活化和利用。当叶酸和维生素 B_{12} 缺乏时,红细胞分裂延缓甚至发育停滞,引起巨幼红细胞性贫血。维生素 B_{12} 的吸收需要内因子的参与。内因子由胃黏膜的壁细胞分泌,它与维生素 B_{12} 结合成复合物,能保护维生素 B_{12} 免受肠道内消化酶的破坏,促进维生素 B_{12} 在回肠吸收。当胃大部分切除或壁细胞损伤时,可因内因子缺乏,引起维生素 B_{12} 吸收障碍而发生巨幼红细胞性贫血。

2. 红细胞生成的调节　红细胞的生成主要受促红细胞生成素和雄激素的调节。

（1）促红细胞生成素:促红细胞生成素(EPO)是一种糖蛋白,主要由肾合成。组织缺氧是刺激红细胞生成的主要因素。当组织缺氧或耗氧量增加时,可刺激肾脏合成和分泌 EPO 增加,EPO 能作用于红骨髓,促进红细胞的增殖、分化、成熟和释放,使血中成熟红细胞增加,提高血液的运氧能力。高原居民及肺心病患者等,由于组织缺氧的刺激,肾合成和分泌 EPO 增加,故其红细胞数量较多。某些肾脏疾病,常因 EPO 减少而出现肾性贫血。

（2）雄激素:雄激素既可直接刺激骨髓造血细胞,促进有核红细胞分裂和加速血红蛋白的合成,又可促进肾脏 EPO 的合成,增强骨髓造血功能,从而使红细胞生成增多。雄激素的作用可能是成年男性红细胞数高于女性的原因之一。临床上可采用雄激素治疗骨髓造血功能降低所造成的再生障碍性贫血。

3. 红细胞的破坏　正常人红细胞的平均寿命为 120 天。衰老或受损的红细胞变形能力减退而脆性增加,容易滞留于脾和骨髓中而被巨噬细胞吞噬而破坏。脾脏是衰老红细胞破坏的重要场所。脾功能亢进时,红细胞破坏增加,导致脾性贫血。

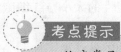

考点提示

临床常见贫血的原因

二、白细胞

(一)白细胞的分类和正常值

白细胞(WBC)是无色、有核的血细胞。白细胞可分为中性粒细胞、嗜酸性粒细胞、嗜碱性粒细胞、单核细胞、淋巴细胞五类。前三者因为胞质内含有嗜色颗粒,故总称为粒细胞。正常成人血液中白细胞总数为$(4.0 \sim 10.0) \times 10^9/L$,其中中性粒细胞占50%~70%,嗜酸性粒细胞占0.5%~5%,嗜碱性粒细胞占0%~1%,单核细胞占3%~8%,淋巴细胞占20%~40%(表3-2)。

白细胞的生理变动范围较大,如进食、疼痛、情绪激动和剧烈运动、妊娠末期及分娩期白细胞数量均有增加。

表3-2　我国健康成人白细胞正常值及主要生理功能

分类名称	百分比(%)	正常值(×10⁹/L)	主要生理功能
中性粒细胞	50~70	2.0~7.0	吞噬细菌和衰老的红细胞
嗜酸性粒细胞	0.5~5	0~0.7	限制过敏反应、参与蠕虫的免疫反应
嗜碱性粒细胞	0~1	0~0.1	参与过敏反应
单核细胞	3~8	0.1~0.8	吞噬各种病原微生物和衰老的细胞
淋巴细胞	20~40	0.8~4.0	细胞免疫和体液免疫

(二)白细胞的功能

白细胞的主要功能是通过吞噬作用和免疫反应,实现对机体的防御和保护。白细胞具有变形、游走、趋化和吞噬等特性,是执行防御功能的生理基础。

1. 中性粒细胞　血管内的中性粒细胞,约有一半随血流循环,通常白细胞计数反映的仅为这一部分;另一半附着于血管壁上。中性粒细胞的变形、游走和吞噬能力都很强,当细菌侵入或局部有炎症时,中性粒细胞通过变形运动从血管壁渗出,游走到病变部位吞噬细菌,并在细胞内溶酶体酶的作用下将其消化分解。当中性粒细胞吞噬数十个细菌后,自身即解体,释放的溶酶体酶可溶解周围组织而形成脓液。因此,在非特异性免疫中,中性粒细胞是机体抵抗病原微生物,尤其是急性化脓性细菌入侵的第一道防线。临床上白细胞总数增多或中性粒细胞比例增高,常提示有急性化脓性细菌感染。当血液中的中性粒细胞数减少到$1.0 \times 10^9/L$时,机体抵抗力明显降低,较易发生感染。

2. 嗜酸性粒细胞　嗜酸性粒细胞可抑制肥大细胞和嗜碱性粒细胞合成和释放生物活性物质,故可限制过敏反应,此外还参与对蠕虫的免疫反应。在机体发生过敏反应或蠕虫感染时,常伴有嗜酸性粒细胞数目增多。

3. 嗜碱性粒细胞　嗜碱性粒细胞内含有肝素、组胺、过敏性慢反应物等。肝素具有抗凝血作用;组胺、过敏性慢反应物可使毛细血管壁通透性增加、局部充血水肿,使支气管平滑肌收缩,引起荨麻疹、哮喘等过敏反应。

4. 淋巴细胞　淋巴细胞在免疫应答过程中起核心作用。主要分为两类:一类是由骨髓生成的、在胸腺激素的作用下发育成熟的T淋巴细胞,约占血液中淋巴细胞总数的70%~80%,主要与细胞免疫有关;另一类是在骨髓或肠道淋巴组织中发育成熟的B淋巴细胞,在抗原的刺激下,B淋巴细胞转化为浆细胞产生抗体,主要与体液免疫有关。

5. 单核细胞　单核细胞的吞噬能力较弱,在血液内停留2~3天后迁移进入组织中变成巨噬细胞,具有比中性粒细胞更强的吞噬能力。可吞噬各种病原微生物和衰老死亡的细胞,识别和杀伤肿瘤细胞,还在特异性免疫应答的诱导和调节中起关键作用。

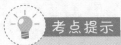
考点提示

白细胞的分类、正常值及主要功能

三、血小板

(一)血小板的形态和数量

血小板是从骨髓成熟的巨核细胞胞质裂解脱落下来的具有生物活性的小块胞质,呈双面微凸的圆盘状,平均寿命7~14天。正常成人血小板数量为$(100 \sim 300) \times 10^9/L$,进食、运动、妊娠及缺氧均可使血小板增多,女性月经期血小板可减少。若血小板数量超过$1000 \times 10^9/L$,易发生血栓;若血小板数量少于$50 \times 10^9/L$,可产生出血倾向。

(二)血小板的生理特性

1. 黏附　当血管损伤暴露出内膜下的胶原纤维时,血小板就会立即黏附上去,启动生理性止血。

2. 聚集　血小板彼此集合在一起的现象称为血小板聚集。通常分为两个时相:第一时相发生迅速,聚集后还可解聚,称为可逆性聚集;第二时相发生缓慢,一旦发生则不能再解聚,称为不可逆性聚集。血小板聚集是形成血小板血栓的基础。

3. 释放　血小板受刺激后,将其颗粒中的物质如5-羟色胺、ADP、儿茶酚胺等排出的现象称为释放。5-羟色胺和儿茶酚胺可使小动脉收缩,有利于止血;ADP可促进血小板聚集。

4. 收缩　血小板内的收缩蛋白可发生收缩,使血凝块硬化,牢固地堵塞破口,有利于止血。

5. 吸附　血小板表面可吸附多种凝血因子。当血管内皮破损时,血小板的黏附与聚集可吸附大量凝血因子,受损局部的凝血因子浓度升高,有利于血液凝固和生理性止血。

(三)血小板的生理功能

1. 维持血管内皮的完整性　血小板能附着于受损的毛细血管内皮,填补内皮细胞脱落留下的空隙,并融入毛细血管内皮细胞,促进内皮的修复以维持毛细血管壁的正常通透性。临床上血小板减少时,可产生自发出血倾向,皮肤黏膜下出现出血点、瘀斑甚至紫癜,称为血小板减少性紫癜。

2. 参与生理性止血和血液凝固　血小板在生理性止血过程中起着非常重要的作用。正常情况下,小血管破损后引起的出血在数分钟后自行停止的现象称为生理性止血。

生理性止血主要包括血管收缩、血小板血栓形成和血液凝固三个过程。首先是受损的小血管立即收缩,同时血小板在刺激下发生释放反应,使受损血管进一步收缩;接着血小板血栓形成,即血小板黏附、聚集在受损血管暴露出来的胶原组织上,形成松软的血小板血栓堵塞血管破损处,实现初步止血;最后是纤维蛋白凝块的形成与维持(血液凝固),即凝血系统被激活,血浆中的纤维蛋白原转变为纤维蛋白多聚体,其中血小板通过吸附许多凝血因子,增加局部凝血因子的浓度,从而加速血液凝固的过程,形成牢固的止血栓,达到有效止血。

止血与凝血是两个既有联系又有区别的概念。临床上把血管破损,血液自行流出到自然停止所需的时间称为出血时间。当血小板减少或功能减退时,出血时间就会延长。血液流出血管到出现纤维蛋白细丝所需的时间称为凝血时间。当某些凝血因子减少或功能减退时,会出现凝血时间延长。

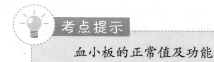

考点提示

血小板的正常值及功能

第四节 血液凝固与纤维蛋白溶解

一、血液凝固

血液凝固是指血液由流动的液体状态变成不能流动的凝胶状态的过程。其实质就是血浆中的可溶性纤维蛋白原转变为不溶性纤维蛋白的过程。纤维蛋白相互交织成网,把血细胞和血液的其他成分网罗在内,形成血凝块。血液凝固是一系列复杂的酶促反应过程,需要多种凝血因子的参与。

(一)凝血因子

血浆与组织中直接参与血液凝固的物质统称为凝血因子。目前已知的凝血因子主要有14种,其中按国际命名法依其发现的先后顺序以罗马数字编号的有12种,即凝血因子Ⅰ～Ⅻ,其中因子Ⅵ是血清中活化的因子Ⅴ,故不再视为独立的凝血因子。此外还有前激肽释放酶、高分子激肽原等(表3-3)。

这些凝血因子中,除因子Ⅳ(Ca^{2+})外,其余因子均属于蛋白质;绝大部分是以无活性的酶原形式存在,如因子Ⅱ、Ⅸ、Ⅹ、Ⅺ、Ⅻ,必须被激活后才具有活性,习惯上在凝血因子代号的右下角加一个"a"表示其"活化型",如因子Ⅱ被激活为因子Ⅱa;除因子Ⅲ由组织细胞释放外,其余因子均存在于血浆中,且多数在肝脏合成,其中因子Ⅱ、Ⅶ、Ⅸ、Ⅹ的生成需维生素K的参与。当肝功能损害或维生素K缺乏时,可出现凝血功能障碍。

表3-3 按国际命名法编号的凝血因子

因子编号	同义名	因子编号	同义名
Ⅰ	纤维蛋白原	Ⅷ	抗血友病因子
Ⅱ	凝血酶原	Ⅸ	血浆凝血激酶
Ⅲ	组织因子	Ⅹ	斯图亚特因子
Ⅳ	钙离子(Ca^{2+})	Ⅺ	血浆凝血激酶前质
Ⅴ	前加速素	Ⅻ	接触因子
Ⅶ	前转变素	Ⅻ	纤维蛋白稳定因子

(二)血液凝固的过程

血液凝固是由凝血因子按一定顺序相继激活而生成凝血酶,最终使纤维蛋白原变为纤维蛋白的过程。其过程分为三个基本步骤:①凝血酶原激活物的形成;②凝血酶的形成;③纤维蛋白的形成(图3-4)。

1. 凝血酶原激活物的形成 凝血酶原激活物是Ⅹa、Ⅴ、Ca^{2+}和PF_3(血小板第三因子)复合

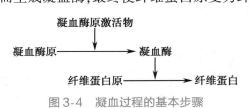

图3-4 凝血过程的基本步骤

物,它的形成首先需要因子X的激活。根据Xa形成的启动方式和参与的凝血因子不同,可分为内源性凝血和外源性凝血两条途径。

(1)内源性凝血途径:完全由血浆内的凝血因子参与,从激活因子Ⅻ开始,至激活因子X的过程。当血液与异物表面,特别是血管内皮细胞损伤后暴露的胶原纤维接触,因子Ⅻ被激活为Ⅻa。Ⅻa再激活前激肽释放酶使之成为激肽释放酶,后者又能反过来激活因子Ⅻ,通过这一正反馈过程可形成大量Ⅻa。Ⅻa可激活因子Ⅺ成为Ⅺa。因子Ⅺa在因子Ⅳ(Ca^{2+})参与下,将因子Ⅸ激活为Ⅸa。因子Ⅸa和Ⅷa被Ca^{2+}结合在血小板磷脂表面形成复合物,共同激活因子X为Xa。该复合物中,Ⅷa是一种非常重要的辅助因子,它可使Ⅸa激活因子X的速度加快20万倍。

凝血因子缺乏时,多表现为凝血过程缓慢,轻微外伤常可引起出血不止,引起出血性疾病,如血友病A(因子Ⅷ缺乏)、血友病B(因子Ⅸ缺乏)、遗传性FⅪ缺乏。

(2)外源性凝血途径:组织因子(因子Ⅲ)参与下激活因子X的过程。当组织损伤、血管破损时,受损组织释放出组织因子Ⅲ随组织液进入血液,与血浆中的Ca^{2+}和因子Ⅶa形成复合物,共同激活因子X为Xa。

2. 凝血酶的形成　内源性凝血途径或外源性凝血途径形成的凝血酶原激活物可激活凝血酶原(因子Ⅱ),使之成为有活性的凝血酶Ⅱa。凝血酶的主要作用是使纤维蛋白原转变为纤维蛋白。

3. 纤维蛋白的形成　凝血酶能迅速将纤维蛋白原激活为纤维蛋白单体。在Ca^{2+}的参与下,凝血酶还能激活因子ⅩⅢ使之成为ⅩⅢa,ⅩⅢa使纤维蛋白单体变为牢固的、不溶性的纤维蛋白多聚体,后者交织成网,把血细胞网罗其中形成血凝块,完成凝血过程(图3-5)。

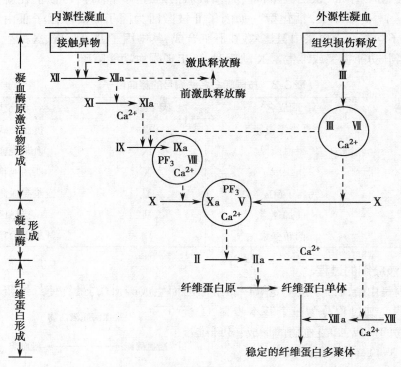

图 3-5 血液凝固过程示意图
——→ 变化方向　----→ 催化作用

凝血过程是一系列复杂的酶促反应,属于一种正反馈,一旦触发,凝血因子相继激活,逐级放大,如"瀑布"一样使整个凝血过程迅速完成直到血液凝固。

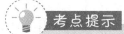

血液凝固后 1~2 小时,因血凝块中的血小板激活,使血凝块回缩,释出一些淡黄色透明的液体,称为血清。血浆与血清的主要区别是血清中缺乏纤维蛋白原和在血液凝固过程中被消耗掉的某些凝血因子。

(三)抗凝因素

正常情况下,血管内血液能保持流体状态而不发生凝固。在生理性止血时,凝血也只限于受损血管的局部。其原因在于:①血管内皮光滑,内源性凝血不易启动;血液中无因子Ⅲ,外源性凝血

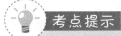

也不会启动。②血流速度快,血小板不易黏附聚集,少量活化凝血因子可被血流冲走稀释,并被单核巨噬细胞吞噬。③正常血液中含有抗凝物质。

体内存在的抗凝物质有抗凝血酶Ⅲ、蛋白质 C 系统、组织因子途径抑制物和肝素等。其中最重要的抗凝物质是抗凝血酶Ⅲ和肝素。

1. 抗凝血酶Ⅲ　抗凝血酶Ⅲ是肝细胞和血管内皮细胞分泌的一种丝氨酸蛋白酶抑制物,能与凝血酶结合形成复合物而使其失活,还能封闭因子Ⅶa、Ⅸa、Ⅹa、Ⅺa、Ⅻa 的活性中心使之失活,从而阻断凝血过程。正常情况下,其抗凝作用弱而慢,与肝素结合后抗凝作用可显著加强。

2. 肝素　肝素是一种酸性黏多糖,主要由肥大细胞和嗜碱性粒细胞合成。肝素抗凝血的主要作用是增强抗凝血酶Ⅲ的活性,此外,它与抗凝血酶Ⅲ结合后,使其与凝血酶的亲和力增强,结合更稳定,从而促使凝血酶立即失活。肝素还能抑制凝血酶原的激活过程,阻止血小板的黏附、聚集、释放反应,促使血管内皮细胞释放凝血抑制物和纤溶酶原激活物。肝素是一种有效的抗凝物质,可用于体内和体外抗凝,已广泛应用于临床防治血栓形成。

(四)血液凝固的加速与延缓

临床工作中常采用一些方法来加速或延缓血液凝固,以便帮助疾病的诊断和治疗(表3-4)。

表3-4　血液凝固的加速和延缓

影响因素	加速或促凝	延缓或抗凝
接触面	粗糙	光滑
温度	适当的升温	低温
化学物质	维生素 K	草酸盐、枸橼酸盐、肝素

1. 促凝　在进行外科手术时,使用温热纱条或明胶海绵压迫伤口止血,一方面就是利用温热来提高酶的活性,加速酶促反应,促使血凝加速而止血;另一方面提供了粗糙的表面,以促进血液凝固过程。注射维生素 K,促进肝脏合成凝血因子,起到加速血液凝固的作用。

2. 抗凝　血液在光滑、低温的环境中凝血时间可发生延缓。由于内、外源性凝血过程均需要 Ca^{2+} 参与,因此在临床工作中进行血液检验或输血时,可分别使用草酸盐、枸橼酸盐,通过去除血浆中的 Ca^{2+} 达到抗凝的目的。

二、纤维蛋白溶解

纤维蛋白被降解液化的过程称为纤维蛋白溶解,简称纤溶。纤溶由纤溶系统完成。纤溶系统包括四种成分:纤维蛋白溶解酶原(纤溶酶原)、纤维蛋白溶解酶(纤溶酶)、纤溶酶原激活物与纤溶抑制物。体内的纤溶过程可分为纤溶酶原的激活和纤维蛋白、纤维蛋白原的降解两个阶段(图3-6)。

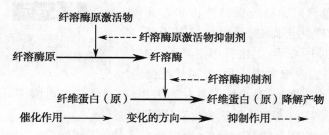

图3-6　纤维蛋白溶解系统激活与抑制示意图

(一)纤溶酶原的激活

纤溶酶原是一种主要由肝脏产生的糖蛋白。当血液凝固时,纤溶酶原被大量吸附在纤维蛋白网上,并在纤溶酶原激活物的作用下,被激活为纤溶酶。能使纤溶酶原激活的物质统称为纤溶酶原激活物,主要有以下几类:①由血管内皮细胞释放的血管激活物。②组织损伤时释放的组织激活物,以子宫、前列腺、甲状腺、肾上腺、淋巴结、卵巢和肺等组织中含量最高,因此,这些部位手术后伤口易渗血,也是月经血不发生凝固的原因。③依赖因子XII的激活物,如被因子XIIa激活的激肽释放酶就可激活纤溶酶原。这些物质均可使纤溶酶原激活成为活性很强的纤溶酶。临床常应用纤溶酶原激活物如尿激酶、链激酶等治疗血栓性疾病。

(二)纤维蛋白与纤维蛋白原的降解

被激活的纤溶酶通过水解作用,逐步将纤维蛋白或纤维蛋白原降解为可溶性的纤维蛋白降解产物(FDP)。纤维蛋白降解产物通常不再发生凝固,其中一部分还有抗凝血的作用。

(三)纤溶抑制物

血浆中存在许多对抗纤维蛋白溶解的物质,这些物质称为纤溶抑制物,主要分为两类:一类是纤溶酶原激活物的抑制物,能够抑制纤溶酶原的激活;另一类是抗纤溶酶,能与纤溶酶结合成复合物并使其失活。

纤维蛋白溶解的意义在于保持生理情况下血管内血液不凝固、损伤出血时限制凝血的发展和维持血管内血流的通畅。凝血与纤溶是两个既对立又统一的功能系统,将凝血与纤溶联系起来看,凝血过强或纤溶过弱,易形成血栓;反之,纤溶过强或凝血过弱,易发生出血倾向。正常情况下,机体的凝血与纤溶处于动态平衡状态,既保证出血时能有效止血,又能及时疏通血管,维持血流的正常运行。

第五节 血量、血型与输血

 病例

男,30 岁,腹部外伤 2 小时后送至医院。查体:神志尚清楚,诉口渴,皮肤黏膜苍白,稍冷,脉搏 110 次/分,收缩压 80mmHg,脉压小,浅表静脉塌陷,尿少。

请问:1. 判断患者的失血量是多少?

2. 患者目前主要治疗的方法是什么?

3. 临床输血的基本原则是什么?输血前需要做哪些工作?

一、血量

血量是指人体内血液的总量。足够的血量是维持动脉血压稳定、保证组织器官血液供应的必要条件。正常成人血量相当于体重的 7% ~ 8%,如一个体重为 60kg 的人,血量约为 4.2 ~ 4.8L。大部分血液在心血管中流动,称为循环血量;小部分血液滞留在肝、脾、肺以及静脉系统等储血库中,称为储存血量。机体在剧烈活动、情绪激动或大量失血等应急状态下,储血库中的血液可以补充循环血量。

正常人体血量相对恒定是维持机体正常生命活动的重要保证。如果血量不足,将导致血压下降,组织、器官血液供应不足,严重时可危及生命。机体一次失血量不超过总血量的 10%,可无明显临床症状。丢失的水和电解质可在 1 ~ 2 小时内得到恢复,丢失的血浆蛋白经肝加速合成在 1 ~ 2 天内得到恢复,红细胞经骨髓造血加强约 1 个月得到补充而恢复正常,故少量失血(如献血)一般不会影响人体的健康。若急性失血达总血量的 20%,将会出现血压下降等一系列症状。若急性失血达总血量的 30%,可能危及生命,应立即输血抢救。

二、血型

血型是指血细胞膜上特异性抗原的类型。红细胞、白细胞和血小板均有血型,我们通常所说的血型是指红细胞血型。血型是机体免疫系统识别"自我"或"异己"的标志。鉴定血型不仅是输血的需要,而且在组织器官移植、法医学及亲子鉴定等方面都具有重要价值。目前已发现 30 个不同的红细胞血型系统,其中与临床关系最为密切的是 ABO 血型系统和 Rh 血型系统。

(一)ABO 血型系统

1. 分型依据 根据红细胞膜表面所含特异性抗原(凝集原)的有无和种类,ABO 血型系统分为四型。红细胞表面的凝集原包括 A 凝集原和 B 凝集原两种。红细胞膜上只含 A 凝集原者称为 A 型血;只含 B 凝集原者称为 B 型血;既含有 A 凝集原又含有 B 凝集原者称为 AB 型血;两种凝集原都不含者称为 O 型血。血清中含有与上述凝集原相对应的天然抗体(凝集素),包括抗 A 凝集素和抗 B 凝集素两种(表 3-5)。

2. 红细胞凝集反应 当凝集原与其所对应的凝集素相遇时即发生红细胞凝集反应。如 A 凝集原与抗 A 凝集素相遇或 B 凝集原与抗 B 凝集素相遇时,会发生抗原抗体免疫反应,使红细胞彼此聚集在一起,成为一簇簇不规则的细胞团的现象,称为红细胞凝集反应。这是一个不可逆的反应。红细胞凝集最终会发生红细胞溶解现象,此时,大量血红蛋白逸出,可出现血红蛋白尿,同时血红蛋白在肾小管内遇酸凝固,会堵塞、损坏肾小管引起急性肾衰竭。

表3-5 ABO血型系统的分型

血型	红细胞上的抗原（凝集原）	血清中的抗体（凝集素）
A	A	抗 B
B	B	抗 A
AB	A 和 B	无
O	无	抗 A 和抗 B

3. ABO 血型鉴定方法 用已知的抗 A 凝集素和抗 B 凝集素,分别与被鉴定人的红细胞混悬液相混合,根据发生凝集反应的情况,判定被鉴定人红细胞膜上所含的凝集原,再根据所含凝集原确定血型。

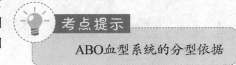

考点提示

ABO血型系统的分型依据

（二）Rh 血型系统

1. 分型依据 Rh 血型系统是人类红细胞表面与 ABO 血型系统同时存在的另一种血型系统,最先发现于恒河猴(Rhesus monkey)的红细胞,取其学名的前两个字母而得名。现已发现与临床密切相关的有 C、c、D、E、e 五种抗原,其中 D 抗原的抗原性最强,凡红细胞表面有 D 抗原的称为 Rh 阳性血型,没有 D 抗原的称为 Rh 阴性血型。

在我国汉族和其他大部分民族的人,属 Rh 阳性血型的人约占99%,Rh 阴性血型的人只占1%左右。在某些少数民族中,Rh 阴性血型的人较多,如苗族为 12.3%,塔塔尔族为 15.8%,布依族和乌孜别克族为 8.7%。因此在少数民族地区的临床工作者对 Rh 血型的问题应特别重视。

2. Rh 血型的特点及其临床意义 与 ABO 血型不同,人的血清中不存在抗 Rh 的天然抗体,但 Rh 阴性者经 Rh 抗原刺激后可产生抗 D 抗体。

（1）输血反应:Rh 阴性者如再次接受 Rh 阳性者血液可能会发生红细胞凝集反应。因为当 Rh 阴性者第一次接受 Rh 阳性供血者的血液时,虽然不会发生凝集反应,但是通过体液免疫,Rh 阴性受血者的血清中将产生抗 D 抗体。当此受血者第二次接受 Rh 阳性供血者的血液时,可通过第一次输血时产生的抗 D 抗体将 Rh 阳性供血者的红细胞凝集,发生输血反应。

（2）母婴血型不合:由于 Rh 系统的抗体主要是 IgG,其分子量小,可以通过胎盘屏障。Rh 阴性血型的母亲,在第一次妊娠期中,若胎儿为 Rh 阳性血型,胎儿红细胞因某种原因进入母体,如在分娩、胎盘剥离过程中可能有胎儿红细胞进入母体,母体可产生抗 D 抗体。当此母亲再次妊娠时,前次妊娠产生的抗 D 抗体通过胎盘进入胎儿体内,可使 Rh 阳性血型的胎儿发生新生儿溶血。若已产生抗 D 抗体的母亲接受 Rh 阳性者的血液,也会发生凝集反应。因此,对 Rh 阴性者的输血及多次妊娠的妇女应特别重视。若在 Rh 阴性母亲生育第一胎后,及时输注特异性抗 D 免疫球蛋白,中和进入母体的 D 抗原,以避免 Rh 阴性母亲致敏,可预防第二次妊娠时新生儿溶血的发生。

考点提示

Rh血型系统的分型依据及临床意义

三、输血

输血是抢救急性大失血和治疗某些疾病(如严重贫血或严重感染)的有效措施,正确学习和掌握血型的鉴定及输血的原则能够为今后临床工作奠定基础。输血时血型不合会产生严重的溶血反应,引起休克、血管内凝血和肾功能损伤,严重时可危及生命。

（一）输血原则

临床上输血遵循的根本原则是避免在输血过程中发生红细胞凝集反应,首选同型输血。紧急情况下,遇到必须输血而无同型血时,可考虑异型输血,但必须符合供血者的红细胞不被受血者血浆中的抗体所凝集的原则。且必须少量(不超过300ml)、缓慢输血,同时密切观察受血者的反应(一少二慢三勤看),如发生输血反应,应立即停止输血。

（二）交叉配血试验

为了避免凝集反应,即使已知供血者和受血者的血型相同,在输血前也必须进行交叉配血试验。交叉配血试验的方法:将供血者的红细胞混悬液与受血者的血清相混合,称为主侧;把受血者的红细胞混悬液与供血者的血清相混合,称为次侧(图3-7)。如果主侧和次侧均无凝集反应,即为配血相合,可以输血;如果主侧有凝集反应,则为配血不合,绝对不能输血;如果主侧不发生凝集反应而次侧发生凝集反应,一般不宜输血,在紧急情况下需要输血时,应遵循临床输血原则慎重处理。交叉配血试验,可以避免由于亚型和血型不同等原因而引起的输血凝集反应。

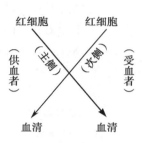

图3-7　交叉配血试验

（三）输血方法的新应用

随着医学和科学技术的进步,血液成分分离技术已广泛应用,可以根据不同病人的需要进行成分输血,如对严重贫血患者输注红细胞悬液,血小板减少症患者可以输注血小板悬液,大面积烧伤患者输注血浆或血浆代用品等。成分输血的优点是可增强治疗的针对性,减少输血引起的不良反应。另外,自体输血也在迅速发展。自体输血是指在手术前先抽取并保存病人的一部分血液,在以后进行手术时按需要再将血液输给病人自己。自体输血可以防止异体输血的并发症,减少血源传播的疾病,多次取血也可刺激骨髓造血。

考点提示

临床输血的原则；交叉配血试验

本章小结

血液由血浆和血细胞组成,具有运输、防御、缓冲、生理性止血等功能。血浆渗透压由晶体渗透压和胶体渗透压两部分构成。血细胞包括红细胞、白细胞和血小板。红细胞通过血红蛋白运输 O_2 和 CO_2,且可缓冲酸碱度;白细胞的主要功能是通过吞噬及免疫反应,实现对机体的保护防御功能;血小板在生理性止血中发挥重要作用。凝血过程包括凝血酶原激活物形成、凝血酶形成、纤维蛋白形成三个基本步骤。输血是抢救急性大失血和治疗某些疾病的有效措施,与临床关系最为密切的是ABO血型系统和Rh血型系统,分别按红细胞膜表面所含特异性抗原的种类进行命名。输血时应遵循尽量同型血相输和每次输血前都要进行交叉配血试验的原则。

（陈　瑜）

目标测试

A₁ 型题

1. 全血的比重主要决定于
   A. 血浆蛋白含量　　　　　　B. 白细胞数量　　　　　　C. 红细胞数量
   D. 无机盐含量　　　　　　　E. 渗透压的高低

2. 血浆中最重要的一对缓冲对是
   A. Na_2HPO_4/NaH_2PO_4　　　　　　B. K_2HPO_4/KH_2PO_4
   C. $KHCO_3/H_2CO_3$　　　　　　　　D. 蛋白质钠盐/蛋白质
   E. $NaHCO_3/H_2CO_3$

3. 形成血浆晶体渗透压的主要物质是
   A. 白蛋白　　　　　　　　　B. 球蛋白　　　　　　　　C. NaCl
   D. 血红蛋白　　　　　　　　E. 纤维蛋白原量

4. 血浆胶体渗透压的大小主要取决于
   A. 葡萄糖含量　　　　　　　B. 白蛋白含量　　　　　　C. 白细胞数量
   D. 红细胞数量　　　　　　　E. 无机盐含量

5. 维持细胞容积和形态的主要因素是
   A. 血浆晶体渗透压　　　　　B. 血浆胶体渗透压　　　　C. 组织液胶体渗透压
   D. 组织液静水压　　　　　　E. 血浆总渗透压

6. 毛细血管内外水平衡与血容量的维持是
   A. 血浆晶体渗透压　　　　　B. 血浆胶体渗透压　　　　C. 血浆总渗透压
   D. 组织液胶体渗透压　　　　E. 组织液静水压

7. 红细胞变形能力的大小取决于红细胞的
   A. 体积　　　　　　　　　　B. 表面积　　　　　　　　C. 数量
   D. 比重　　　　　　　　　　E. 表面积与体积的比值

8. 在 0.6% NaCl 溶液中正常人的红细胞形态是
   A. 缩小　　　　　　　　　　B. 不变　　　　　　　　　C. 膨大
   D. 先缩小后破裂　　　　　　E. 立即破裂

9. 红细胞悬浮稳定性降低是由以下哪种因素所致
   A. 血栓形成　　　　　　　　B. 脆性增加　　　　　　　C. 凝集反应
   D. 叠连加速　　　　　　　　E. 溶血

10. 红细胞的主要功能是
    A. 起保护和防御作用　　　　　　　B. 缓冲血液的酸碱变化
    C. 形成渗透压　　　　　　　　　　D. 运输氧和二氧化碳
    E. 参与生理性止血

11. 成年人的造血组织是
    A. 肝　　　　　　　　　　　B. 脾　　　　　　　　　　C. 胸腺
    D. 红骨髓　　　　　　　　　E. 黄骨髓

12. 骨髓长期受到 X 线过度照射后易发生

A. 巨幼红细胞性贫血　　　　　　　　B. 缺铁性贫血

C. 再生障碍性贫血　　　　　　　　　D. 恶性贫血

E. 溶血性贫血

13. 某患者在胃大部切除后出现巨幼红细胞性贫血的原因是对哪种物质吸收障碍

A. 铁　　　　　　　　　　B. 维生素 B_{12}　　　　　　　C. 蛋白质

D. 叶酸　　　　　　　　　E. 脂肪

14. 促红细胞生成素主要由人体的那个器官产生

A. 肾　　　　　　　　　　B. 肝　　　　　　　　　　C. 心

D. 肌肉　　　　　　　　　E. 肺

15. 红细胞在血管外破坏的主要场所是

A. 肝　　　　　　　　　　B. 肾　　　　　　　　　　C. 脾

D. 胸腺　　　　　　　　　E. 淋巴结

16. 当机体急性化脓性炎症时,常伴有下列哪种白细胞数目增多

A. 中性粒细胞　　　　　　B. 嗜酸性粒细胞　　　　　C. 嗜碱性粒细胞

D. 单核细胞　　　　　　　E. 淋巴细胞

17. 当机体发生过敏反应或寄生虫感染时,常伴有下列哪种白细胞数目增多

A. 中性粒细胞　　　　　　B. 嗜酸性粒细胞　　　　　C. 嗜碱性粒细胞

D. 单核细胞　　　　　　　E. 淋巴细胞

18. 当机体有出血倾向时,血液中血小板的数目可为

A. $<50 \times 10^9/L$　　　　B. $<60 \times 10^9/L$　　　　C. $<80 \times 10^9/L$

D. $<100 \times 10^9/L$　　　E. $<150 \times 10^9/L$

19. 血小板减少性紫癜主要是由于血小板

A. 使血管回缩出现障碍

B. 修复和保持血管内皮细胞完整性的降低

C. 释放血管活性物质不足

D. 不能吸附凝血因子

E. 不易黏附于血管内膜

20. 成年女性血液检查的下列数据中,**不正常**的是

A. 白细胞数 $8.0 \times 10^9/L$　　　　　B. 红细胞数 $4.5 \times 10^{12}/L$

C. 血小板数 $180 \times 10^9/L$　　　　　D. 血红蛋白 135g/L

E. 淋巴细胞占 60%

21. 血小板在止血中的作用是

A. 释放 ATP 促使其本身聚集

B. 为凝血因子激活提供磷脂表面

C. 促进 Na^+ 释放

D. 与纤维蛋白原结合加速凝血

E. 血小板做变形运动堵塞伤口

22. 血液凝固的本质是

A. 凝血酶原激活物形成　　　　　　　B. 凝血酶形成

C. 抗凝血酶Ⅲ与肝素结合　　　　　　D. 纤维蛋白的形成

E. 血小板磷脂的形成

23. 启动外源性凝血途径的物质是
   A. 因子Ⅲ   B. 磷脂表面   C. 凝血酶原
   D. 因子Ⅵ   E. 因子Ⅻ

24. 无论外源性或内源性凝血,哪个凝血因子被活化,其后的过程是相同的
   A. 因子Ⅲ   B. 因子Ⅶ   C. 因子Ⅸ
   D. 因子Ⅹ   E. 因子Ⅺ

25. 肝硬化病人容易发生凝血障碍,主要是由于
   A. 抗凝血酶Ⅲ减少   B. 血小板减少   C. 某些凝血因子减少
   D. 维生素K减少   E. 血中抗凝物质增加

26. 肝素抗凝血的主要作用为
   A. 抑制凝血酶原的激活   B. 抑制Ⅹ因子激活
   C. 增强抗凝血酶Ⅲ的活性   D. 促进纤维蛋白吸附凝血酶
   E. 去除Ca^{2+}

27. 甲状腺或肺手术后易渗血,主要是由于这些组织
   A. 肝素含量多   B. 纤溶酶原激活物含量多
   C. 血管丰富   D. 血液流速快
   E. 凝血酶原激活物多

28. 一个体重50公斤的正常成人,其血液总量为
   A. 4.5~5.0L   B. 4.0~4.4L   C. 3.5~4.0L
   D. 2.5~3.5L   E. 1.5~2.5L

29. 血型的分型依据是
   A. 红细胞膜上特异抗原的有无和种类
   B. 血清中抗体的有无和类别
   C. 交叉配血情况
   D. 凝集原和凝集素配合情况
   E. 红细胞膜上抗体的有无和类别

30. 某人的红细胞与B型血的血清凝集,而其血清与B型血红细胞不凝集,此人的血型为
   A. A型   B. B型   C. AB型
   D. O型   E. Rh阳性

31. 交叉配血试验为下列哪种情况时最适合输血
   A. 主侧、次侧都凝集   B. 主侧凝集,次侧不凝集
   C. 主侧不凝集,次侧凝集   D. 主侧、次侧都不凝集
   E. 以上都适合

32. 新生儿溶血性贫血可能发生在
   A. B型母亲所生Rh阴性婴儿   B. Rh阳性母亲所生Rh阳性婴儿
   C. Rh阳性母亲所生Rh阴性婴儿   D. Rh阴性母亲所生Rh阳性婴儿
   E. Rh阴性母亲所生Rh阴性婴儿

第四章 血 液 循 环

　　循环系统主要由心脏和血管组成。血液在心血管系统中按一定方向周而复始地流动称为血液循环。血液循环的主要功能是运输体内营养物质、代谢产物、氧、二氧化碳、激素和其他体液因子等,以维持内环境稳态和保证机体新陈代谢的正常进行。血液的其他功能如免疫防御等也须通过血液循环才能实现。此外,循环系统还具有内分泌功能。

第一节　心脏的泵血功能

　病例

　　王某,女,68岁。因疲乏无力、夜间呼吸困难(不能平卧)而入院。患者有心前区疼痛史。体检:脉搏130次/分,呼吸30次/分。颈静脉怒张,踝关节肿胀。双肺底部可闻及湿性啰音。ECG:ST段改变。X线胸片:心脏扩大,有肺淤血、肺水肿表现。血液动力学检查:每搏输出量50ml,左心室舒张末压16mmHg,左心室射血分数40%。初步诊断:冠心病、心力衰竭。

　　请问:1. 如何评估患者的心脏泵血功能?
　　　　　2. 患者为什么出现颈静脉怒张、踝关节肿胀、肺水肿?

　　心脏是推动血液在循环系统内流动的动力器官。心脏收缩时将血液射入动脉,舒张时接纳由静脉回流的血液。心脏这种节律性的舒缩活动给血液流动提供了动力,其活动原理与水泵相似,故心脏的射血又称泵血。

一、心率与心动周期

（一）心率

每分钟心脏跳动的次数称为心率。正常成年人安静时的心率为 60 ~ 100 次/分，平均 75 次/分。心率可因年龄、性别和生理状况不同而有差异。新生儿心率可达 130 次/分以上，随着年龄增长，心率逐渐减慢，至青春期时接近成人水平。成年女性心率稍快于男性。经常进行体育锻炼或从事体力劳动的人，心率较慢。在运动或情绪激动时心率加快，而安静和睡眠时心率较慢。

（二）心动周期

心房或心室每收缩和舒张一次构成的一个机械活动周期称为心动周期，即一次心跳，包括收缩期和舒张期。在一个心动周期中，心房和心室的活动是按一定顺序交替进行的。表现为两心房先收缩，继而舒张；当心房进入舒张期后，两心室收缩，随后舒张。在心脏的泵血活动中心室起主导作用，故心动周期通常是指心室的活动周期。

心动周期的持续时间与心率有关。若按成年人平均心率 75 次/分计算，则每一个心动周期为 0.8 秒。其中心房收缩占 0.1 秒，舒张占 0.7 秒；心室收缩占 0.3 秒，舒张占 0.5 秒。从心室开始舒张到下一次心房收缩开始之前的 0.4 秒，两侧心房和心室都处于舒张状态，称为全心舒张期（图 4-1）。可见，在心动周期中无论是心房还是心室其舒张期均明显长于收缩期。这使心脏有足够的时间接纳由静脉回流的血液，保证了心室的充盈，同时也使心肌得到充分休息，这些因素都有利于心脏的泵血和持久工作。

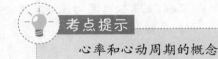

考点提示
心率和心动周期的概念

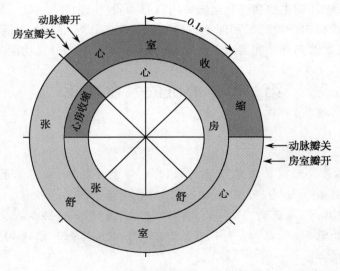

图 4-1 心动周期中心房和心室的活动

心动周期的长短与心率的快慢呈反变关系。当心率加快时，心动周期将缩短，此时，收缩期和舒张期均缩短，但舒张缩短的程度更大。故心率加快时，由于心脏的充盈和心肌的休息时间缩

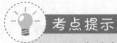

考点提示
心动周期和心率之间的关系

短,将不利于心脏的充盈和持久活动。

二、心脏的泵血过程

心脏在泵血过程中左右心室基本保持同步,射出的血量基本相等,现以左心室为例说明心脏在泵血过程中的各种变化(图4-2)。

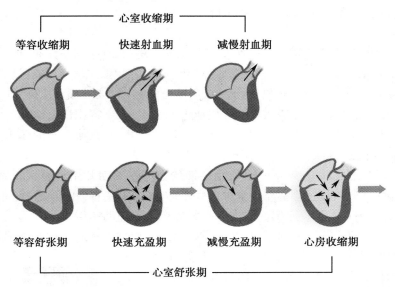

图 4-2 心室泵血过程示意图

(一)心室的收缩与射血

心室收缩期包括等容收缩期和射血期。

1. 等容收缩期 此期开始前,室内压低于房内压和动脉压,房室瓣处于开放状态,动脉瓣则关闭,血液由心房进入心室。当心室开始收缩后,室内压迅速上升,很快超过房内压,推动房室瓣使之关闭,防止血液倒流入心房;此时室内压仍低于动脉压,动脉瓣仍处于关闭状态,心室成为一个等容封闭的腔,室内压迅速剧增,称为等容收缩期,相当于从房室瓣关闭到主动脉瓣开放之前的时程,历时约0.05秒。此期的特点是:动脉瓣和房室瓣均关闭,心室容积不变,室内压急剧上升。

2. 射血期

(1)快速射血期:等容收缩期末,随着心室肌的进一步收缩,室内压升高并超过动脉压,动脉瓣被推开,血液由心室快速射入动脉,称为快速射血期。快速射血期历时约0.1秒,其射血量占整个射血期射血总量的2/3。此期的特点是:主动脉瓣开放,室内压升高达峰值,血液由心室快速射入动脉,心室容积快速减小。

(2)减慢射血期:随着心室收缩强度减弱和心室内血液减少,以及快速射血后动脉压力的升高,心室射血速度逐渐减慢,称为减慢射血期,历时约0.15秒。此期室内压略低于动脉压,心室内的血液因具有较高的动能,仍可逆着压力差继续射入主动脉。该期射血量大约占心室射血总量的1/3。

(二)心室的舒张与充盈

心室在舒张期充盈血液,为下次射血储备血量。心室的舒张与充盈包括等容舒张期、充盈期。

1. 等容舒张期 减慢射血期结束,心室开始舒张,室内压下降,当低于动脉压时,动脉内血液向心室方向返流,推动动脉瓣使之关闭;此时室内压仍高于房内压,房室瓣仍处于关闭状态,心室再次成为一个等容封闭的腔,室内压急剧下降,称为等容舒张期。它相当于从动脉瓣关闭到房室瓣开放之前的时程,历时 0.06 ~ 0.08 秒。此期特点是:主动脉瓣和房室瓣均关闭,心室容积无变化,室内压急剧下降。

2. 心室充盈期

(1)快速充盈期:当心室进一步舒张使室内压低于房内压时,房室瓣被冲开,心房和大静脉内血液顺着房室压力差被快速"抽吸"进入心室,心室容积随之增大,称快速充盈期。快速充盈期历时约 0.11 秒,其血液充盈量约占心室总充盈量的 2/3。此期的特点是:房室瓣开放,室内压降到最低,血液由心房和大静脉快速进入心室,心室容积快速增大。

(2)减慢充盈期:随着心室内血液的充盈,心室与心房、大静脉之间的压力差减小,血液流入心室的速度减慢,称减慢充盈期,历时约 0.22 秒。

在心室舒张的最后 0.1 秒,下一个心动周期的心房收缩期开始。心房收缩使房内压升高,将心房内血液挤入心室,心室充盈量可进一步增加 25% 左右,并使心室舒张末期容积达最大值,此期历时约 0.1 秒。心房的收缩对心脏的充盈起辅助作用。

可见心脏泵血的机制为:①心室收缩使室内压大于动脉压从而实现心室射血,心室舒张使室内压小于房内压从而实现心室充盈。正是由于心室的收缩与舒张造成了心室内压的变化,形成心房-心室及心室-动脉之间的压力梯度,直接推动血液流动和瓣膜开闭。②瓣膜的开闭不仅保证了血液只能朝单一方向流动,即血液由心房进入心室然后再射入动脉,还使等容收缩期和等容舒张期的心室内压能够大幅度升降(表 4-1)。

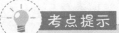

考点提示

心室内压力、瓣膜活动、血流方向及容积的变化

表 4-1 心动周期中心腔内压力、瓣膜、血流方向及容积变化比较表

心动周期分期	心腔内压力升降比较			瓣膜开闭		血流方向	心室容积
	心房	心室	动脉	房室瓣	动脉瓣		
等容收缩期	房内压 < 室内压 < 动脉压			关闭	关闭	无血液进出心室	不变
快速射血期	房内压 < 室内压 > 动脉压			关闭	开放	心室→动脉	快速减小
减慢射血期	房内压 < 室内压 < 动脉压			关闭	开放	心室→动脉	减小
等容舒张期	房内压 < 室内压 < 动脉压			关闭	关闭	无血液进出心室	不变
快速充盈期	房内压 > 室内压 < 动脉压			开放	关闭	心房→心室	快速增大
减慢充盈期	房内压 > 室内压 < 动脉压			开放	关闭	心房→心室	增大
心房收缩期	房内压 > 室内压 < 动脉压			开放	关闭	心房→心室	增大

知识链接

房颤与室颤的危害

心房纤维性颤动(简称房颤)是临床上常见的一种心律失常,随着年龄的增长,发生率不断增加。而心室纤维性颤动(简称室颤)则是临床上最严重的一种心律失常,也是猝死的常见原因之一。房颤、室颤分别表现为心房肌或心室肌不协调的快速乱颤。由于心脏泵血过程是以心室活动为主导作用进行的,因此发生房颤时,心房虽不能正常收缩,心室充盈的血量有所减少,但对心室的整体充盈和射血功能影响不是很大,一般不会危及生命。但如果发生室颤,心室的无序舒缩活动将使心脏泵血即刻停止,若得不到及时抢救,将严重危及生命。可见室颤的危险性要比房颤大得多。

三、心脏泵血功能的评价

心脏的主要功能是不断地泵出血液以满足机体不同生理情况下的代谢需要。对心脏的泵血功能进行评价在医学实践中非常重要。常用的心功能评价指标主要有以下几种:

(一)每搏输出量和射血分数

一侧心室每收缩一次所射出的血量称为每搏输出量,简称搏出量。正常成年人在安静状态下,左心室舒张期末血液充盈量(即舒张末期容量)约为125ml,收缩期末心室内仍剩余的血量(即收缩末期容量)约为55ml,二者的差值即搏出量,约为70ml(60~80ml)。搏出量占心室舒张末期容积的百分比称为射血分数。正常成年人射血分数为55%~65%。在心室功能减退、心室代偿性扩大时,其搏出量可能与正常人差异不大,但射血分数却明显下降。因此,射血分数是评价心脏泵血功能较为客观的指标。

(二)每分输出量和心指数

一侧心室每分钟射出的血量称为每分输出量,简称心输出量,它等于搏出量乘以心率。健康成年人安静状态下,搏出量为60~80ml,如果心率以75次/分计算,则心输出量为4.5~6L/min,平均为5L/min左右。心输出量与机体的代谢水平是相适应的,如女性比同体重男性约低10%,青年人的心输出量高于老年人,在剧烈运动、妊娠等情况下心输出量明显增加,麻醉状态则明显降低。身材不同的个体,如身材高大者和身材矮小者,维持正常新陈代谢所需的心输出量也不同。因此单纯用心输出量来衡量不同个体的心功能显然是不全面的。人在静息时心输出量与体表面积成正比,因而提出了用心指数来评价不同个体的心功能。以单位体表面积(m²)计算的心输出量称为心指数。我国中等身材的成年人体表面积为1.6~1.7m²,在安静和空腹的情况下心输出量为5~6L/min,故心指数为3.0~3.5L/(min·m²)。安静和空腹情况下的心指数称为静息心指数,是分析比较不同个体心功能时常用的评定指标。

 考点提示

心输出量、射血分数、心指数的概念及其正常值

(三)心力储备

心输出量随机体代谢需要而增加的能力称为心力储备。健康成年人安静时,心输出量为5~6L/min;剧烈运动时,心输出量可达25~30L/min左右,是安静时的5~6倍。

心力储备来源于搏出量储备和心率储备。

1. 搏出量储备 搏出量等于心室舒张末期容积减去收缩末期容积,故搏出量储备又包括收缩期储备和舒张期储备。收缩期储备是通过增强心肌收缩能力,提高射血分数来增加搏出量。舒张期储备是通过增加心室舒张末期容积来增加搏出量。

2. 心率储备 心输出量等于搏出量乘以心率。在生理状态下充分动用心率储备(即心率加快),可使心输出量增加 2 倍左右。心率储备是提高心输出量的重要途径,但心率过快可导致舒张期过短,心室充盈不足,导致搏出量和心输出量减少,同时还可影响冠脉循环的灌注,使心肌收缩力下降。

心脏所能达到的最大搏出量和心率的储备大小可反映心脏健康程度。经常锻炼可增进心脏健康,提高心力储备。缺乏锻炼或有心脏疾患的人,虽在安静时心输出量能满足代谢的需要,但因心力储备较小,当体力活动增加时心输出量不能相应增加,出现心慌、气短、头晕目眩等现象。

四、影响心输出量的因素

心脏的泵血功能可随机体不同生理状态的需要而发生相应的改变,使心输出量能满足新陈代谢的需求。心输出量等于搏出量乘以心率,因此凡能影响两者的因素都能影响心输出量。

(一) 搏出量

在其他条件不变的情况下,搏出量的多少取决于前负荷、后负荷和心肌收缩能力等。

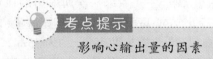

考点提示
影响心输出量的因素

1. 心室肌的前负荷 是指肌肉收缩前遇到的负荷。一定范围内增加前负荷,可增加肌肉的初长度,从而增强肌肉的收缩力。由于心室是一个中空的球形结构,心室肌的初长度决定于心室舒张末期的血液充盈量,因此心室舒张末期的充盈量即是心室的前负荷。心室舒张末期的充盈量是静脉回心血量和射血后心室内剩余血量之和,在多数情况下,静脉回心血量的多少是决定其大小的主要因素。在一定范围内,静脉回心血量愈多,心室舒张末期充盈量增加,心肌前负荷增大,收缩前心肌纤维的长度(初长度)被拉得愈长,其收缩力愈强,搏出量也就愈多;反之,则搏出量减少。心脏这种不需要神经、体液因素的参与,而是通过心肌初长度的改变来调节心肌收缩力的调节方式,称为异长自身调节。与骨骼肌不同的是,心肌的伸展性较小,当前负荷超过最适水平之后,能及时阻止心肌纤维继续被拉长,以防发生搏出量和做功能力的下降。但在有些慢性心脏病患者,若前负荷过大,如静脉血快速大量地流回心脏,使心脏被过度扩张时,心肌收缩力反而减弱,造成搏出量减少。因此在静脉输血或补液时,应严格控制其速度和量,以防发生急性心力衰竭。

2. 心室肌的后负荷 是指肌肉收缩开始时才遇到的负荷。心室收缩时必须克服大动脉血压的阻力,才能推开动脉瓣,将血液射入动脉。因此心室肌的后负荷是指大动脉血压。当其他因素不变时,动脉血压升高,心肌后负荷增大,心室收缩时遇到的阻力增大,将使动脉瓣开放延迟,等容收缩期延长而射血期缩短,心肌缩短程度和速度减小,导致搏出量减少。正常情况下,搏出量减少可使心室内剩余的血量增加,造成心室舒张末期容量增加(即初长度增加),通过心肌收缩力的增强,使搏出量恢复原有水平。若动脉血压持续保持较高水平,心室肌将长期处于收缩加强状态而逐渐发生肥厚,此时搏出量尚可能在正常范围内;随着心脏做功量的持续增加,久之心脏将不堪重负,最终失去代偿能力而导致心力衰竭。

心力衰竭

心力衰竭是指由于各种原因使心输出量绝对或相对下降,不能满足机体代谢的需要,并伴有肺循环和(或)体循环淤血的一种心功能障碍。心力衰竭是因心肌收缩和舒张功能障碍或长期心脏负荷过重引起的。心脏长期负荷过重分为两种:一种是容量负荷(即心肌的前负荷)过重,一种是压力负荷(即心肌的后负荷)过重。在临床上可通过使用强心药、利尿药和血管扩张药,使心肌的收缩力增强和降低心肌的前、后负荷来防治心力衰竭,改善心脏功能。

3. 心肌收缩能力　心肌收缩能力是指心肌细胞本身的功能状态,它与前、后负荷均无关,属于心肌的等长自身调节。心肌收缩能力增强,搏出量增加;心肌收缩能力减弱,则搏出量减少。心肌收缩能力受多种因素的影响,如心交感神经兴奋、血中儿茶酚胺和甲状腺激素浓度增加、某些强心药物(如洋地黄)以及体育锻炼等都能增强心肌收缩能力,使搏出量增加;而心迷走神经兴奋、血中乙酰胆碱浓度增加以及缺氧、酸中毒、甲状腺功能减退或心力衰竭等,均可使心肌收缩能力减弱,搏出量减少。

(二)心率

在一定的范围内,心率加快可使心输出量增加。当心率超过 180 次/分,由于心率过快,心室舒张期过短,使心室充盈不足,导致搏出量明显减少,心输出量也随之下降。当心率低于 40 次/分时,虽然舒张期延长,但心室充盈已达到极限,不能再增加充盈量,结果也可致心输出量下降。可见心率过快或过慢,心输出量都会减少。

五、心音

心音是由心肌舒缩、瓣膜开闭、血流撞击心室及大动脉壁引起的机械振动等因素而产生的声音。可在胸壁一定部位用听诊器听取,也可用心音图仪描记成心音图。一次正常的心搏过程可产生四个心音,多数情况下只能听到两个心音,即第一心音和第二心音。

第一心音:发生在心缩期,标志着心室收缩的开始。特点为音调低而持续时间长。第一心音的产生与心室肌收缩、房室瓣关闭以及射出的血液撞击动脉壁引起的振动有关,其中房室瓣关闭引起的振动是主要原因。第一心音在左胸壁锁骨中线第 5 肋间稍内侧(心尖部)最清晰。其强弱可反映心室肌的收缩能力和房室瓣的功能状态。

第二心音:发生在心舒期,标志着心室舒张期的开始。特点为音调高而持续时间短。其形成原因主要是与心室舒张时动脉瓣迅速关闭以及血液冲击动脉根部引起的振动有关。第二心音在主动脉瓣听诊区和肺动脉瓣听诊区最清晰。其强弱可反映动脉血压的高低和动脉瓣的功能状态。

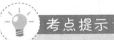

考点提示

第一心音和第二心音产生的原理和意义

某些健康青年和儿童可听到第三心音,它发生在心室快速充盈期末。在部分老年人和心室舒张末期压力增高的患者还可能听到第四心音,是心房收缩时血液进入心室引起的振动,故又称心房音。

患某些心脏疾病时,可出现心脏杂音。因此,听取心音对于某些心血管疾病的诊断具有重要价值,这也是临床医生需要掌握的重要基本技能之一。

第二节 心肌的生物电现象和生理特性

王某,女,44岁。因反复发作性心悸一年加重伴头晕10天入院。患者一年前无诱因出现发作性心悸(休息和活动均有发作),每次发作持续数分钟至数小时不等,口服"盐酸美西律"治疗效果尚可。近十余日上述症状加重,伴头晕、乏力入院治疗。体格检查:体温36℃,呼吸21次/分,血压120/70mmHg;心界不大,心音低钝,心率71次/分,心律不齐,可闻及早搏,未闻及杂音。其余检查均未见异常,心电图示:窦性心律、室性早搏。初步诊断:1. 心律失常;2. 室性早搏。

请问:1. 引起心脏搏动的正常起搏点是什么?
　　　2. 试分析在心动周期中心肌兴奋的周期性变化的特点和意义。
　　　3. 患者出现早搏的原因是什么?

心房和心室之所以能持久、协调有序地进行收缩与舒张的交替活动,是以心肌细胞膜的生物电为基础的。各类心肌细胞的跨膜电位及其形成机制不同,因而在心脏兴奋的产生以及兴奋向整个心脏传播过程中所起的作用也不同。因此,学习心肌细胞生物电活动的规律,对于理解心肌的生理特性、心脏舒缩活动的规律等有着十分重要的意义。

心肌细胞根据其电生理特性不同可分为两大类:①工作细胞,包括心房肌细胞和心室肌细胞,有收缩性、兴奋性和传导性,但无自律性,故又称为非自律细胞,细胞内含丰富的肌原纤维,主要执行心肌的收缩功能。②自律细胞,是一些特殊分化的心肌细胞,构成了心脏的特殊传导系统,主要包括窦房结P细胞和浦肯野细胞,它们具有自律性、兴奋性和传导性,但细胞内肌原纤维含量稀少,几乎无收缩性,其主要功能是产生和传播兴奋,控制心脏的节律性活动。

一、心肌细胞的生物电现象

(一)心室肌细胞的生物电现象

1. 静息电位　人和哺乳动物心室肌细胞的静息电位约为 $-90mV$,其产生机制与骨骼肌细胞、神经纤维相似,是由 K^+ 外流所形成的电-化学平衡电位。

2. 动作电位　与骨骼肌细胞、神经纤维的动作电位相比,心室肌细胞动作电位的主要特征表现为动作电位的上升支与下降支不对称,复极化过程比较复杂,持续时间较长。全过程分为0、1、2、3、4共五期(图4-3)。

(1)去极化过程(0期):膜内电位由静息时的 $-90mV$ 迅速上升到 $+30mV$ 左右,构成动作电位的上升支。此期仅占 $1\sim2ms$,但去极化幅度很大(约120mV)。0期的形成机制与骨骼肌细胞、神经纤维基本相同。在适宜刺激作用下,心肌细胞膜上 Na^+ 通道部分激活开放,少量 Na^+ 内流使膜局部去极化;当去极化达阈电位水平($-70mV$)时,膜上大量 Na^+ 通道被激活开放,Na^+ 大量、快速内流,使膜电位陡直上升到 $+30mV$。0期去极化的 Na^+ 通道是一

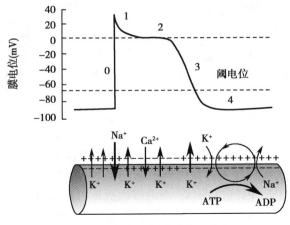

图4-3 心室肌细胞动作电位和
主要离子跨膜转运示意图

种快通道,其激活和失活速度均很快,开放时间仅1ms左右,可被河豚毒(TTX)阻断。因此,在误食河豚鱼中毒时,其毒素可导致神经、骨骼肌、心肌等组织细胞膜上的Na^+通道被阻断而危及生命。

(2)复极化过程:比较缓慢,历时200~300ms,包括动作电位的1、2、3、4期。

1期(快速复极初期):0期去极化后,膜内电位由+30mV迅速下降到0mV左右,占时约10ms。此时Na^+通道失活关闭,而膜对K^+的通透性增加,K^+快速外流,膜内电位很快下降。K^+通道阻断剂为四乙胺。0期和1期在动作电位图形上构成尖峰状组成锋电位。

2期(平台期):此期膜内电位基本保持在近零电位水平,持续约100~150ms,动作电位的图形比较平坦,称为平台期。2期平台期是心室肌细胞动作电位的主要特征,也是整个心肌细胞动作电位复极化持续时间长的主要原因。其形成原因是由于细胞膜0期去极化达−40mV时,膜上Ca^{2+}通道被激活,但该通道在1期后才持续开放,导致Ca^{2+}缓慢内流,并与K^+外流的跨膜电荷量相当,使膜电位基本稳定于0mV附近所致。Ca^{2+}通道因其激活、失活和复活等过程均较慢,故又称慢通道。该通道能被Ca^{2+}阻断剂维拉帕米、Mn^{2+}等所阻断。

3期(快速复极末期):此期复极化速度加快,膜内电位由0mV左右迅速下降到−90mV,占时约100~150ms。3期的形成是由于2期末Ca^{2+}内流停止而K^+外流增加使膜内电位迅速下降所致。

4期(静息期):是3期复极完毕膜电位恢复后的时期。在心室肌细胞或其他非自律细胞,其4期膜电位稳定在静息电位水平。由于在动作电位产生过程中,有部分Na^+、Ca^{2+}进入细胞,K^+流出细胞外,使膜内外原有离子的正常分布发生改变,激活了细胞膜上的Na^+-K^+泵。通过Na^+-K^+泵主动转运和Na^+-Ca^{2+}交换,将Na^+、Ca^{2+}泵出膜外,而将K^+摄取回膜内,恢复膜内外Na^+、Ca^{2+}、K^+的正常分布,维持了心肌细胞的正常兴奋能力。

(二)自律细胞的生物电现象

自律细胞跨膜电位的最大特点是4期膜内电位不稳定。当3期复极达到最大值(最大复极电位)之后,4期的膜电位并不稳定于这一水平,而又开始自动去极化,去极化达阈电位后即刻爆发一次新的动作电位。如此周而复始,动作电位按一定的节律不断地产生。这种4

期自动去极化是自律细胞产生自动节律性兴奋的基础,也是自律细胞与非自律细胞的区别。不同类型的自律细胞,其动作电位的特征、机制和 4 期去极化速度不完全相同。以下主要讨论窦房结 P 细胞和浦肯野细胞的跨膜电位。

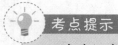

1. 窦房结 P 细胞 窦房结 P 细胞的动作电位明显不同于心室肌细胞和浦肯野细胞,具有以下特征:①动作电位由 0、3、4 期构成,无明显的 1 期和 2 期。②0 期去极化幅度小(约 70mV),速度慢,膜内电位仅上升到 0mV 左右。此期是当自动去极化到达阈电位水平时,膜上慢钙通道被激活开放,Ca^{2+} 缓慢持久内流引起的。③3 期最大复极电位(– 70mV)的形成是由于 Ca^{2+} 通道失活,Ca^{2+} 内流停止,K^+ 外流增加所致。最大复极电位(– 70mV)和阈电位(– 40mV)的绝对值较小。④最大特征是 4 期膜内电位不稳定,当膜电位复极达 – 70mV 时,K^+ 通道失活,K^+ 外流逐渐减少,Na^+ 内流逐渐增强,以及 Ca^{2+} 通道开放内流,膜内电位缓慢上升,出现 4 期自动去极化,达到阈电位水平时爆发新的动作电位。其自动去极化的速度(约 0.1V/s)快于浦肯野细胞(图 4-4)。故窦房结 P 细胞的自律性最高,是控制心脏活动的正常起搏点。

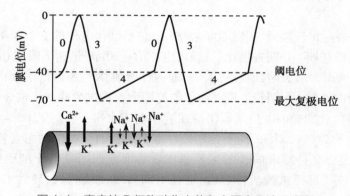

图 4-4 窦房结 P 细胞动作电位和主要离子流示意图

2. 浦肯野细胞 浦肯野细胞动作电位的形态与心室肌细胞相似,产生的离子基础也基本相同,最大差别是它的 4 期缓慢自动去极化。其 4 期自动去极化的主要机制包括进行性增强的 Na^+ 内流和进行性衰减的 K^+ 外流(以前者为主)。浦肯野细胞 4 期自动去极化速度(约 0.02V/s)远比窦房结 P 细胞慢,其自律性也低于窦房结 P 细胞(图 4-5)。

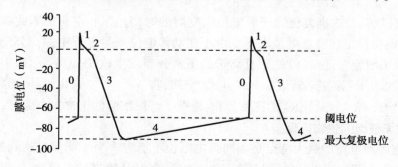

图 4-5 浦肯野细胞动作电位示意图

心肌细胞的电生理特征分类

根据动作电位 0 期去极化速度的快慢,心肌细胞可分为快反应细胞和慢反应细胞;然后再结合其能否自动产生节律性兴奋,最终将心肌细胞分为下列 4 种类型:快反应非自律细胞(心室肌、心房肌细胞)、快反应自律细胞(浦肯野细胞)、慢反应非自律细胞(结区细胞)、慢反应自律细胞(窦房结、房结区和结希区细胞)。

二、心肌的生理特性

心肌组织具有自律性、兴奋性、传导性和收缩性四种生理特性。其中前三者是以生物电活动为基础的,故又称电生理特性。后者是以心肌细胞内收缩蛋白的功能活动为基础的,属于机械特性。心肌组织的这些生理特性共同决定着心脏的活动。

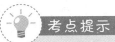

考点提示

心肌的生理特性

(一)自动节律性

心肌在没有外来刺激的作用下,仍能自动地产生节律性兴奋和收缩的特性称为自动节律性,简称自律性。具有自律性的组织或细胞称为自律组织或自律细胞,广泛存在于心脏特殊传导系统。自律性的高低可用组织细胞自动兴奋的频率来衡量。窦房结 P 细胞自动兴奋频率约为100 次/分,其自律性最高。浦肯野细胞自律性最低(约 25 次/分),而房室交界和房室束支的自律性介于两者之间。

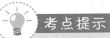

考点提示

正常起搏点和窦性心律

1. 心脏搏动的正常起搏点 正常情况下,由于窦房结的自律性最高,由它自动发出的兴奋依次激动心房肌、房室交界、房室束传导组织和心室肌,引起整个心脏兴奋和收缩。因正常心脏的节律活动是受自律性最高的窦房结控制的,故窦房结是引起整个心脏搏动的正常起搏点。以窦房结为起搏点的心脏节律称为窦性心律。其他自律组织因其自律性较低,在正常生理情况下受到来自窦房结冲动的控制,自身的自律性不能表现出来,只起到传导兴奋的作用,称为潜在起搏点。由潜在起搏点发出兴奋控制心房或心室的活动时,将其称为异位起搏点,由其所控制的心脏节律,称为异位心律。心内潜在起搏点的存在,一方面是一种安全因素,当窦房结不能产生兴奋或兴奋下传受阻时可发挥备用起搏点的作用,取代窦房结,以低于窦房结的频率继续引起心脏搏动,使心脏不至于停搏。另一方面也是一种潜在的危险,在某些病理情况下,如窦房结自律性降低、传导阻滞或者潜在起搏点的自律性增高等,它可以控制部分或整个心脏活动,将导致心律失常,严重时可危及生命。

关于起搏点

德国医学学者斯坦尼(H. Stannius,1808～1883),在 1851 年最早发现蛙心收缩起源于静脉窦,然后是心房,最后才是心室。如在腔静脉与心房之间作一个结扎(第一斯氏结），整个心脏停止跳动，但静脉窦却仍在搏动。1907 年英国 A. keith（1866～1956）与 M. W. flack（1882～1931）首先描述了哺乳动物的心脏起搏点。近代电生理学应用细胞内微电极技术记录到窦房结 P 细胞 4 期自动除极的速度最快，为 0.1V/s（浦肯野细胞为 0.02V/s），激动的时间最早，因而在每次心动周期中它首先达到阈电位水平而产生兴奋，发生冲动引起整个心脏兴奋，成为心跳起源中心。临床上使用起搏器进行人工起搏，其理论依据即在于此。

2. 决定和影响自律性的因素

（1）4 期自动去极化速度：如果 4 期自动去极化速度加快，到达阈电位水平的时间将缩短，单位时间内发生的兴奋次数就增多，自律性增高；反之自律性降低。如交感神经兴奋时，其末梢释放的递质（去甲肾上腺素）可加快窦房结 P 细胞 4 期自动去极化速度，提高其自律性，使心率加快。

（2）最大复极电位水平：最大复极电位绝对值变小，与阈电位之间的距离就近，去极化到达阈电位所需的时间就短，自律性增高；反之自律性降低。如迷走神经兴奋时，其末梢释放的递质（乙酰胆碱）可增加细胞膜对 K^+ 的通透性，3 期复极化 K^+ 外流增加，使最大复极电位绝对值增大，与阈电位距离增加，导致自律性降低，心率减慢。

（3）阈电位水平：阈电位绝对值增大，使最大复极电位与阈电位的差距减小，4 期自动去极化达到阈电位时间缩短，自律性增高；反之自律性则降低。

（二）兴奋性

兴奋性是指心肌受到刺激后产生动作电位的能力。衡量心肌兴奋性高低常用刺激的阈值作指标，阈值小表示兴奋性高，阈值大表示兴奋性低。

1. 兴奋性的周期性变化 心肌细胞受到刺激发生兴奋时，膜电位将发生一系列有规律的变化，兴奋性也随之发生相应的周期性改变，使心肌细胞在心动周期的不同时期对重复刺激表现出不同的反应能力。现以左心室为例，说明心室肌细胞在一次兴奋过程中其兴奋性的周期性变化（图 4-6）。

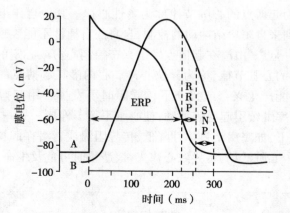

图 4-6 心室肌细胞兴奋性的周期性变化示意图
A. 动作电位 B. 机械收缩 ERP. 有效不应期
RRP. 相对不应期 SNP. 超常期

(1)有效不应期:从动作电位 0 期去极化开始到复极化 3 期膜内电位达到约 -55mV 这一段时间内,任何强度的刺激均不会使心肌发生去极化(Na^+ 通道失活,兴奋性为零),称为绝对不应期;在复极化 3 期膜内电位由 -55mV 继续下降到约 -60mV 这段时间内,因 Na^+ 通道开始复活,如果给予足够强的刺激可引起少量 Na^+ 通道开放及少量 Na^+ 内流,导致发生局部兴奋,但不能引起动作电位,称局部反应期。绝对不应期和局部反应期合称为有效不应期。在有效不应期内,即从动作电位 0 期去极化到复极化 3 期膜内电位恢复到 -60mV 这段时期,给予任何强大的刺激心肌均不能产生动作电位(兴奋性暂时缺失)。

(2)相对不应期:相当于 3 期复极化膜内电位由 -60mV 到 -80mV 的时期。此期内 Na^+ 通道的活性和心肌的兴奋性正逐渐恢复,但尚未恢复正常,须给予阈上刺激才可以引起新的动作电位。

(3)超常期:相当于膜内电位由复极化 -80mV 恢复到 -90mV 的时期,此期内 Na^+ 通道已经基本复活,而且膜电位更接近阈电位水平,给予阈下刺激即可引起新的动作电位,兴奋性高于正常。超常期后,膜电位恢复到正常静息水平,兴奋性也恢复正常。

在相对不应期和超常期,膜电位的绝对值小于静息电位,若此时接受刺激产生新的动作电位,其去极化的幅度和速度均低于正常,兴奋的传播速度减慢,容易导致心律失常。

2. 决定和影响兴奋性的因素 心肌细胞兴奋的产生包括细胞的膜电位去极化达到阈电位水平以及引起 0 期去极化的离子通道的激活这两个环节,凡能影响这两个环节的因素均可改变心肌细胞的兴奋性。

(1)静息电位与阈电位之间的差距:静息电位(自律细胞为最大复极电位)绝对值增大或阈电位水平上移时,两者之间的差距加大,引起兴奋所需的刺激阈值增大,兴奋性降低。反之,静息电位绝对值减小或阈电位水平下移时,两者之间的差距缩小,兴奋性增高。虽然静息电位或最大复极电位以及阈电位水平的改变都可以影响心肌的兴奋性,但一般以静息电位发生改变而引起的兴奋性改变较为多见。

(2)引起 0 期去极化的离子通道的状态:例如,对于心室肌细胞,Na^+ 通道能够被激活是产生 0 期去极化的前提,而窦房结 P 细胞 0 期去极化的产生则取决于 Ca^{2+} 通道的激活。Na^+ 通道或 Ca^{2+} 通道均有备用、激活和失活三种功能状态。通道处于何种状态,取决于当时的膜电位水平以及该电位的时间进程。以心室肌细胞为例,当膜电位处于静息电位水平(-90mV)时,Na^+ 通道关闭,处于备用状态,但随时可被激活,细胞的兴奋性正常。当膜电位去极化达到阈电位水平(-70mV)时,Na^+ 通道被激活开放,进入激活状态,Na^+ 快速内流爆发动作电位。Na^+ 通道激活后很快失活关闭,进入失活状态,此时任何刺激都不能引起 Na^+ 通道再次开放,细胞的兴奋性暂时丧失。处于失活状态的 Na^+ 通道不能马上再次激活,须等到膜电位复极化至 -60mV 或更负时,Na^+ 通道才开始逐渐复活,然后当膜电位恢复到静息电位水平时,Na^+ 通道可全部复活至备用状态,细胞的兴奋性恢复正常。

3. 兴奋性的周期性变化与收缩活动的关系 人体内骨骼肌的收缩运动主要依赖于稳定的强直收缩。心肌则不同,其兴奋性周期性变化的最大特点是有效不应期特别长(约 200 ~ 300ms),相当于整个收缩期和舒张早期,在此期间任何刺激都不能引起心肌产生新的兴奋和收缩。因此,心肌不会发生完全强直收缩,始终保持收缩与舒张活动的交替进行,从而有利于心室的射血和充盈,实现泵血功能。

正常情况下,窦房结产生的每一次兴奋传到心房肌和心室肌时,心房肌和心室肌前一次兴奋的不应期都已结束,因此整个心脏能够按照窦房结的节律兴奋和收缩。如果在有效不应期之后至下一次窦房结兴奋到达之前,心肌受到一次人工刺激或异位起搏点传来的刺激,则可提前产生一次兴奋和收缩,分别称为期前兴奋和期前收缩(又称早搏)。期前收缩之后有一段较长的心室舒张期,称为代偿间歇(图4-7)。代偿间歇的出现是因为期前收缩也有自己的有效不应期,若窦房结下传的下一次正常兴奋正好落在期前收缩的有效不应期内,则不能引起心室兴奋和收缩,造成一次正常窦性节律的脱失,直至再下一次窦性兴奋到达心室时才能再次引起心室收缩。期前收缩是一种异位心律,正常人因精神紧张、情绪激动、过于劳累或烟、酒、茶过量时均可能出现,属于偶发早搏,对循环功能影响不大,只要避免以上诱因即可恢复正常。但在某些病理情况下,如冠心病、心肌炎等,心脏某一部位的自律组织(多为房室束及分支)的兴奋性异常升高,过频发生期前收缩,则可引起心律失常。

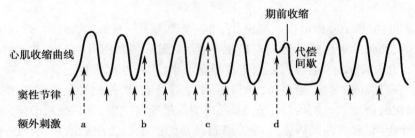

图4-7 期前收缩和代偿间歇示意图

额外刺激a、b、c落在有效不应期内不引起反应;
刺激d落在相对不应期内引起期前收缩和代偿间歇

(三)传导性

心肌细胞具有传导兴奋的能力,称为心肌的传导性。传导性的高低可用兴奋的传播速度来衡量。

1. 心脏内兴奋传导的途径和特点

(1)心脏内兴奋传导的途径:从窦房结发出的兴奋通过心房肌直接传到右心房和左心房,引起左、右心房的兴奋和收缩。同时,窦房结的兴奋沿着心房肌内的"优势传导通路"迅速传到房室交界,再依次经过房室束,左、右束支和浦肯野纤维网传到左、右心室肌,引起整个心室兴奋和收缩(图4-8)。

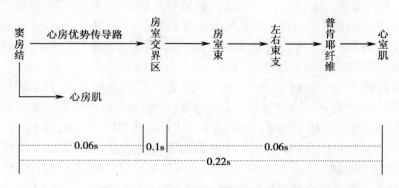

图4-8 心脏内兴奋传播的途径示意图

(2)心脏内兴奋传导的特点:兴奋在心脏内传导的过程中,各部位的传导速度并不相同。其中,浦肯野纤维网的传导速度最快,约为4m/s,这样有利于将窦房结传来的兴奋迅速而广泛地传向两侧心室,从而保证左、右心室同步收缩。房室交界是兴奋从心房传向心室的唯一通路,但其传导速度很慢,特别是结区,仅为 0.02m/s,使得兴奋通过房室交界耗时较长,约需 0.1s,因此心房和心室的兴奋相距 0.1s,这一现象称为房-室延搁。房-室延搁的存在具有重要的生理意义,它保证了心室在心房收缩完毕之后才开始收缩,这样有利于心房内的血液进一步被挤入心室,使心室得到充分的血液充盈。当传导系统内任何部位发生障碍时,都会引起不同程度的传导阻滞。特别是房室交界,因其特有的传导特点成为传导阻滞的好发部位。

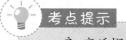

考点提示

房-室延搁及其生理意义

2. 影响心肌传导性的因素

(1)0 期去极化的速度和幅度:心肌细胞兴奋的传导也是通过局部电流实现的。心肌细胞 0 期去极化的速度愈快,局部电流形成愈快,兴奋传导也愈快;0 期去极化幅度愈大,兴奋部位和未兴奋部位之间的电位差愈大,形成的局部电流愈强,兴奋传导也愈快。

(2)邻近未兴奋部位膜的兴奋性:兴奋的传导是细胞膜依次发生兴奋的过程。只有邻近部位膜的兴奋性正常时,才能正常传导。如某些原因造成邻近未兴奋部位膜的静息电位与阈电位之间的差距增大、兴奋性降低时,膜去极化达阈电位水平所需的时间延长,产生动作电位所需的时间也随之延长,传导速度将减慢;反之传导速度则加快。

(四)收缩性

心肌接受刺激而发生收缩反应的能力称为心肌的收缩性。心肌细胞的收缩原理与骨骼肌相似,也是通过兴奋-收缩耦联来实现的。但与骨骼肌相比较,心肌的收缩过程又有其自身的特点。

1. 对细胞外液 Ca^{2+} 依赖性大 心肌细胞的终池不如骨骼肌发达,Ca^{2+} 储备量少,在收缩过程中需依赖细胞外 Ca^{2+} 的内流(2 期平台期 Ca^{2+} 内流)。心肌细胞的横管系统比骨骼肌发达,为 Ca^{2+} 内流提供了较大的面积。在一定范围内增加细胞外液 Ca^{2+} 浓度,可增强心肌收缩力量。当细胞外液 Ca^{2+} 浓度降低时,心肌细胞虽可兴奋但不能收缩,这一现象称为"兴奋-收缩脱耦联"。

2. 同步收缩 心房或心室肌细胞之间存在着缝隙连接(闰盘),其传导速度极快,使兴奋可在细胞间迅速传播,因而可将整个心房或整个心室分别看作两个"功能合胞体"。加上心脏特殊传导系统传导兴奋的速度快,使兴奋几乎同时到达心房肌或心室肌,从而引起整个心房或心室肌细胞同步收缩,即"全或无"式收缩。这种形式的收缩力量大,有利于提高心脏泵血效率。

3. 不发生强直收缩 由于心肌细胞兴奋的有效不应期特别长,历时整个收缩期和舒张早期。在此期内任何强大的刺激均不能引起心肌的再一次兴奋和收缩。因此心肌始终保持收缩与舒张交替进行而不发生强直收缩,使心脏的充盈和射血得以正常进行。

(五)理化因素对心肌生理特性的影响

1. 温度 在一定范围内,体温升高心率加快,体温下降心率减慢;体温升高 1℃,心率加快约 10 次/分。

2. 酸碱度 血液的 pH 值降低(如酸中毒),心肌的收缩力减弱;血液的 pH 值升高(如碱中毒),心肌的收缩力增强。

3. 离子浓度 参与心脏兴奋的产生、传导及"兴奋-收缩耦联"过程的主要离子是 Na^+、Ca^{2+} 和 K^+,因此细胞外液中这些离子浓度的变化将影响心肌的生理特性。

（1）K⁺：细胞外液中 K⁺ 浓度变化对心肌的生理特性影响最明显。K⁺ 对心肌的作用主要是抑制。血 K⁺ 浓度升高，心脏的自律性、传导性、收缩性均下降，引起心率减慢、传导阻滞、心肌收缩力减弱，甚至心跳骤停在舒张状态。故在临床上给病人补 K⁺ 时，须稀释（K⁺ 浓度 0.3％以下）后缓慢滴注，以防心跳骤停；血 K⁺ 降低时，心脏的自律性、兴奋性、收缩性提高而传导性下降，容易导致期前收缩和异位节律。

（2）Na⁺：血 Na⁺ 浓度增高可使心肌收缩力减弱；反之心肌收缩力增强。

（3）Ca²⁺：血 Ca²⁺ 浓度增高可使心肌收缩力增强，反之心肌收缩力减弱。

由此可见，血 K⁺、血 Na⁺ 及血 Ca²⁺ 保持适当的浓度，心脏的活动才能正常进行。

三、心电图

在正常人体内，由窦房结发出的兴奋按一定的途径和时程依次传向心房和心室，引起整个心脏的兴奋。兴奋产生和传导时的电变化可通过心脏周围的导电组织和体液传到身体表面。将心电图机的测量电极放置在人体表面的一定部位记录出来的心脏电变化曲线即为心电图（ECG）。心电图只反映心脏兴奋的产生、传导和恢复过程中生物电的变化，而与心脏的机械收缩活动无直接关系。

 知识链接

心电图导联

将两个引导电极放在人体表面两个不同的位置，并分别用导线与心电图机相连，构成电路，这种放置电极的方法及其与心电图机相连接的线路，称为心电图导联。心脏是一个立体的结构，为了反映心脏不同面的电活动，需要在人体不同部位放置电极，以记录和反映心脏的电活动。根据电极放置的位置和连接方法的不同，可组成不同的导联。不同的导联电极放置的位置不同，记录出来的心电图曲线也不同。临床常用的导联有标准导联（Ⅰ、Ⅱ、Ⅲ）、加压单极肢体导联（avR、avL、avF）以及单级胸导联（V1- V6）。

正常心电图波形由 P 波、QRS 波群和 T 波及各波间线段组成，有时在 T 波后还出现一个小 U 波（图4-9）。随着引导电极位置的不同，各波的形态、幅度均有差异。正常典型心电图的波形及重要间期或时段的生理意义如下：

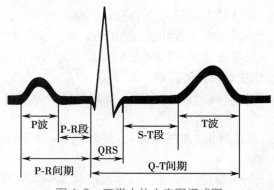

图4-9　正常人体心电图模式图

1. P 波　反映左、右两心房的去极化过程。波形小而圆钝,历时 0.08～0.11 秒,波幅不超过 0.25mV。

2. QRS 波群　代表左右两个心室去极化过程的电位变化。典型的 QRS 波群包括 3 个紧密相连的电位波:第一个是向下的 Q 波,第二个是向上的 R 波,第三个是向下的 S 波。但在不同导联中,三个波不一定都同时出现。QRS 波群的起点标志心室兴奋的开始,终点表示心室已全部兴奋。正常 QRS 波群历时约 0.06～0.10 秒,代表心室肌兴奋扩布所需的时间。各波波幅在不同导联中各不相同,变化较大。

3. T 波　反映心室复极过程中的电位变化。起点标志心室复极化的开始,终点表示心室复极化已全部完成。波幅一般为 0.1～0.8mV,历时 0.05～0.25 秒。在 R 波为主的导联中 T 波不应低于同导联 R 波的 1/10。T 波的方向应与 QRS 波群的主波方向一致。

4. U 波　在 T 波后 0.02～0.04 秒有时会出现一个低而宽的波,方向与 T 波一致,波宽约 0.1～0.3 秒,波幅大多在 0.05mV 以下。U 波的意义和成因均不十分清楚。

5. P-R 间期　是指从 P 波起点到 QRS 波群起点之间的时程,历时 0.12～0.20 秒。P-R 间期代表由窦房结产生的兴奋经由心房、房室交界和房室束到达心室并引起心室开始兴奋所需要的时间,故也称为房室传导时间。在房室传导阻滞时,P-R 间期延长。

6. Q-T 间期　从 QRS 波群起点到 T 波终点的时间,代表心室开始去极化至完全复极化所经历的时间。Q-T 间期的时程和心率呈反变关系,心率快则 Q-T 间期短。

7. ST 段　指从 QRS 波群终点到 T 波起点之间与基线平齐的线段。它代表心室全部处于去极化状态,各部分之间无电位差。当心肌缺血或损伤时,ST 段将会发生上下偏移,偏离基线。

知识链接

动态心电图及 Holter 监测仪

Holter 监测仪是一种可以携带的在活动状态下长时间连续记录心电图的装置,它可以提供受检者全日的动态心电活动的信息,有效地补充了常规心电图仅能做短时间静态记录的不足。Holter 监测仪分两部分:①磁带记录仪:佩戴在监测者身上的便携式磁带录像仪,可记录 24～48h 的动态心电图,并能标明时间。②计算机分析仪:可将磁带记录仪录制的 24～48h 的动态心电图图像回放,用以分析过去这段时间内心率和心律的变化以及心肌缺血等表现。这些资料对诊断心血管系统的疾病意义十分重大。

第三节　血管生理

病例

某女,69 岁。两年前因头晕、头痛、失眠来医院门诊就诊。查体:血压:190/120mmHg,其余未见异常。临床诊断为高血压病。遵医嘱长期服用降压药并定期复查血压,今来院复查发现舒张压降至正常,收缩压仍保持在较高水平(150/70mmHg)。

请问:1. 高血压病的诊断标准是什么?

　　　2. 为什么患者服用降压药后,舒张压降至正常而收缩压仍保持较高水平?

血管是输送血液的管道系统。从心室射出的血液进入大动脉,经动脉、毛细血管、静脉又返回心房。血管的功能主要是运输血液、参与形成和维持动脉血压、分配血量、实现血液和组织细胞间物质交换等。

一、各类血管的特点

各类血管因管壁结构和所处部位的不同,从功能上有其各自的特点。

1. 弹性储器血管 弹性储器血管指主动脉和肺动脉主干及其最大分支。其管壁坚厚且富含弹性纤维,有明显的可扩张性。心缩期血管被动扩张,容积增大,储存部分血液;心舒期血管弹性回缩,将储存的血液继续推向外周,这种功能称为弹性储器作用。

2. 分配血管 分配血管指中动脉。其管壁平滑肌较多,故收缩较强。能将血液输送至各组织器官,起分配血量的作用。

3. 阻力血管 阻力血管指小动脉和微动脉。其管壁富含平滑肌,其舒缩可改变管径的大小,对血流阻力大。在生理情况下小动脉和微动脉经常保持一定的紧张性收缩,它们产生的阻力,称为外周阻力。

4. 交换血管 交换血管指真毛细血管。其数量最多,管径细、管壁薄,故通透性较大,是血液和组织液之间进行物质交换的场所。真毛细血管起始部有一束环状平滑肌,称为毛细血管前括约肌,它的舒缩可控制毛细血管的开放和关闭,调节微循环的血流量。

5. 容量血管 容量血管指静脉血管。其数量多、口径粗、管壁薄、易扩张,故其容量较大。安静状态下可容纳循环血量的60%～70%,起着储血库的作用,可调节回心血量和心输出量。

6. 短路血管 短路血管指微动脉和微静脉之间的直接吻合支。当其开放时,血液由微动脉不经毛细血管,而通过动-静脉吻合支直接流入微静脉。平时经常处于关闭状态,主要参与体温调节。

二、血液在血管内流动的力学规律

血液在心血管系统中流动属于血流动力学的范畴。血流动力学研究的基本对象是血流量、血流阻力和血压之间的关系(图4-10)。

(一)血流量和血流速度

单位时间内流过血管某一截面的血量称血流量,也称容积速度,单位为 ml/min 或 L/min。根据血流动力学原理,血流量(Q)与血管两端的压力差(ΔP)成正比,与血流阻力(R)成反比。这些关系可用公式 $Q \propto \Delta P/R$ 表示。在体循环中,Q 为单位时间内的血流量,即心输出量。ΔP 为主动脉压与右心房压之差,因右心房压近于零,故 ΔP 可用 P 取代,即平均动脉压。R 是体循环总阻力。对某器官而言,其每分钟血流量则取决于该器官动、静脉的压力差和该器官的血流阻力。单位时间内流过某器官的血量称该器官的血流量。

血液中的一个质点在血管内移动的线速度称血流速度(cm/s),与血流量成正比,与血管横截面积成反比。主动脉血管总的横截面积小则血流速度最快,而毛细血管总的横截面积大则血流速度最慢。

(二)血流阻力

血液在血管内流动时遇到的阻力称血流阻力。血流阻力来源于血液流动时血液成分之间的摩擦以及血液与管壁的摩擦。血流阻力与血管的口径、长度和血液黏滞度有关,而影响

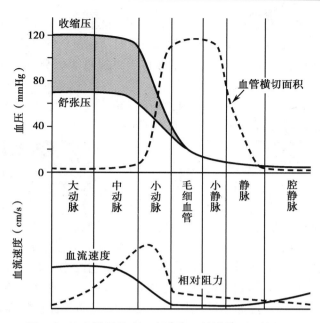

图 4-10 血管系统内压力流速和总横截面积的关系

血流阻力的主要因素是小动脉、微动脉的口径和血液黏滞度。如果血液的黏滞度不变,器官的血流量则取决于该器官阻力血管的口径。阻力血管口径增大则血流阻力降低,血流量增多;反之血流量减少。神经-体液因素可调节血管口径而改变血流阻力,从而调节各器官之间的血流分配。血细胞比容可影响血液黏滞度,使血流阻力发生改变,继而影响血流量。

在体循环的血流阻力中,大动脉约占 9%,小动脉和微动脉约占 57%,毛细血管约占 27%,静脉约占 7%。说明小动脉和微动脉是形成血流阻力的主要部分,称阻力血管,产生的阻力称外周阻力,其舒缩活动对血流阻力的影响最明显。

（三）血压

血压是指血管内流动的血液对单位面积血管壁的侧压力(也称压强)。血压形成的前提是循环系统内有足够的血液充盈,其充盈的程度可用循环系统平均充盈压来表示,其大小由循环血量和循环系统容量间的相对关系决定。如果血量增多或血管容量缩小,循环系统平均充盈压就增高,反之则降低。形成血压的另一基本因素是心室射血。其收缩产生的能量包括动能和势能,前者用于推动血液流动,后者形成血压,在心舒期使大动脉发生弹性回缩,将一部分势能转化为动能,继续推动血液流动。因心脏射血是间断性的,故心动周期中动脉血压呈周期性的变化。

血压的单位通常以毫米汞柱(mmHg)来表示。静脉压力较低,常以厘米水柱(cmH_2O)为单位来表示。通常所说的血压,一般指动脉血压。

三、动脉血压和脉搏

（一）动脉血压的概念和正常值

1. 动脉血压的概念　动脉血管内流动的血液对管壁的侧压力称动脉血压。在心动周期中,动脉血压随心脏的收缩和舒张发生周期性的变化。心室收缩时动脉血压上升达到的最高值,称为收缩压。心室舒张时动脉血压下降到的最低值,称为舒张压。收缩压和舒张压的差值称为脉搏压(简称脉压)。心动周期中每一瞬间动脉血压的平均值,称为平均动脉压。由于心动周期中心舒期长于心缩期,故平均动脉压更接近于舒张压,约等于舒张压 + 1/3 脉压。

2. 动脉血压的正常值 一般所说的动脉血压是指主动脉压。由于大、中动脉血压落差很小,故通常测量肱动脉压代表主动脉压。在安静状态下我国健康青年人的收缩压为 100 ~ 120mmHg,舒张压为 60 ~ 80mmHg,脉压为 30 ~ 40mmHg,平均动脉压为 100mmHg 左右。血压记录书写为:收缩压/舒张压 mmHg。

考点提示
动脉血压及其正常值

健康成年人安静时动脉血压值较稳定,但有个体、性别和年龄的差异,还受体重、能量代谢、情绪等影响。一般同龄男性略高于女性;肥胖者略高于中等体形者;人站立时比平卧时略高;高原地区居民比平原地区居民要略高;睡眠时的最初几小时收缩压常会下降。动脉血压随着年龄的增长逐渐增高,收缩压的升高比舒张压的升高更明显。动脉血压的相对稳定具有重要的生理意义:一定高度的动脉血压是推动血液流动和保证各器官与组织得到足够血液供应的必要条件。血压过高或过低都会对健康产生明显的影响。

知识链接

关于高血压

正常人理想的动脉血压为:收缩压 <120mmHg,舒张压 <80mmHg;当收缩压在 120 ~ 139mmHg 之间或舒张压在 80 ~89mmHg 之间,视为高血压前期。目前,我国采用国际统一的高血压诊断标准:收缩压≥140mmHg 和(或)舒张压≥90mmHg,即可确诊为高血压。高血压是临床上最常见的心血管疾病,也是现代社会威胁人类健康的重大疾病之一。其中95%以上病因不明,称为原发性高血压;约 5% 病因明确,是某些疾病的一种临床表现,称为继发性高血压。高血压继续发展将会导致心、脑、肾的缺血损伤,是导致脑卒中、心肌梗死、动脉粥样硬化和痴呆的主要危险因素。对该病及时、长期的进行非药物及药物治疗,使血压降至正常范围内,以防止和降低脑卒中、冠状动脉疾病和充血性心力衰竭发生的危险,降低其病残率和病死率有十分重要的意义。若收缩压持续低于 90mmHg 或舒张压低于 60mmHg 时,可视为低血压。

(二)动脉血压的形成及影响因素

1. 动脉血压的形成 动脉血压形成的前提条件是在密闭的循环系统内有足够的血量充盈;形成的两个基本因素是心脏射血和外周阻力。心室收缩时,射入大动脉的血液由于外周阻力的存在,大约只有 1/3 血液流向外周,其余约 2/3 血液因大动脉管壁的弹性扩张被暂时储存在主动脉和大动脉内,结果形成较高的动脉血压即收缩压。心室舒张时射血停止,动脉血压下降,因大动脉管壁弹性回缩作用,推动储存在大动脉扩张部分的血液继续流向外周血管,使动脉血压在心舒期内仍能维持一定高度,即形成舒张压(图4-11)。可见,大动脉管壁弹性的作用起到缓冲收缩压不至于过高,维持舒张压不至于过低,使心室间断性的射血变为在外周动脉血管内持续的血流。

考点提示
动脉血压的形成机制

总之,动脉血压形成的前提条件是循环系统有足够的血量充盈,两个基本因素是心脏射血和外周阻力,而大动脉管壁的弹性可缓冲动脉血压的波动,对于减小脉压,保证血液的连续流动有十分重要的意义。

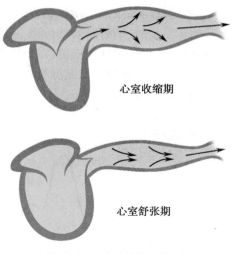

心室收缩期

心室舒张期

图 4-11 主动脉壁弹性对血流和血压的作用

2. 影响动脉血压的因素 当参与动脉血压形成的因素发生改变时,均可对动脉血压产生明显的影响。

(1)搏出量:在其他因素不变时,搏出量增大,心缩期射入主动脉的血量增多,管壁所承受压力就增大,故收缩压升高明显。由于动脉血压升高、血流速度加快,心缩期流向外周的血量增多,到舒张期末,大动脉内存留的血量增多并不明显,因此舒张压升高并不明显。搏出量增加主要表现为收缩压升高,脉压增大;反之收缩压降低,脉压减小。故收缩压的高低主要反映搏出量的多少。

(2)心率:在其他因素不变的情况下,心率加快,心舒期明显缩短,心舒期流向外周的血量减少,心舒期末存留在主动脉内的血量增多,使舒张压升高。而在心缩期,由于动脉血压升高可使血流速度加快,有较多的血液流向外周,收缩压虽然升高,但不如舒张压升高显著,脉压则减小。相反心率减慢时,舒张压显著降低,脉压增大。

(3)外周阻力:在其他因素不变时,外周阻力增加,心舒期血液流向外周的速度减慢,心舒期末存留在主动脉中的血量增多,使舒张压升高明显。在心缩期,由于动脉血压升高使血流速度加快,收缩压的升高不如舒张压的升高明显,故脉压减小。可见舒张压的高低主要反映外周阻力的大小。当阻力血管口径变小或血液的黏滞度增高时,外周阻力将随之增大,舒张压也会升高。

(4)主动脉和大动脉的弹性储器作用:主动脉和大动脉的弹性储器作用可缓冲动脉血压的波动,起到减小脉压的作用。老年人的大动脉管壁硬化、弹性减退,对动脉血压的缓冲作用减弱,故收缩压升高,舒张压降低,脉压明显增大。老年人当大动脉管壁硬化时,小动脉、微动脉往往也发生不同程度的硬化,使外周阻力相应增大,舒张压也会升高,但其升高的幅度较收缩压升高的幅度小,脉压仍较大。

(5)循环血量和血管容量:正常情况下,循环血量和血管容量是相适应的,循环系统平均充盈压变化不大。当循环血量减少(如大失血时)而血管容量改变不大时,必然引起循环系统平均充盈压的降低,使动脉血压降压。如果循环血量不变而血管系统容量较大(如药物过敏)时,也会造成动脉血压急剧下降。

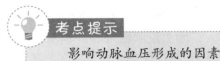

考点提示

影响动脉血压形成的因素

综上所述,都是在假设其他因素不变的前提下,某单一因素改变对动脉血压的影响。在临床上分析影响动脉血压的因素,应根据不同的状态进行综合考虑。

(三)动脉脉搏

1. 脉搏波的形成和传播 每个心动周期中心室的收缩和舒张,引起主动脉的扩张和回缩,产生的管壁搏动波沿着动脉壁依次传向外周各动脉,形成有节律的动脉搏动称为脉搏。脉搏起始于主动脉,沿管壁向外传播,搏动一般传至微动脉后消失。脉搏波的传播不是血液流动引起的,其传播速度比血流速度快得多。脉搏波的传播速度与动脉管壁的弹性成反变关系,老年人血管弹性降低,其脉搏波的传播速度快。

2. 脉搏波的描记及波形 脉搏的强弱与心输出量、动脉的扩张性和外周阻力有密切关系。了解脉搏对于心血管疾病的诊断有一定的意义。除触摸外,也可用脉搏描记仪记录和分析脉搏的波形(图4-12)。

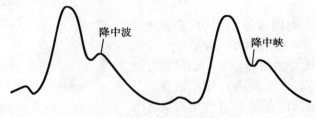

图4-12 正常的脉搏图

脉搏在一定程度上反映心血管的功能状态。心率快,脉搏就快;心律失常,则脉搏强弱不等、快慢不一。如高血压病人,脉搏紧张度高;动脉硬化患者,动脉弹性降低,脉搏传播快。祖国医学的切脉,就是用手指的触压感觉,依据动脉脉搏的频率、深浅、强弱和节律作为分析诊断疾病的方法之一。

四、静脉血压和静脉回流

静脉在功能上不仅是血液回流入心脏的通道,而且起着储血库的作用。静脉的收缩或舒张可有效调节回心血量和心输出量,使循环功能适应机体各种生理状态下的需要。

(一)静脉血压与中心静脉压

静脉血压远低于动脉血压。体循环血液流经毛细血管到微静脉时,血压下降到15～20mmHg。右心房作为体循环的终点,血压接近于零。通常把右心房和胸腔内大静脉的血压称为中心静脉压,而各器官静脉的血压称为外周静脉压。

中心静脉压的正常值为4～12cmH$_2$O,其高低取决于心脏泵血能力和静脉回心血量。中心静脉压与心脏泵血能力呈反比,与静脉回心血量呈正比。如心脏泵血能力较强,能及时将回流入心脏的血液射入动脉,中心静脉压就较低;反之则会升高。静脉回心血量增多,中心静脉压也将升高。

中心静脉压是判断心血管功能的又一指标,测定中心静脉压有助于判断心脏泵血能力,也可以作为临床上控制输液量和输液速度的观察指标。临床上输液(如治疗休克)尤其对心功能不全的患者输液时,常须通过观察中心静脉压的变化来控制输液速度及输液量。

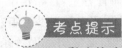

考点提示
影响静脉回心血量的因素

(二)影响静脉回心血量的因素

静脉回心血量多少取决于外周静脉压和中心静脉压之差以及静脉对血流的阻力。故凡能影响外周静脉压、中心静脉压以及静脉血流阻力

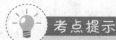

考点提示
中心静脉压及其临床意义

的因素,都可影响静脉回心血量。

1. 循环系统平均充盈压 循环系统平均充盈压是反映血管充盈程度的指标。当循环血量增加或容量血管收缩时,循环系统平均充盈压升高,静脉回心血量增多;反之则静脉回心血量减少。

2. 心室收缩能力 当心室收缩能力增强时,心室排空较完全,心室剩余血量较少,在心舒期室内压较低,对心房和大静脉内血液的抽吸力量较强,静脉回心血量增加;反之,则减少。如右心衰竭时,射血力量显著减弱,血液淤积在右心房和大静脉内,导致中心静脉压升高而回心血量明显减少,患者可出现颈外静脉怒张、肝充血肿大、下肢水肿等体征;左心衰竭时,左心房内压和肺静脉压升高,导致肺淤血和肺水肿。

3. 重力与体位 由于静脉管壁薄容易扩张,静脉内压力较低,因此静脉血压与静脉血流易于受重力和体位的影响。机体处于平卧位时,全身静脉大体上与心脏位于同一水平,重力对静脉压和静脉回流的作用较小。当人体从卧位转为直立时,由于重力作用,身体下部的静脉扩张,容量增大,故回心血量减少,心输出量也因而减少,致血压降低,可能出现暂时的头晕、眼花等症状,这种变化称为直立性低血压。正常生理情况下,由于心血管的压力感受性反射而使症状较轻或不被察觉。长期卧床的病人,神经系统的调节能力和压力感受器的活动均减弱,同时静脉管壁的紧张性较低,可扩张性增加,由平卧位突然转为站立时,可因回心血量过少而引起动脉血压明显下降,导致视网膜和脑供血严重不足而出现眼前发黑、头晕甚至晕厥等症状,对此现象在临床工作中应予以重视。

4. 骨骼肌的挤压作用 肌肉收缩时可挤压静脉,使静脉血回流加快,由于静脉血管内静脉瓣的作用,使静脉内的血液只能向心脏方向流动。肌肉舒张时,静脉内压力降低,有利于微静脉和毛细血管内的血液流入静脉,使静脉充盈。这样,骨骼肌的交替舒缩与静脉瓣的作用,对静脉血回流发挥着"肌肉泵"的作用。如在运动时,下肢"肌肉泵"的作用使回心血量明显增加。如果经常久立不动,使静脉回流减少,易引起下肢静脉淤血,严重者可致下肢静脉曲张。

5. 呼吸运动 呼吸运动对静脉回流起着"呼吸泵"的作用。吸气时胸膜腔负压值增大,使位于胸腔内的大静脉和右心房更加扩张,有利于静脉血液回流入右心房。呼气时胸膜腔负压值减小,右心房的回心血量减少。

五、微循环

微循环是指微动脉和微静脉之间的血液循环。微循环的主要功能是为血液和组织液之间进行物质交换提供场所。

(一)微循环的组成和血流通路

1. 微循环的组成 人体内由于各器官、组织的结构和功能不同,微循环的结构也不相同。典型的微循环由微动脉、后微动脉、毛细血管前括约肌、真毛细血管、通血毛细血管、动-静脉吻合支和微静脉等七部分组成(图4-13)。

2. 微循环的血流通路 血液可通过以下三条通路从微动脉流向微静脉。

(1)迂回通路:血液经微动脉、后微动脉、毛细血管前括约肌,通过真毛细血管网汇入微静脉,称为迂回通路。真毛细血管管壁由单层内皮细胞组成,管壁薄、通透性大,且毛细血管数量多、管径细,穿行于组织细胞之间,迂回曲折,交织成网,血流速度慢,是完成物质交换的主要场所,又称为营养通路。真毛细血管的开放和关闭为交替进行的。

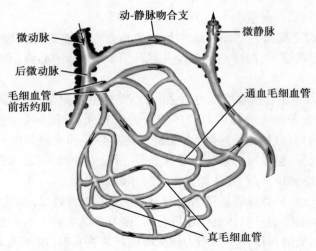

图 4-13　微循环模式图
圆黑点表示血管壁上的平滑肌

（2）直捷通路：血液经微动脉、后微动脉，经过通血毛细血管流入微静脉，称为直捷通路。通血毛细血管是后微动脉的直接延伸，管壁厚、管径大、血流速度较快，在物质交换中意义不大。此通路经常处于开放状态，使一部分血液能迅速及时地通过微循环回到心脏，保证回心血量。直捷通路在骨骼肌中较多见。

（3）动-静脉短路：血液由微动脉经动-静脉吻合支直接流入微静脉，称为动-静脉短路。此通路多见于手指、足趾、耳廓等处的皮肤中，平时处于关闭状态，主要参与体温调节。

> 💡 考点提示
>
> 微循环的基本功能及三条血流通路

3. 微循环的基本功能

（1）物质交换：迂回通路是物质交换的主要场所，该通路通过扩散、滤过和重吸收、吞饮等方式，实现血液与组织液之间的营养物质与代谢产物、气体等的交换。

（2）调节血量：安静时，微循环仅约20%的毛细血管床轮流开放。当劳动或运动时，通过神经-体液调节，使毛细血管网开放增多，以适应组织代谢的需要。循环血量减少时，更多的毛细血管床关闭，以增加回心血量，维持动脉血压。微循环的开放数量对维持循环血量、稳定动脉血压和分配血液都起着重要作用。

（二）影响微循环血流量的因素

微循环血流量取决于不同部位血管的舒缩活动，微动脉位于微循环的起始部，起"总闸门"作用。微静脉则位于微循环的终末端，起"后闸门"作用。它们主要受神经-体液因素的调节。后微动脉和毛细血管前括约肌位于真毛细血管的起始端，起"分闸门"作用，主要受缺氧和局部代谢产物的调节。在安静状态下，真毛细血管轮流交替地进行开放和关闭。当组织代谢水平低时，组织中代谢产物积聚较少，后微动脉和毛细血管前括约肌受缩血管物质的作用而收缩，使真毛细血管网关闭；一段时间后，代谢产物逐渐积聚，氧分压降低，它们的舒血管作用使后微动脉和毛细血管前括约肌舒张，真毛细血管开放，积聚的代谢产物被血流清除，后微动脉和毛细血管前括约肌又收缩，使毛细血管再次关闭，如此周而复始。后微动脉和毛细血管前括约肌在安静时轮流交替的舒缩，保持约20%的真毛细血管处于开放状态，刚

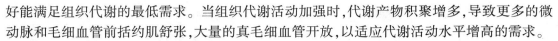

好能满足组织代谢的最低需求。当组织代谢活动加强时,代谢产物积聚增多,导致更多的微动脉和毛细血管前括约肌舒张,大量的真毛细血管开放,以适应代谢活动水平增高的需求。

(三)血液和组织液之间的物质交换

血液和组织液之间的物质交换主要通过以下三种方式。

1. 扩散 扩散是血液和组织液之间进行物质交换最主要的方式。扩散取决于毛细血管壁两侧的浓度差或气体的分压差。正常情况下血液流经毛细血管时,血浆和组织液溶质分子有足够的时间进行扩散交换。脂溶性物质 O_2、CO_2 等还可直接通过毛细血管内皮细胞进行扩散。

2. 滤过和重吸收 滤过与重吸收是液体移动方向相反的被动转运过程,通过滤过和重吸收的方式进行的物质交换仅占极少部分,但在组织液的生成和回流中却起重要作用。

3. 吞饮 吞饮是血液和组织液之间进行物质交换的一种方式。如大分子血浆蛋白的交换就是通过这种方式进行的。

六、组织液和淋巴液的生成与回流

存在于组织间隙内的液体称为组织液,绝大部分组织液呈胶冻状不能自由流动,有极小一部分呈液态可自由流动。组织液中各种离子及成分与血浆相同,但其蛋白质浓度明显低于血浆。

(一)组织液的生成与回流

1. 组织液的生成与回流机制 组织液是血浆经毛细血管壁滤过形成的。毛细血管壁的通透性是组织液生成的结构基础。组织液的生成(滤过)和回流(重吸收)的动力取决于有效滤过压:即毛细血管血压和组织液胶体渗透压是促使液体由毛细血管内向血管外滤过的力量;血浆胶体渗透压和组织液静水压是将液体从毛细血管外回流入血管内的力量。滤过的力量和回流的力量之差称为有效滤过压(图 4-14)。

有效滤过压 =(毛细血管血压 + 组织液胶体渗透压)-(血浆胶体渗透压 + 组织液静水压)

组织液在生成过程中,有效滤过压为正值时则组织液生成;有效滤过压为负值时则组织液回流。以图 4-14 所假设的各种压力数值为例推算得出:毛细血管动脉端有效滤过压为 10mmHg,使液体滤出毛细血管进入组织间隙生成组织液;而在静脉端的有效滤过压为 -8mmHg,导致液体被重吸收回到毛细血管。经毛细血管动脉端滤过的液体,约 90% 在静脉端被重吸收回血液,其余约 10% 进入毛细淋巴管形成淋巴液,经淋巴系统回流入静脉,使组织液的生成与回流处于动态平衡。

2. 影响组织液生成的因素 在正常情况下,组织液生成和回流保持动态平衡以维持体液的正常分布。如果发生组织液生成过多或回流减少,组织间隙中将有过多的液体潴留导致组织水肿。凡能影响有效滤过压、毛细血管壁的通透性和淋巴循环的因素,都可影响组织液的生成与回流。

(1)毛细血管血压:当毛细血管血压升高而其他因素不变时,有效滤过压升高,组织液生成增多而回流减少。如右心衰竭时,静脉回流受阻,毛细血管压升高,组织液生成也会增加,引起全身水肿。

(2)血浆胶体渗透压:血浆胶体渗透压由血浆蛋白形成。凡影响血浆蛋白含量的因素都可能影响组织液的生成与回流。某些肾脏或肝脏疾病,由于大量血浆蛋白随尿液排出或蛋白质合成减少,使血浆胶体渗透压降低,有效滤过压升高,组织液生成增多,可引起肾性水肿

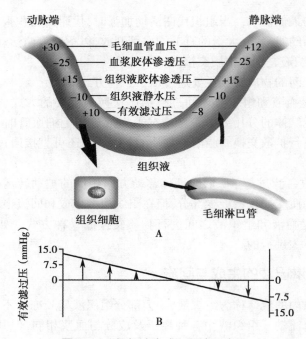

图 4-14 组织液生成和回流示意图

A:形成有效滤过压的因素和作用方向;B:有效滤过压在毛细血管内的变化;
" + "促使液体滤出毛细血管的力;" – "阻止液体滤出毛细血管的力
(图中数值单位为 mmHg)

或肝性水肿。

(3)淋巴液回流:正常时一部分组织液(约10%)进入毛细淋巴管而形成淋巴液,经淋巴管回流入血。淋巴回流具有调节体液和防止发生水肿的作用。如丝虫病和慢性淋巴管炎患者由于淋巴管阻塞,淋巴回流受阻,受阻部位前组织液聚积,也可出现组织水肿。

(4)毛细血管通透性:毛细血管在正常情况下不允许蛋白质通过。如发生过敏反应或烧伤时,由于毛细血管通透性增高,部分血浆蛋白质渗出,使血浆胶体渗透压降低,组织液胶体渗透压升高,亦可导致组织液生成增多而发生局部水肿。

考点提示
影响组织液生成的因素

(二)淋巴循环

组织液进入淋巴管称为淋巴液。淋巴液在淋巴系统内流动称为淋巴循环,是组织液回流到血液的一个重要的辅助系统。

1. 淋巴液的生成 毛细淋巴管的末端为袋状盲管,其相邻内皮细胞边缘像瓦片状相互覆盖,形成向管腔内开启的单向活瓣,同时淋巴液的压力小于组织液的压力,组织液和其中的血浆蛋白质分子等微粒可以自由地顺压力差通过缝隙进入毛细淋巴管形成淋巴液(图4-15)。正常成人在安静状态下,每小时大约有120ml淋巴液进入血液循环。以此推算,每天生成的淋巴液总量约为2~4L,相当于全身的血浆总量。当组织液压力升高时,能加快淋巴液的生成速度。

2. 淋巴液回流的生理意义

(1)回收蛋白质:这是淋巴回流最重要的功能,能维持血液和组织液间胶体渗透压的相对稳定,使组织液的蛋白质保持较低水平,有利于组织液的正常生成与回流。正常成人每天

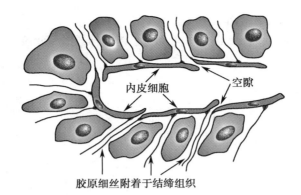

图4-15 毛细淋巴管末端结构示意图

由淋巴回流运送回血液的蛋白质约75~100g,相当于血浆蛋白总量的1/4~1/2。

（2）运输脂肪及其他营养物质：小肠吸收的营养物质，尤其是脂肪，可经小肠绒毛的毛细淋巴管进入血液，占小肠总吸收量的80%~90%。因此小肠淋巴液呈白色乳糜状。

（3）调节血浆和组织液之间的液体平衡：淋巴液的回流虽然缓慢，但一天中的回流量大致相当于全身的血浆总量，对调节血浆和组织液之间的液体平衡，维持体液的正常分布十分重要。

（4）防御屏障作用：淋巴液在回流过程中经过淋巴结，其中的巨噬细胞能将从组织间隙进入淋巴液的红细胞、细菌等异物加以清除。同时淋巴结所产生的淋巴细胞和浆细胞还参与机体的免疫反应。

第四节 心血管活动的调节

 病例

　　李某，男，32岁，因被汽车撞伤骨盆部2小时入院。查体：体温36.5℃，脉搏120次/分，呼吸30次/分，血压70/55mmHg，体重约60kg，面色苍白，四肢厥冷。入院诊断：骨盆粉碎性骨折伴失血性休克。

　　请问：1. 如何评估患者的失血状况？此时应密切观察患者哪些生命体征？

　　　　　2. 患者的动脉血压变化有什么特点？患者为什么会有心率加快、面色苍白，四肢厥冷的表现？

　　机体在不同的生理状况下，各器官组织的代谢水平不同，对血流量的需要也不同。心血管活动能在神经和体液调节下，通过改变心输出量和外周阻力，协调各器官组织之间的血流分配，以适应各器官组织在不同状态下对血流量的需求。

一、神经调节

　　心脏和血管平滑肌接受自主神经支配。神经系统对心血管活动的调节是通过各种心血管反射活动实现的。

（一）心血管的神经支配和作用

1. 心脏的神经支配 心脏受心交感神经和心迷走神经的双重支配（图4-16）。

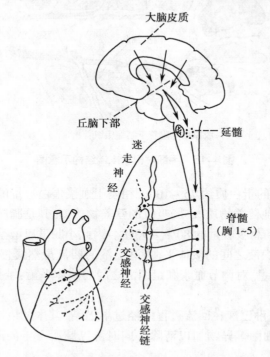

图 4-16 支配心脏和血管的传出神经及其中枢

（1）心交感神经及其作用：心交感神经的节前纤维起自脊髓胸段 1～5 节灰质侧角，在神经节内换元后，由节后纤维的轴突组成的心脏神经丛支配窦房结、房室交界、房室束、心房肌和心室肌。当心交感神经兴奋时，节后纤维末梢释放去甲肾上腺素（NE），与心肌细胞膜上的 β_1 受体结合，使心率加快，房室交界的传导加速，心肌的收缩能力增强，心输出量增多，血压升高。β_1 受体阻断剂美托洛尔（倍他乐克）可阻断心交感神经对心脏的兴奋作用，使心率减慢。

（2）心迷走神经及其作用：心迷走神经属于副交感神经，其节前纤维起自延髓的迷走神经背核和疑核，行走于迷走神经干中，在心壁内神经节换元后，其节后神经纤维支配窦房结、心房肌、房室交界、房室束及其分支，仅有少量的迷走神经纤维支配心室肌。心迷走神经节后纤维末梢释放 Ach。当心迷走神经兴奋时，节后纤维末梢释放的 Ach 作用于心肌细胞膜的 M 受体，可引起心率减慢，心房肌收缩力减弱，房室传导速度减慢，使心输出量减少，血压下降。M 受体阻断剂阿托品可阻断心迷走神经对心脏的抑制作用。

2. 血管的神经支配 支配血管平滑肌的神经纤维可分为缩血管神经纤维和舒血管神经纤维两大类。绝大多数血管只受单一的交感缩血管神经支配，而真毛细血管则无神经支配。

（1）交感缩血管神经纤维：其节前纤维起自脊髓胸 1 节段至腰 2 或腰 3 节段的灰质侧角，在椎旁和椎前神经节内换元后，其节后纤维支配体内几乎所有的血管。但不同部位的血管上交感缩血管纤维分布的密度不相同：皮肤血管中分布最密，骨骼肌和内脏的血管次之，冠状血管和脑血管中分布较少。在同一器官中，动脉的分布密度高于静脉，而动脉中以微动脉的密度最高,后微动脉分布很少,毛细血管前括约肌中没有神经纤维的分布。交感缩血管神经节后纤维末梢释放的递质为 NE,主要与血管平滑肌细胞膜上的 α 受体结合,引起缩血管效应,使血管平滑肌收缩,外周阻力增大,血压升高。

在安静状态下,交感缩血管纤维持续发放低频冲动(1～3 次/秒),称为交感缩血管紧张,使血管平滑肌保持一定程度的收缩状态。在此基础上,若交感缩血管紧张增强,血管平滑肌进一步收缩;若交感缩血管紧张减弱,则血管舒张,从而在不同状态下调节不同器官的血流阻力和血流量。

(2)舒血管神经纤维:舒血管神经纤维主要有两种。

交感舒血管神经纤维:主要支配骨骼肌血管。平时没有紧张性活动,只有在情绪激动、发怒或准备做剧烈运动时才发放冲动,其末梢释放 Ach,作用于血管平滑肌的 M 受体,使骨骼肌血管舒张,血流量增多,并与肌肉活动强度相适应。

副交感舒血管神经纤维:支配少数器官如脑膜、胃肠道的腺体和外生殖器等部位的血管,作用范围局限。其兴奋时末梢释放 Ach,与血管平滑肌的 M 受体结合,引起血管舒张,血流量增加。故副交感舒血管纤维的活动只对所支配的器官组织的局部血流起调节作用,对循环系统总的外周阻力影响很小。

 知识链接

乙酰胆碱递质的故事

奥地利药理学家、生理学家娄维(O. Loewi 1873～1961)在 1921 年做了一个著名"双蛙心灌注"的实验。娄维在实验中发现刺激心迷走神经能抑制蛙心的跳动,再将此灌流液引入另一个离体蛙心做灌注实验,也能抑制蛙心活动。由此推断迷走神经兴奋时,释放了某种抑制蛙心活动的物质,从而证明了神经递质的存在,将其取名为"迷走样物质"。后来证实这种"迷走样物质"就是乙酰胆碱(Ach)。为此 1936 年他与英国的戴尔(H. H. Dale 1875～1968)共同分享了诺贝尔医学奖。

(二)心血管中枢

中枢神经系统内与控制心血管活动有关的神经元集中的部位,称为心血管中枢。控制心血管活动的神经元分布于从脊髓到大脑皮质的各个部位,它们功能各异又相互联系,使心血管活动协调一致并与机体的功能活动相适应。

1. 延髓心血管中枢　最基本的心血管中枢位于延髓。延髓心血管中枢包括心迷走中枢、心交感中枢和交感缩血管中枢。延髓心血管中枢的心迷走神经元、心交感神经元和交感缩血管神经元,均具有一定紧张性,经常发放一定低频冲动,分别称为心迷走紧张、心交感紧张和交感缩血管紧张。目前认为:延髓头端腹外侧部是缩血管区,是心交感紧张和交感缩血管紧张的起源;延髓尾端腹外侧部是舒血管区,可抑制缩血管区神经元的活动;延髓孤束核是传入神经接替站;延髓的迷走背核和疑核是心抑制区,是心迷走紧张的起源。

正常情况下,心迷走中枢和心交感中枢的紧张性活动是相互拮抗的。在安静时,心迷走中枢的紧张性略占优势,心交感中枢的紧张性较低,故心率较慢。剧烈运动时,心交感中枢和交感缩血管中枢的紧张性较高,心迷走中枢的紧张性较低,故心率加快,心肌收缩力增强,心输出量增加,同时血管收缩,外周阻力增大,引起血压升高。可见延髓心血管中枢在维持和调节心血管活动中起重要作用。

2. 延髓以上的心血管中枢 在延髓以上的脑干、下丘脑、小脑以及大脑等处,也都存在着与心血管活动有关的神经元。它们相互联系、统一协调,在心血管活动和机体其他功能之间起着复杂的整合功能。如下丘脑在摄食、水平衡、体温调节、恐惧、发怒等情绪反应的整合过程中,都包含有一系列相应的心血管功能活动的改变;大脑皮质及边缘系统的一些结构,能调节下丘脑或延髓等其他部位心血管神经元的活动,并与机体各种活动和行为的变化相协调。

(三)心血管活动的反射性调节

心血管活动的神经调节以反射的方式进行。在人体内存在有多种心血管反射,其生理意义在于使循环功能及时适应机体当时所处的状态或环境的变化。

1. 颈动脉窦和主动脉弓压力感受性反射 当动脉血压升高时,可引起压力感受性反射,其反射效应是使心率减慢,外周阻力降低,血压回降。这一反射称为减压反射。

(1)反射弧:反射弧为存在于颈动脉窦和主动脉弓血管外膜下的感觉神经末梢,称为压力感受器,能感受血压升高时对血管壁的机械牵张刺激。颈动脉窦的传入神经是窦神经,上行时加入舌咽神经;主动

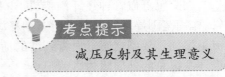

脉弓的传入神经是主动脉神经,行走于迷走神经干内(图4-17)。它们都进入延髓到达孤束核,然后投射到心迷走中枢、心交感中枢和交感缩血管中枢。传出神经是心迷走神经、心交感神经和交感缩血管神经。效应器是心脏和血管。

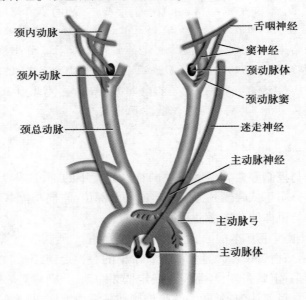

图4-17 颈动脉窦和主动脉弓压力感受器和化学感受器示意图

(2)反射效应:当动脉血压升高时,压力感受器所受刺激增强,传入神经将冲动传向延髓心血管中枢,使心迷走中枢紧张加强,心交感中枢和交感缩血管中枢紧张减弱,其效应为心率减慢,心肌收缩力减弱,心输出量减少及血管舒张,外周阻力降低,血压下降。当动脉血压降低时,压力感受器所受刺激减弱,传入冲动减少,使心迷走中枢紧张减弱,心交感中枢和交感缩血管中枢紧张加强,从而引起心率加快,心肌收缩力增强,心输出量增加,外周阻力增

高,血压升高(图4-18)。

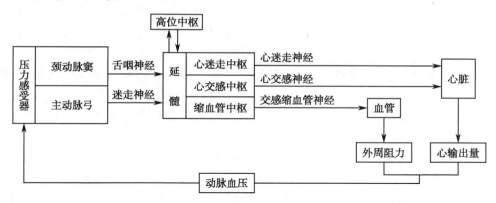

图4-18 压力感受性反射过程示意图

(3)特点:压力感受性反射属于负反馈调节,平时经常起调节作用。其感受血压变化的范围是60~180mmHg,对快速波动的血压变化更为敏感。动物实验表明:当颈动脉窦内压在正常平均动脉压水平(大约100mmHg)波动时,窦内压即使微小的变化也可引起动脉血压的明显改变(图4-19),此时的反射最为敏感,纠正偏离正常水平血压的能力最强;而当颈动脉窦内压过低(<60mmHg)或过高(>180mmHg)时,压力感受性反射纠正异常血压的能力将明显降低。

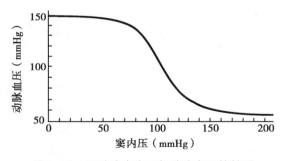

图4-19 颈动脉窦内压与动脉血压的关系

(4)生理意义:压力感受性反射在心输出量、外周血管阻力、血量等发生突然变化的情况下,对动脉血压进行快速调节,使动脉血压不致发生过大的波动。其生理意义在于缓冲血压的急剧变化,维持动脉血压相对恒定。在日常生活中,如体位的改变、劳动或运动状态下,均有降压反射的参与。临床上也采用按压单侧颈动脉窦的方法,增强心迷走中枢的紧张性,用以制止室上性心动过速的发作。

 知识链接

眼-心反射及高尔兹反射

用手指压迫眼球,或敲击、挤压腹部等可反射性地兴奋迷走神经,引起心率减慢,甚至心搏骤停。前者称为眼-心反射,后者称为高尔兹反射。有些室上性心动过速的病人,发作时立即用按压眼球的方法来缓解发作,有一定的自我控制效果。在拳击比赛规则中规定运动员禁止拳击对方腹部,也与该反射有关。

2. **颈动脉体和主动脉体化学感受性反射** 在颈总动脉分叉处和主动脉弓区域,存在着感受血液中某些化学成分变化的感受器,称为颈动脉体和主动脉体化学感受器。当动脉血中 O_2 分压降低、CO_2 分压升高、H^+ 浓度升高时,可刺激化学感受器使其兴奋产生神经冲动,分别由窦神经和迷走神经传入延髓,使呼吸中枢和缩血管中枢兴奋。引起呼吸加深加快,并反射性引起心率加快,心输出量增加,外周阻力增大,血压升高。化学感受性反射平时主要对呼吸运动具有经常性调节,对心血管活动并无明显的调节作用。但在低氧、窒息、失血、动脉血压过低和酸中毒等应急情况下,化学感受性反射对维持动脉血压和重新分配血量,保证心、脑等重要器官的血液供应有重要意义。

3. **心肺感受器引起的心血管反射** 在心房、心室和肺循环大血管壁内存在许多感受器,统称为心肺感受器,其传入神经纤维行走于迷走神经干内。当血压升高或血容量增多时,心房或血管壁受到牵张刺激,可兴奋这些机械或压力感受器。此外,一些化学物质如前列腺素、缓激肽等也能引起心肺感觉器兴奋。大多数心肺感受器受刺激时,引起的反射效应是心交感神经紧张减弱,心迷走神经紧张增强,导致心率减慢,心输出量减少,外周阻力降低,故血压下降。心肺感受器兴奋时,肾交感神经活动受抑制特别明显,肾素、血管升压素的释放减少,使肾血流量增加,肾排水和排钠量增多,以调整循环血量不至于过多。反之,当循环血量减少时,心肺感受器所受刺激减弱,则发生相反的调节效应。

二、体液调节

心血管活动的体液调节是指血液和组织液中的一些化学物质或代谢产物对心肌和血管平滑肌的调节作用。根据其作用的范围,体液因素可分为全身性体液因素和局部性体液因素两大类。

(一)全身性体液因素

1. **肾上腺素和去甲肾上腺素** 血液中的肾上腺素和去甲肾上腺素主要来自肾上腺髓质。肾上腺素能神经末梢释放的去甲肾上腺素仅有一小部分进入血中。肾上腺素和去甲肾上腺素对心脏和血管的作用,决定于它们与肾上腺素能受体的结合能力和受体分布的不同。

(1)肾上腺素对心脏和血管的作用:肾上腺素对心肌有较强的兴奋作用,主要与心肌细胞膜上 β_1 受体结合,使心率加快,心肌收缩力加强,心输出量增加,血压升高。对血管的作用因部位不同而异。肾上腺素既可与皮肤、肾、胃肠血管平滑肌上的 α 受体结合,使血管收缩;也可与肝脏、冠状动脉和骨骼肌血管平滑肌上的 β_2 受体结合,使血管舒张。可见,肾上腺素对血管的作用既有舒张又有收缩,对总的外周阻力影响不大。其主要调节作用是使器官的血流重新分配,尤其使肌肉组织的血液流量明显增加。

(2)去甲肾上腺素对心脏和血管的作用:去甲肾上腺素兴奋心脏的作用相对较弱。注射去甲肾上腺素后,因血压急剧升高,引起了压力感受性反射使心率减慢,这种反射的效应超过了去甲肾上腺素对心脏的直接效应,故心率减慢。去甲肾上腺素的缩血管作用比肾上腺素强,主要与血管平滑肌上 α 受体结合,可使全身小血管(冠状动脉除外)广泛收缩,使外周阻力增大,动脉血压升高。

由于肾上腺素对心脏的直接作用较强,对总的外周阻力影响不大,故临床上常用作"强心药"。去甲肾上腺素可引起全身小血管广泛收缩,外周阻力增大,血压明显升高,因而临床上常用作"升压药"。

考点提示

肾上腺素和去甲肾上腺素对心脏和血管的作用

2. 肾素-血管紧张素系统 肾素是由肾球旁细胞合成和分泌的一种酸性蛋白酶。肾素进入血液可将血浆中由肝细胞合成的无活性的血管紧张素原转变成血管紧张素Ⅰ;在肺循环内,血管紧张素Ⅰ经转换酶的作用再转变为血管紧张素Ⅱ;血管紧张素Ⅱ还可在血液中氨基肽酶的作用下转变成为血管紧张素Ⅲ。

血管紧张素中最重要的是血管紧张素Ⅱ。其主要作用包括:①直接使全身微动脉收缩,增大外周阻力。②使静脉收缩,回心血量增多。③促使交感神经末梢释放递质增多。④增强交感缩血管中枢紧张性,血压升高。⑤刺激肾上腺皮质球状带合成和释放醛固酮,促进远曲小管和集合管对水和Na^+的重吸收,使循环血量增加。故该系统对于动脉血压的长期调节具有重要的意义。

3. 血管升压素 血管升压素(VP)由下丘脑视上核和室旁核的神经元合成,经下丘脑-垂体束运输至神经垂体储存,在适宜刺激下释放入血。血管升压素主要促进肾远曲小管和集合管对水的重吸收,使细胞外液量和循环血量增加,尿量减少,故又称抗利尿激素(ADH)。在机体失血或失液等情况下,血液中的血管升压素浓度明显升高,不仅可保持体液容量,而且还可以引起血管广泛收缩而使血压升高。因此,血管升压素在保持体内细胞外液容量和动脉血压的稳定中都具有重要作用。

4. 心房钠尿肽(ANP) 又称心钠素,由心房肌细胞合成和释放的心房钠尿肽属于多肽类,具有较强的舒血管效应,使外周阻力降低;也可使每搏输出量减少,心率减慢,故心输出量减少;同时心房钠尿肽可抑制肾素、醛固酮以及血管升压素的释放,具有较强的排钠、利尿作用。

 知识链接

社会心理因素对心血管生理活动的影响

社会心理因素对心血管生理活动的影响非常明显。例如,愤怒时血压升高,惊恐时心跳加速,害羞时面部血管扩张等。许多心血管疾病也与社会心理因素有密切的关系。一些工作压力较大的人,由于极度紧张的竞争环境使高血压的发病率显著增加。有酗酒、吸烟等不良生活习惯的人群中,高血压的发病率明显高于无此类不良生活习惯的人群。在一些发达国家,高血压的发病率高达1/4,在我国的一些大城市的普查资料中也显示较高的发病率。如1991年北京成人高血压的发病率为22.6%;而生活在偏僻地区、生活压力较小的人群中,高血压的发病率则小于1%。说明社会心理因素对心血管功能和心血管疾病的发生有着十分重要的影响。因此,全社会都应当高度重视社会心理因素的不良影响,积极预防心血管疾病的发生。

(二)局部性体液因素

1. 激肽 激肽释放酶-激肽系统参与对局部组织血流和血压的调节。常见的激肽有缓激肽和赖氨酰缓激肽(又称血管舒张素),具有强烈的舒血管作用,并能增加毛细血管壁的通透性,是已知的最强的舒血管物质。在一些腺体和器官中生成的激肽,可使器官局部血管舒张,以增加局部血流量。循环系统中的缓激肽和赖氨酰缓激肽能引起全身性血管舒张,使外周阻力降低,血压下降。

2. 组胺 在皮肤、肺和肠黏膜的肥大细胞中含有大量的组胺。当组织受到损伤、炎症或过敏反应时释放出来,具有强烈的舒血管作用,并能增加毛细血管和微静脉管壁的通透性,导致局部组织水肿。

3. 局部代谢产物 器官血流量主要通过局部代谢产物的浓度进行自身调节。

4. 其他 近年发现血管内皮能生成和释放多种血管活性物质,对血管平滑肌的舒缩活动起调节作用。其中内皮素(ET)可引起血管强烈的收缩,而一氧化氮(NO)则具有舒血管作用。此外,前列环素(PGI_2)主要在产生的局部发挥舒张血管的作用;前列腺素 E_2(PGE_2)也参与血压调节,与激肽一起产生降压效应。

第五节 重要器官的循环特点

根据血流动力学的一般规律,各器官的血流量取决于该器官的动、静脉压力差和血流阻力。由于各器官的结构和功能各异,故血流量的调节也有其自身的特点。

一、冠脉循环

冠脉循环是指心脏的血液循环。心肌的血液供应来自左、右冠状动脉。冠状血管起自主动脉根部,使冠脉循环压力高、途径短、流速快。

 知识链接

冠脉循环的解剖特点

冠状动脉的主干行走于心脏的表面,其小分支以垂直于心脏表面的方向穿入心肌,并在心内膜下层分支成网。这种分支方式使冠状动脉血管在心肌收缩时容易受到压迫。冠状动脉的毛细血管网分布极为丰富,毛细血管数和心肌纤维数的比例为1:1。冠状动脉的侧支较细小,血流量少。故当冠状动脉突然发生阻塞时,不易很快建立有效的侧支循环,常可导致心肌梗死。

(一)冠脉循环的特点

1. 血流量大、耗氧量多 在安静状态下,中等体重的人,总的冠脉血流量为225ml/min,占心输出量的4%～5%。当心肌活动加强,冠状动脉达到最大舒张状态时,冠脉血流量明显增加,约为安静时的4～5倍。心肌富含肌红蛋白,具有较强的摄氧能力,动脉血流经心脏后,其中65%～70%(约12ml)的 O_2 被心肌摄取。当机体活动增强、耗氧量增多时,主要依赖增加血流量来满足心肌对氧的需求。心肌对缺血、缺氧很敏感,由于心肌的耗氧量多,一旦冠状动脉供血不足,极易使心肌缺血、缺氧而引起心绞痛。

2. 冠脉血流呈周期性变化 由于冠脉血管的分支大部分都深埋于心肌内,使冠脉血管在心肌收缩时极易受压,从而影响冠脉血流量,尤其左冠脉血流量影响更为明显。在左心室等容收缩期,由于心肌收缩的压迫,使左冠脉血流阻力增大,引起血流量急剧减少甚至倒流。在射血期,主动脉压升高,冠脉血压也随之升高,使血流量有所增加。在心室舒张期,随着主动脉压下降,冠脉血管的压迫解除,血流阻力明显降低,故冠脉血流量迅速增加(图4-20)。一般而言,左心室在收缩期的冠脉血流量大约只有舒张期的20%～30%。当心肌收缩加强时,心缩期血流量所占的百分比则更小。右心室肌比较薄弱,收缩时对右冠状动脉的压迫作用较小,因此右冠脉血流量在心动周期中的变化不大。由此可见:冠脉的供血主要在舒张期,动脉舒张压的高低和心舒期的长短是影响冠脉血流量的重要因素。

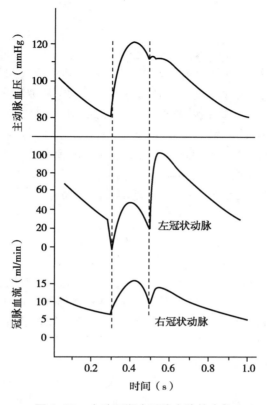

图 4-20 心动周期中冠脉血流的变化

（二）冠脉血流量的调节

调节冠脉血流量最重要的因素是心肌本身的代谢水平,神经调节的作用较为次要。

1. 心肌代谢水平 实验证明,心肌收缩的能量来源于有氧代谢,冠脉血流量与心肌代谢水平成正比。心肌的耗氧量较大,但心肌的氧储备较小,在心肌代谢活动增强,对氧的需求量也随之增加,主要通过冠脉血管舒张,增加冠脉血流量以满足心肌对氧的需求。目前认为心肌代谢增强引起冠脉血管舒张的原因并非低氧,而是由于某些心肌代谢产物(乳酸、腺苷、H^+、CO_2)的增加,其中最重要的是腺苷。腺苷具有强烈舒张冠脉的作用。当心肌代谢增强而局部氧分压降低时,腺苷浓度会增加 3～5 倍。此外,缓激肽等也能引起冠脉舒张。

2. 神经调节 冠状动脉受迷走神经和交感神经支配。迷走神经的直接作用是引起冠状动脉舒张,但迷走神经兴奋又使心率减慢,心肌代谢率降低,这些因素可抵消迷走神经对冠状动脉直接的舒张作用。心交感神经的直接作用是使冠脉收缩,同时又能使心率加快,心肌收缩加强,耗氧量增加,从而使冠状动脉舒张。但在整体条件下,冠脉血流量主要由心肌本身的代谢水平调节,神经因素的影响在很短时间内就会被心肌代谢产物引起的血流变化所掩盖。

3. 激素调节 肾上腺素和去甲肾上腺素可通过增强心肌的代谢活动和耗氧量使冠脉血流量增加。甲状腺素也可通过加强心肌代谢使冠状动脉舒张,血流量增加。血管紧张素Ⅱ以及大剂量的血管升压素,可使冠状动脉收缩,冠脉血流量减少。

知识链接

冠 心 病

　　冠心病是当今常见、多发的心血管疾病，是冠状动脉粥样硬化性心脏病的简称。冠心病是血管狭窄或阻塞，或者血栓形成造成管腔闭塞等，引起冠脉循环障碍，继而心肌缺血缺氧，发展下去可致心肌损伤、缺血、变性、坏死，纤维组织增生、心脏扩大，导致心绞痛、心肌梗死甚至猝死。心电图运动试验对冠心病的诊断起辅助作用。本病多发生在40岁以后，在高压力、快节奏、高脂肪、快餐化的生活方式影响下，患病年龄趋于年轻化，患病率呈逐年上升的趋势。冠心病防治的关键在于早期预防和科学的生活方式。治疗目标是解除冠脉痉挛，增加心肌供血，改善心室肌的舒张功能。

二、肺循环

　　肺循环是指从右心室到左心房的血液循环。肺循环的功能是使血液在流经肺泡时与肺泡气之间进行气体交换。气管和支气管的血液供应来自体循环的支气管动脉，支气管血管的末梢之间与肺循环之间有吻合支沟通。因此有一部分支气管的静脉血液可经过吻合支进入肺静脉和左心房，使主动脉血液中掺入 1%～2% 的静脉血。

（一）肺循环的生理特点

　　1. 血流阻力小、血压低、无组织液生成　与体循环相比，肺循环血管及其分支短而粗、管壁薄，其顺应性高，对血流的阻力较小，血压较低，是一个低阻力、低血压系统。由于肺毛细血管压仅 7mmHg，低于血浆胶体渗透压（25mmHg），肺泡的有效滤过压为负值，使肺泡间隙内没有组织液生成。肺泡膜和毛细血管壁紧密相贴，既有利于肺泡和血液之间的气体交换，也有利于吸收肺泡内的液体，保持肺泡内干燥，更利于肺的通气功能。当左心功能不全时常引起肺淤血和肺水肿，导致呼吸功能障碍。

　　2. 血容量大、变动范围大　肺血容量约为 450ml，约占全身血量的 9%。在用力呼气时，肺部血容量减少至 200ml 左右；而在深吸气时可增加到 1000ml 左右。由于肺的血容量较多，且变化范围也较大，故肺循环血管起着储血库的作用。机体失血时，肺循环可将一部分血液转移至体循环起代偿作用。

（二）肺循环血流量的调节

　　1. 神经调节　肺循环血管受交感神经和迷走神经支配。刺激交感神经对肺血管的直接作用是引起收缩和血流阻力增大。但在整体情况下，交感神经兴奋时体循环的血管收缩，将一部分血液挤入肺循环，使肺血容量增加。刺激迷走神经可使肺血管舒张，血流阻力降低。

　　2. 肺泡气的氧分压　肺泡气的氧分压对肺部血管的舒缩活动有明显的影响。当部分肺泡因通气不足而氧分压降低时，这些肺泡周围的微动脉收缩，使局部血流阻力增大，于是血流量减少，而使较多的血液流入其他通气充足的肺泡，使血液得到充分的氧合。肺泡低氧引起局部缩血管反应，有利于肺泡和血液之间进行有效的气体交换。此外，部分肺泡 CO_2 分压升高时，也可引起局部缩血管反应。

　　3. 血管活性物质对肺血管的影响　肾上腺素、去甲肾上腺素、血管紧张素 Ⅱ、血栓素 A_2 等能使肺部微静脉收缩，乙酰胆碱使肺血管舒张。

三、脑循环

（一）脑循环的特点

脑的血液供应来自颈内动脉和椎动脉。

1. 脑血流量大,耗氧量大 脑的重量仅占体重的 2% ,其血流量可达 750ml/min,占心输出量的 15% 左右。脑组织的耗氧量较大,安静时整个脑的耗氧量约占全身耗氧量的 20% 。脑细胞对缺氧的耐受力很低,如果脑供血停止约 3 ~ 10 秒,将会引起意识丧失;停止供血超过 5 ~6 分钟,将会引起不可逆的永久性脑损伤。

2. 血流量变化小 脑位于骨性颅腔内,其容积固定。颅腔除脑组织外,还有脑血管和脑脊液。由于颅腔的容积是固定的,而脑组织和脑脊液不可压缩,使脑血管舒缩受到很大的限制,因此脑血流量的变化范围比其他器官小很多。

3. 存在血-脑屏障和血-脑脊液屏障 在毛细血管血液和脑组织之间存在限制某些物质自由扩散的屏障,称为血-脑屏障。在毛细血管血液和脑脊液之间也存在特殊的屏障,称为血-脑脊液屏障。甘露醇、蔗糖和许多离子不易通过,而 O_2、CO_2 等脂溶性物质、某些麻醉药物及葡萄糖和氨基酸容易通过血-脑屏障和血-脑脊液屏障。这两种屏障的存在,对于保持脑组织内环境的相对稳定和防止血液中有害物质侵入脑内,保证脑组织的正常活动具有十分重要的生理意义。

（二）脑血流量的调节

1. 脑血管的自身调节 脑血流量的多少主要取决于脑动脉与静脉之间的压力差和脑血管的血流阻力。在正常情况下,平均动脉压在 60 ~ 140mmHg 范围内变化时,脑血管可通过自身调节的机制使脑血流量保持相对恒定。但当平均动脉压降低到 60mmHg 以下时,脑血流量就会显著减少,引起脑功能障碍;当平均动脉压超过脑血管自身调节的上限 140mmHg 时,脑血流量显著增加,严重时可因脑毛细血管压过高引起脑水肿。

2. 局部性体液调节 脑血管的舒缩活动主要受局部体液因素的影响。当血液 CO_2 分压升高时,CO_2 进入脑组织,使细胞外液 H^+ 浓度升高而使脑血管舒张,血流量增加。而过度通气时,CO_2 呼出过多,动脉血 CO_2 分压过低,脑血流量显著减少,可引起头晕等症状。脑血管对 O_2 分压很敏感,低 O_2 能使脑血管舒张,O_2 分压过高则可引起脑血管收缩。此外,脑各部分的血流量与该部分脑组织的代谢活动程度有关。实验证明:当脑的某一部分代谢活动加强时,可能通过 H^+、K^+、腺苷等代谢产物,引起脑血管舒张,血流量增多。例如在握拳时,对侧大脑皮质运动区的血流量就增加。在阅读时脑的许多区域血流量增加,尤其是皮质枕叶和额叶与语言功能有关的部分血流量明显增加。

3. 神经调节 脑血管接受少量的交感缩血管纤维和副交感舒血管纤维支配,但神经对脑血管活动的调节作用很小。刺激或切除支配脑血管的交感或副交感神经,脑血流量并不发生明显的变化。在多种心血管反射中,脑血流量的变化都很小。

本章小结

心脏通过不停地跳动来实现泵血,推动血液在心血管系统内循环流动。心输出量是评价心泵血功能的基本指标,影响心输出量的因素有前负荷、后负荷、心肌收缩能力和心率。心肌细胞生物电现象有其自己的特征,心肌组织具有自律性、兴奋性、传导性和收缩性。动脉血压形成的前提是足够血液充盈于循环系统,根本因素是心脏的射血和外周阻力;影响动脉血压的因素有搏出量、心率、外周阻力、大动脉管壁弹性及循环血量和血管容积的变化。微循环的主要功能是实现血液与组织细胞之间的物质交换,组织液生成增多或回流减少均可引起水肿。压力感受性反射对快速波动的血压变化敏感,是维持动脉血压相对稳定的重要反射。肾上腺素用于"强心";去甲肾上腺素用于"升压"。

(赵淑琳)

 目标测试

A₁ 型题

1. 血液循环的主要功能是
   A. 保证新陈代谢的正常进行
   B. 实现机体的体液调节
   C. 实现血液防御功能
   D. 维持机体内环境等特性相对恒定
   E. 以上都是

2. 若心率为 100 次/分,心动周期为
   A. 1.0 秒
   B. 0.8 秒
   C. 0.7 秒
   D. 0.6 秒
   E. 1.2 秒

3. 一个心动周期中,收缩期与舒张期的关系是
   A. 房缩期长于室缩期
   B. 心室收缩期长于舒张期
   C. 心动周期中的舒张期长于收缩期
   D. 心室的收缩期与舒张期相等
   E. 心室舒张期长于心房舒张期

4. 在体循环和肺循环中基本相同的是
   A. 心缩压
   B. 舒张压
   C. 血流阻力
   D. 平均动脉压
   E. 心输出量

5. 引起动脉瓣开放的原因是
   A. 动脉压＞室内压
   B. 室内压＞大动脉压
   C. 房内压＞大动脉压
   D. 室内压＞房内压
   E. 动脉压＞房内压

6. 在一个心动周期中,心室内压上升最快的时期是
   A. 射血期
   B. 房缩期
   C. 等容收缩期
   D. 等容舒张期
   E. 充盈期

7. 心室肌的前负荷是指
   A. 射血后心室剩余血量
   B. 静脉回心血量
   C. 心室舒张末期充盈量
   D. 等容舒张期血量
   E. 以上都不是

8. 哪项**不属于**影响心输出量的因素
   A. 大动脉管壁弹性
   B. 心肌收缩力

C. 心室舒张末期充盈量　　　　　　　D. 心率

E. 动脉血压

9. 第一心音发生在

　　A. 室缩期,标志着心室收缩的开始

　　B. 房舒期,标志着心房舒张的开始

　　C. 房缩期,标志着心房收缩的开始

　　D. 室舒期,标志着心室收缩的开始

　　E. 室缩期末,标志着心室收缩的终末

10. 心室肌动作电位 0 期去极化是由于膜对哪种离子通透性增高

　　A. Mg^{2+}　　　　　　　　B. Na^+　　　　　　　　C. K^+

　　D. Ca^{2+}　　　　　　　　E. Cl^-

11. 心室肌动作电位 4 期恢复细胞内外离子的正常分布靠的是

　　A. 单纯扩散　　　　　　B. 通道易化扩散　　　　　　C. 钠泵主动转运

　　D. 载体易化扩散　　　　E. 细胞膜渗漏

12. 心室肌动作电位 2 期复极是由于下列哪种离子流动的结果

　　A. K^+ 内流　　　　　　　B. Na^+ 内流　　　　　　C. K^+ 外流

　　D. Ca^{2+} 内流 K^+ 外流　　E. Ca^{2+} 外流

13. 心肌细胞中自律性最高的是

　　A. 心房肌　　　　　　　B. 窦房结　　　　　　　C. 房室束

　　D. 心室肌　　　　　　　E. 房室交界

14. 心肌兴奋性周期性变化的特点是

　　A. 去极化期长　　　　　B. 超常期长　　　　　　C. 有效不应期特别长

　　D. 相对不应期短　　　　E. 低常期短

15. 从心肌兴奋与收缩的关系看,有效不应期相当于

　　A. 收缩期　　　　　　　　　　B. 从收缩开始到舒张结束

　　C. 从收缩开始到舒张早期　　　D. 舒张期

　　E. 从收缩开始到舒张后一段时间

16. 房室延搁的生理意义是

　　A. 使心室肌不会产生强直收缩　　B. 有利于心室肌几乎同步收缩

　　C. 使心室肌有效不应期长　　　　D. 使心房、心室不发生同时收缩

　　E. 引起期前收缩

17. 收缩压为 100mmHg,舒张压为 70mmHg,其平均动脉压为

　　A. 70mmHg　　　　　　B. 75mmHg　　　　　　C. 80mmHg

　　D. 85mmHg　　　　　　E. 90mmHg

18. 动脉血压相对稳定的意义是

　　A. 保持血管充盈　　　　　　　B. 保持足够的静脉回流

　　C. 防止血管硬化　　　　　　　D. 保证器官的血液供应

　　E. 减轻心肌的前负荷

19. 形成动脉血压的前提条件是

　　A. 足够的循环血量　　　　　　B. 心脏前负荷

    C. 心脏收缩做功   D. 外周阻力

    E. 大动脉的弹性升高

20. 在其他条件不变的情况下,影响收缩压的主要因素是

    A. 循环血量   B. 每搏输出量   C. 心率

    D. 外周阻力   E. 大动脉弹性

21. 在心率和搏出量不变的情况下,影响动脉血压的主要因素是

    A. 外周阻力   B. 大动脉管壁的弹性

    C. 循环血量   D. 血管长度

    E. 血液黏滞性

22. 使中心静脉压升高的原因是

    A. 血管容量增加   B. 静脉回心血量减少

    C. 循环血量减少   D. 心脏射血能力减弱

    E. 静脉回流速度减慢

23. 促使静脉血回流增加的因素是

    A. 心的泵血功能加强   B. 血容量增加

    C. 加强骨骼肌的活动   D. 加强呼吸运动

    E. 以上都是

24. 正常机体内影响外周阻力的主要因素是

    A. 血液黏滞性   B. 微静脉口径

    C. 血管长度   D. 小动脉的口径

    E. 骨骼肌收缩对血管的挤压作用

25. 调节心血管活动的基本中枢位于

    A. 大脑皮质   B. 脊髓   C. 延髓

    D. 下丘脑   E. 脑干

26. 在正常情况下,支配全身血管舒缩,调节动脉血压的主要传出神经纤维是

    A. 交感缩血管纤维   B. 交感舒血管纤维

    C. 副交感舒血管纤维   D. 迷走神经

    E. 肽能神经

27. 迷走神经对心血管的主要作用是

    A. 心率减慢,传导加快   B. 心率减慢,传导减慢

    C. 血管舒张,外周阻力降低   D. 心室肌收缩力减弱

    E. 冠状动脉血流量减少

28. 由卧位突然变为立位,正常人血压变化很小,主要原因是

    A. 压力感受器反射   B. 化学感受器反射

    C. 心肺感受器反射   D. 心血管自身调节

    E. 脑缺血反射

29. 正常情况下决定组织液生成和回流的主要因素是

    A. 毛细血管血压   B. 血浆胶体渗透压

    C. 组织液胶体渗透压   D. 组织液静水压

    E. 淋巴液回流

30. 在正常情况下,组织液的压力为负压的器官是
    A. 脑组织　　　　　　　　B. 骨骼肌　　　　　　　　C. 肺泡
    D. 肾脏　　　　　　　　　E. 肝脏

31. 老年人动脉管壁组织弹性下降
    A. 大动脉弹性储器作用增强　　　　B. 收缩压和舒张压变化不大
    C. 收缩压降低,舒张压升高　　　　D. 脉压增大
    E. 脉压减小

32. 脉搏的强弱可反映
    A. 脉压大小　　　　　　　B. 动脉管壁弹性大小　　　　C. 收缩压高低
    D. 脉压大小　　　　　　　E. 血管内血液充盈度

33. 期前收缩之后出现代偿间歇的原因是
    A. 窦房结的节律性兴奋延迟发放
    B. 窦房结的节律兴奋少发一次
    C. 窦房结的节律性兴奋传出速度大大减慢
    D. 室性期前收缩时的有效不应期特别长
    E. 窦房结的一次节律性兴奋落在室性期前收缩的有效不应期中

34. 心肌细胞中,传导最慢的是
    A. 心房　　　　　　　　　B. 房室交界　　　　　　　C. 左右束支
    D. 浦肯野纤维　　　　　　E. 心室

35. 当血流通过下列哪一部位时,血压的降落最大
    A. 主动脉和大动脉　　　　　　　　B. 小动脉和微动脉
    C. 毛细血管　　　　　　　　　　　D. 微静脉和小静脉
    E. 大静脉和腔静脉

36. 射血分数是指
    A. 搏出量/回心血量　　　　　　　　B. 搏出量/每分输出量
    C. 搏出量/等容舒张期容积　　　　　D. 搏出量/心室收缩末期容积
    E. 搏出量/心室舒张末期容积

37. 影响舒张压的主要因素是
    A. 心输出量　　　　　　　　　　　B. 外周阻力
    C. 大动脉弹性　　　　　　　　　　D. 静脉回心血量
    E. 循环血量与血管系统容积的比例

38. 心电图上代表兴奋由窦房结传至心室肌兴奋开始所需要的时间是
    A. P-R 间期　　　　　　　B. PR 段　　　　　　　　C. Q-T 间期
    D. ST 段　　　　　　　　E. R-R 间期

39. 反映心肌自律性高低的指标是
    A. 动作电位幅值　　　　　B. 动作电位水平　　　　　C. 最大复极电位水平
    D. 阈电位水平　　　　　　E. 4 自动去极化速度

40. 平均动脉压在下列哪个范围内,脑血流量可保持恒定
    A. 50～180mmHg　　　　 B. 80～120mmHg　　　　 C. 40～200mmHg
    D. 90～160mmHg　　　　 E. 60～140mmHg

第五章 呼 吸

学习目标

1. 掌握:肺通气的动力;肺通气的阻力;肺换气及其影响因素;O_2 的运输;呼吸的反射性调节。
2. 熟悉:肺通气功能的评价;CO_2 的运输;呼吸中枢。
3. 了解:气体交换的原理;组织换气。

呼吸是维持机体生命活动所必需的基本生理过程之一。机体在新陈代谢过程中,不断地消耗 O_2 和产生 CO_2,因此需要不断地从外界环境中摄取 O_2 和排出 CO_2。这种机体与外界环境之间进行的气体交换过程称为呼吸。在高等动物和人类,呼吸由三个环节构成(图 5-1):①外呼吸,包括肺通气(肺与外界的气体交换)和肺换气(肺泡与肺毛细血管血液之间的气体交换)。②气体在血液中的运输。③内呼吸即组织换气(毛细血管血液与组织细胞之间的气体交换)。通常所说的呼吸一般指外呼吸而言。

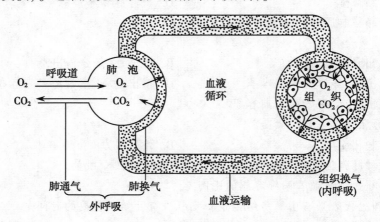

图 5-1 人体呼吸过程示意图

呼吸的生理意义主要是维持机体内环境中 O_2 和 CO_2 含量的相对稳定,保证组织细胞新陈代谢的正常进行。呼吸过程不仅靠呼吸系统来完成,还需要血液循环系统的配合。呼吸过程的任何一个环节发生障碍,均可能导致组织缺 O_2 或 CO_2 积聚,影响细胞的代谢和功能,尤其是脑、心、肾的正常活动,严重时将危及生命。

第一节 肺 通 气

病例

　　患者,男,76 岁,反复发作性咳嗽、胸闷、气喘 26 年,无明显的季节性。两天前洗澡后出现鼻痒、打喷嚏、干咳、流泪,当日凌晨咳嗽加重,咳大量白色泡沫样痰、胸闷、呼吸极度困难,急诊入院。查体:神志清晰、表情痛苦、面色发绀、大汗淋漓、不能平卧,体温 37.2℃,脉搏 106 次/分,呼吸 29 次/分,血压 160/80mmHg。检查:血象:嗜酸性粒细胞增高;血气分析:PO_2 56.4mmHg,PCO_2 49.3mmHg。X 线检查:两肺透亮度增加。初步诊断:支气管哮喘。

　　请问:1. 引起支气管哮喘病人呼吸困难的主要机理是什么?
　　　　　2. 支气管哮喘对肺通气和肺换气产生哪些影响?

　　肺通气是指肺与外界环境之间进行气体交换的过程。参与实现肺通气的结构是呼吸道、肺和胸廓等。这个过程必须是推动气体流动的动力克服阻止气体流动的阻力才能实现肺通气。

一、肺通气的动力

　　按物理学原理,气体总是从压力高的地方向压力低的地方流动。气体能被吸入肺内,是由于肺扩张,肺内压低于大气压;而气体被呼出肺外,则是由于肺缩小,肺内压高于大气压。通常情况下,大气压是个常数,因此,气体能否进出肺主要取决于肺内压的变化。但肺本身不具有主动扩张和缩小的能力,它的扩张和缩小是由胸廓的扩大和缩小引起的,而胸廓的扩大和缩小又是通过呼吸肌的收缩和舒张实现的。

(一)呼吸运动的概念和分类

　　1. 呼吸运动的概念　呼吸肌的收缩和舒张引起的胸廓有节律性扩大与缩小称为呼吸运动。它包括吸气运动和呼气运动。参与呼吸运动的

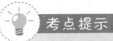

考点提示

肺通气的原动力和直接动力

肌肉,统称为呼吸肌。平静呼吸时,吸气运动是由吸气肌,主要为肋间外肌和膈肌的收缩引起的。肋间外肌收缩时,肋骨前端和胸骨向外向上抬起,肋弓稍外展,使胸廓的前后径和左右径均扩大;膈肌收缩,膈肌穹窿顶下降,胸廓的上下径也增大。二者使胸腔容积增大的同时肺的容积也随之增大,肺内压下降。当肺内压低于大气压时,外界气体进入肺内,即吸气过程。随即肋间外肌和膈肌舒张,使胸廓弹性回位容积缩小,肺的容积也随之缩小,肺内压上升。当肺内压高于大气压时,气体从肺内呼出,即呼气过程。由此可见,肺通气的原动力是由呼吸肌的收缩和舒张引起的呼吸运动,直接动力是肺内压与大气压之间的压力差。

　　2. 呼吸运动的分类

　　(1)平静呼吸和用力呼吸:人体在安静时平稳均匀的自然呼吸称为平静呼吸。平静呼吸时其吸气动作是主动的,主要由肋间外肌和膈肌的收缩引起。而呼气动作是被动的,主要由膈肌和肋间外肌的舒张所致。人在劳动或运动时呼吸运动加深加快,称为用力呼吸。用力

吸气时,除肋间外肌和膈肌收缩加强外,还有更多的辅助吸气肌(如胸锁乳突肌、斜角肌、前锯肌、背肌等)参与收缩,使胸廓和肺的容积进一步扩大,吸气量增加。用力呼气时除吸气肌舒张外,还有肋间内肌和腹肌等参加收缩,使胸廓和肺的容积进一步缩小,呼气量增加。所以用力呼吸的吸气和呼气都是主动过程。

(2)腹式呼吸和胸式呼吸:腹式呼吸是指主要由膈肌的舒缩活动而引起的呼吸运动,表现为腹壁的明显起伏;胸式呼吸是指主要由肋间外肌的舒缩活动而引起的呼吸运动,表现为胸壁的明显起伏。正常人多为混合型呼吸,只有当胸部或腹部活动受限时才可能出现单一的呼吸形式。如胸膜炎,因胸廓运动受限,也常呈腹式呼吸。妊娠后期的妇女因膈肌上升且运动受限,常以胸式呼吸为主。

3. 呼吸周期和呼吸频率　呼吸周期是指一次呼吸运动所经历的时间。呼吸频率是指每分钟呼吸运动的次数。正常成人安静状态下呼吸频率为 12 ~ 18 次/分。它可因年龄、性别、肌肉活动和情绪变化等的不同而不同。

(二)肺内压和胸内压的变化

1. 肺内压的变化　肺内压是指肺泡内的压力。在呼吸过程中,肺内压呈周期性变化。平静吸气初肺内压比大气压低 1 ~ 2mmHg,空气顺压力差经呼吸道进入肺泡,肺内压逐渐升高,至吸气末肺内压等于大气压,吸气停止;平静呼气初肺内压比大气压高 1 ~ 2mmHg,肺泡内的气体顺压力差经呼吸道排出体外,肺内压逐渐降低,至呼气末,肺内压又等于大气压,呼气停止。但是在用力呼吸时,肺内压变动幅度将明显增大。由于呼吸过程中肺内压呈现出周期性升降,造成肺内压与大气压之间的压力差,从而构成肺通气的直接动力。

2. 胸内压的变化　胸内压是指胸膜腔内的压力。胸膜腔是胸膜壁层和脏层之间的一个密闭、潜在的腔隙,与外界不相通。胸膜的壁层和脏层之间存在少量浆液,使两层胸膜紧贴在一起不易分开,参与胸膜腔负压的形成,因而保证胸廓的运动能够带动肺的运动,使肺能随着胸廓的张缩而张缩。因此,胸膜腔在胸廓的运动和肺的运动之间起耦联的作用。

胸膜腔内压的测定方法:将与检压计相连接的注射针头通过胸壁刺入胸膜腔内,可见检压计中与胸膜腔相通的一侧水位升高,而与大气相通的一侧水位降低(图5-2)。这说明胸膜腔内的压力低于大气压,称为胸膜腔负压。

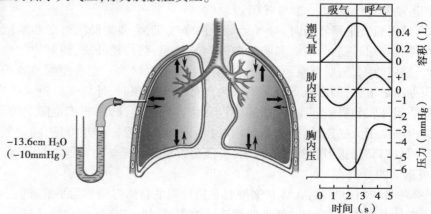

图 5-2　吸气和呼气时,肺内压、胸内压及呼吸气容积的变化过程(右)
和胸内压直接测量示意图(左)

　　胸膜腔负压是人在出生后形成的,并随着胸廓和肺的生长发育而逐渐增大。胎儿出生第一次吸气后,肺一旦扩张就不会回复到原来的最小状态,即使是最强呼气时,肺泡也不可能完全被压缩。而且在生长发育期间,胸廓的生长速度比肺快,肺的自然容积总是小于胸廓的自然容积而处于被动扩张状态,这是形成胸膜腔内负压的前提条件。另一方面,肺又是弹性组织,借呼吸道与大气相通,当它被扩张时,便产生弹性回缩力。所以正常情况下,胸膜腔实际上通过胸膜的脏层受到方向相反的两种力的影响:一是促使肺泡扩张的肺内压,二是促使肺泡缩小的肺回缩力。故胸膜腔内压应为肺内压和肺回缩力之差,即:

$$胸膜腔内压 = 肺内压 - 肺回缩力$$

　　在吸气末或呼气末,肺内压等于大气压,因此

$$胸膜腔内压 = 大气压 - 肺回缩力$$

　　若把大气压视为零,则

$$胸膜腔内压 = - 肺回缩力$$

　　可见胸膜腔内压是由肺的回缩力所决定的,其数值随呼吸过程的变化而变化。吸气时,肺扩张,肺的回缩力增大,胸膜腔负压增大;呼气时,肺缩小,回缩力减小,胸膜腔负压也减小。呼吸愈强,胸膜腔内负压变化愈大。通常在平静呼吸时,吸气末胸膜腔负压约为 $-5 \sim -10$ mmHg;呼气末胸膜腔负压约为 $-3 \sim -5$ mmHg。平静呼吸时,胸膜腔内压始终为负压。

　　3. 胸膜腔内压的生理意义　　胸膜腔负压的存在具有重要的生理学意义:①使肺总是处于扩张状态而不至于萎陷,保证肺通气的正常进行。②降低胸腔内大静脉和右心房内的压力(即中心静脉压),使外周静脉压与中心静脉压之间的压力差增大,有利于静脉血和淋巴液的回流。

　　当胸壁外伤或其它原因使胸膜腔密闭性受到破坏,气体进入胸膜腔内,称为气胸。此时胸膜腔负压减小甚至消失,肺将因其本身的弹性回缩力而塌陷(肺不张),引起肺通气功能障碍,同时也影响静脉血和淋巴液的回流,气胸严重时,将导致循环功能障碍,甚至危及生命。

二、肺通气的阻力

　　呼吸运动产生的动力只有克服了肺通气的阻力后,才能使肺扩张而实现肺通气。肺通气阻力有弹性阻力和非弹性阻力两种,弹性阻力包括肺的弹性阻力和胸廓的弹性阻力,是平静呼吸时的主要阻力,约占总阻力的70%;非弹性阻力包括气道阻力、惯性阻力、黏滞阻力,约占总阻力的30%,其中又以气道阻力为主。

(一)弹性阻力

　　弹性物体在外力作用下发生变形时,会产生对抗这种变形的力即弹性阻力。肺和胸廓都是弹性组织,因此,当呼吸运动改变其容积时都会产生弹性阻力。

　　1. 肺的弹性阻力　　肺的弹性阻力有两个来源:一是肺泡表面液体层所形成的表面张力,约占肺弹性阻力的2/3;二是肺弹性纤维的弹性回缩力,约占肺弹性阻力的1/3。

　　(1)肺泡表面张力:肺泡上皮的内表面覆盖有一层极薄的液体层,它与肺泡内的气体形成了液-气界面。由于液体分子之间的引力远大于液体与气体分子之间的引力,使液体表面有尽可能缩小的倾向,这就是表面张力。表面张力不仅阻碍肺泡的扩张,而且吸引肺泡毛细血管内液体进入肺间质或肺泡而引起肺水肿,对大小肺泡的相对稳定性也有明显影响。但是正常的肺泡并非如此,因为在肺泡内表面存在表面活性物质。

　　肺泡表面活性物质是由肺泡Ⅱ型上皮细胞分泌的一种复杂的脂蛋白,其主要成分是二

棕榈酰卵磷脂,它以单分子层的形式分布于肺泡液体分子层表面,具有降低肺泡表面张力的作用(图5-3)。其生理意义是:①减少肺通气的弹性阻力(减小到只有原来的1/5到1/10),使肺容易扩张,保证肺通气的顺利进行。②减少肺间质和肺泡内组织液的生成,防止肺水肿的发生。③维持大小肺泡容积的相对稳定性。

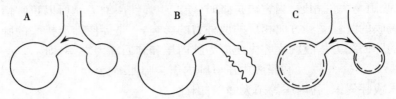

图5-3 表面活性物质使连通的大小肺泡容积维持相对的稳定

(2)肺的弹性回缩力:肺组织含弹性纤维,具有一定的弹性回缩力。在一定范围内,肺被扩张得愈大,弹性回缩力也愈大,即弹性阻力愈大。肺气肿时,弹性纤维被破坏,弹性阻力减小,会使呼气后肺内残余气量增多。

2. 胸廓的弹性阻力 胸廓的弹性阻力是由于胸廓的弹性回缩力造成的,而这种回缩力变化的方向随胸廓所处位置或容积大小而改变(图5-4)。在呼气之末,胸廓的实际容积小于它的自然容积(即此时肺容量相当于肺总容量的67%),因而胸廓有一种扩张趋势以恢复到它的自然容积。在吸气初,胸廓的这种弹性扩张力与吸气运动的方向一致,有利于吸气,因而成了吸气的动力。但当吸气达到一定程度时,即胸廓的实际容积达到了它的自然容积,此时胸廓的弹性扩张力消失。之后随着吸气的继续进行,胸廓的实际容积大于它的自然容积,胸廓的弹性回缩力的方向与吸气运动的方向相反,因此成了继续吸气的阻力,此过程一直延续到吸气末。

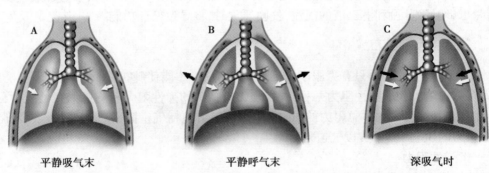

平静吸气末　　　　　　　　平静呼气末　　　　　　　　深吸气时

图5-4 在不同情况下胸廓弹性阻力的关系

3. 肺和胸廓的顺应性 肺和胸廓的弹性阻力难以测定,通常用顺应性来表示肺和胸廓阻力的大小。顺应性是指在外力作用下弹性体(组织)扩张的难易程度。容易扩张则顺应性大,不易扩张则顺应性小。肺和胸廓弹性阻力大时,顺应性小,不易扩张;弹性阻力小时,则顺应性大,肺和胸廓容易扩张。可见,顺应性与弹性阻力成反比,即:

$$顺应性 = \frac{1}{弹性阻力}$$

在某些病理情况下,如肺充血、肺水肿、肺纤维化等,弹性阻力增大,肺顺应性减小,肺不易扩张,可致吸气困难;而肺气肿时,因弹性组织被破坏,弹性阻力减小,肺顺应性增大,但肺回缩力减小,可致呼气困难。

（二）非弹性阻力对呼吸的影响

非弹性阻力包括惯性阻力、黏滞阻力和气道阻力。惯性阻力是气流在发动、变速、换向时因气流和组织惯性所产生的阻止肺通气的力。黏滞阻力来自呼吸时组织相对位移所发生的摩擦。正常情况下,惯性阻力和黏滞阻力很小,可忽略不计。气道阻力是非弹性阻力的主要成分,占80%～90%。气道阻力是气体进出呼吸道时所产生的摩擦力,其大小主要与气道口径有关,它与气道半径的4次方成反比,即气道半径缩小一半,则气道阻力将增加16倍。支气管哮喘的病人,支气管平滑肌痉挛,口径变小,气道阻力明显增大而出现呼吸困难,其中呼气比吸气更困难。气道阻力还受气流速度和气流形式的影响。当呼吸运动加深加快时,气道阻力增大;若气流加快和管道不规则时容易形成涡流使气道阻力更大。因此,气道内如有黏液、渗出物、异物或气道黏膜炎性肿胀时,应及时处理以减少涡流,降低气道阻力。

> **考点提示**
>
> 支气管哮喘病人呼气性困难的原因

三、肺通气功能的评价

（一）肺容量的有关指标

肺容量是指肺所容纳的气体量,它随呼吸运动的进行而不断地改变,吸气时肺容量增加,呼气时则减少。呼吸的深度不同,肺容量变化的幅度也不同。可用肺量计测定和描记（图5-5）。

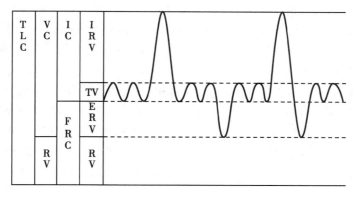

图5-5　肺容量及其组成示意图

ERV. 补呼气量;FRC. 功能余气量;IC. 深吸气量;IRV. 补吸气量;
RV. 余气量;TLC. 肺总量;TV 潮气量;VC. 肺活量

1. 潮气量　是指每次呼吸时吸入或呼出的气量。正常成人平静呼吸时约为400～600ml,平均约为500ml。运动时,潮气量增大。

2. 补吸气量　是指在平静吸气之后,再尽力吸气所能增加吸入的气体量。正常成人约为1500～2000ml。补吸气量与潮气量之和称为深吸气量。

3. 补呼气量　是指在平静呼气之后,再尽力呼气所能呼出的气体量。正常成人约为900～1200ml。

4. 肺活量与用力呼气量　在最大吸气后尽力呼气所能呼出的气体量,称为肺活量。它等于潮气量、补吸气量和补呼气量三者之和。正常成年男性约为3500ml,女性约为2500ml。

肺活量的大小受性别、年龄、身材、呼吸肌强弱等的影响,有较大的个体差异。由于肺活量是反映一次呼吸的最大通气潜力,故常作为衡量肺功能的重要指标之一。当呼吸运动受限或肺部疾患时,肺活量会低于正常。临床上某些病人因肺组织弹性降低或呼吸道狭窄时,通气功能已受到影响,但因肺活量的测定无时间限制,在延长呼气时间的条件下,肺活量仍可在正常范围内。因而提出了用力呼气量的概念,过去称为时间肺活量。它是指受试者做最大吸气后以最快的速度尽力呼气,在一定时间内所能呼出的气体量占肺活量的百分比来表示。正常成年人第1、2、3秒末应分别呼出其肺活量的83%、96%及99%。其中第1秒的意义最大。肺组织弹性降低或阻塞性肺疾患者,其用力呼气量可显著降低。

5. 余气量与功能余气量　最大呼气末尚存留于肺内不能呼出的气体量,称为余气量。正常成年男性约为1500ml,女性约为1000ml。支气管哮喘和肺气肿患者的余气量增加。在平静呼气末肺内所存留的气体量称为功能余气量。它等于余气量与补呼气量之和,正常成年人约为2500ml。

6. 肺总容量　是指肺所能容纳的最大气体量,它等于肺活量与余气量之和。成年男性约为5000ml,女性约为3500ml。

(二)肺通气量的有关指标

1. 每分通气量　每分通气量是指每分钟吸入或呼出肺的气体总量。它等于潮气量与呼吸频率的乘积。正常成年人安静时约为6~8L/min,从事重体力劳动或剧烈运动时,每分通气量可增大。以尽快的速度和尽可能的呼吸深度进行呼吸时所测得的每分通气量,称为最大通气量。最大通气量一般可达150L/min,是平静呼吸时肺通气量的25倍。它代表一个人单位时间内通气的最大储备能力,反映了肺活量、胸廓和肺组织的功能状况,以及呼吸道的通畅情况。因此最大通气量是评价个体所能承受的运动量大小的一个良好的生理指标。

2. 肺泡通气量　从鼻腔到肺泡,凡是没有气体交换功能的管腔都称为无效腔或死腔,它包括解剖无效腔和肺泡无效腔。从鼻腔到终末细支气管这一段呼吸道没有气体交换功能,称为解剖无效腔,其容量约为150ml。进入肺泡的气体,也可因为血液循环的原因而未能充分与血液进行气体交换,这部分未能参加气体交换的肺泡腔容量称为肺泡无效腔。解剖无效腔与肺泡无效腔之和称为生理无效腔。正常人的肺泡无效腔极小,其生理无效腔等于或接近于解剖无效腔。由于无效腔的存在,使每分钟肺通气量中有一部分气体不能进行气体交换。因此提出肺泡通气量。肺泡通气量是指每分钟吸入肺泡中的新鲜空气量。其计算方法为:

肺泡通气量 =(潮气量 - 无效腔气量)× 呼吸频率

肺泡通气量更好地反映了肺的有效通气量。例如,某人的潮气量为500ml,呼吸频率为12次/分,其每分通气量为6000ml/min,而肺泡通气量则为(500ml - 150ml)× 12 = 4200ml/min。由于无效腔的存在,从通气效率来看,深而慢的呼吸比浅而快的呼吸效率要高。

表5-1　不同呼吸频率和潮气量时的肺通气量和肺泡通气量

呼吸频率(次/分钟)	潮气量(ml)	肺通气量(ml/min)	肺泡通气量(ml/min)
12	500	6000	4200
6	1000	6000	5100
24	250	6000	2400

第二节 肺换气和组织换气

 病例

　　患者,45 岁,男,在建筑工地劳动淋雨后突然出现畏寒、高热、全身肌肉酸痛、咳嗽、咳铁锈色痰、胸痛、呼吸困难急诊入院。查体:急性病容、口角和鼻有单纯疱疹。体温38.8℃,脉搏84 次/分,呼吸 22 次/分,血压 120/80mmHg。检查:血象:中性粒细胞增高,有核左移;X 线检查:两肺纹理增加、并见大片密度均匀的阴影;痰涂片及培养:有致病菌。诊断:肺炎。

　　请问:1. 肺炎病人体温升高的原因是什么?

　　　　　2. 引起肺炎病人呼吸困难的主要机制是什么?

　　气体交换包括肺换气和组织换气,前者指肺泡与肺毛细血管之间的 O_2 与 CO_2 的交换,后者指血液与组织细胞之间的 O_2 与 CO_2 交换。

一、气体交换的原理

　　根据物理学原理,气体分子不停地进行着无定向的运动,其结果是气体分子从压力高处向压力低处发生净转移,这一过程称为气体扩散。扩散的动力源于两处气体分子之间的压力差。压力差愈大,气体分子扩散速率愈大。扩散速率是指单位时间内气体分子扩散的量。在相同条件下,气体扩散速率和气体分子量的平方根成反比。如果扩散发生于气相和液相之间,则扩散速率还与气体在溶液中的溶解度成正比。溶解度是单位分压下溶解于单位容积溶液中的气体量。一般以 1 个大气压、38℃时 100ml 液体中溶解的气体毫升数来表示。当气体与液体(血浆、组织液)接触时,气体分子不断地溶解于液体中,而溶解的气体分子也可以不断地从液体中逸出。这种溶解的气体分子从液体中逸出的力称为张力。也就是说,张力相当于液体中的气体分压。肺换气和组织换气的动力是气体的分压差。分压差决定着气体交换的方向、量和速度。

　　在混合气体的总压力中,某种气体所占有的压力,称为该气体的分压。混合气体的总压力是各组成气体的分压之和。气体的分压可用总气压乘以该气体在混合气体中所占有的容积百分比来求得。例如,海平面上空气的总压力是 760mmHg,其中 O_2 所占的容积百分比约为 20.84% ,则 O_2 的分压为:$760 \times 20.84\% = 159mmHg$,$CO_2$ 在空气中的容积百分比约为0.04% ,同理计算出 CO_2 的分压约为 0.03mmHg。肺泡、血液及组织 O_2 与 CO_2 的分压如下表(表5-2)。

表5-2　肺泡、血液及组织 O_2 与 CO_2 的分压（单位：mmHg）

项目	肺泡气	动脉血	静脉血	组织液
O_2	102	100	40	30
CO_2	40	40	46	50

由表 5-2 可见,肺泡气、血液及组织液内的 O_2 和 CO_2 分压不相同,彼此之间存在着分压差。于是气体就可以从分压高处向分压低处扩散(图 5-6)。

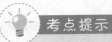

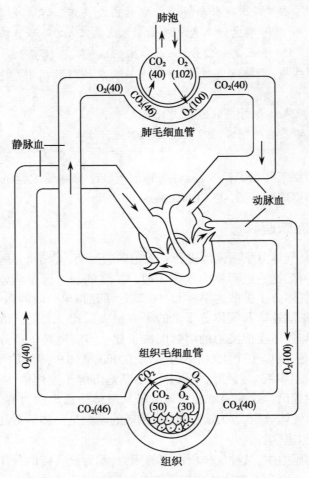

图 5-6 气体交换示意图

二、肺换气

由表 5-2 可见,肺泡内的 O_2 分压为 102mmHg,高于静脉血中的氧分压 40mmHg。因此,O_2 在分压差的作用下通过呼吸膜向静脉血中扩散;静脉血中的 CO_2 分压为 46mmHg,高于肺泡中的 CO_2 分压 40mmHg。因此,CO_2 在分压差的作用下向肺泡内扩散。这样就实现了肺换气,使流经肺部的静脉血变成了动脉血。影响肺换气的因素主要有以下几个方面。

1. 气体扩散速率 气体扩散速率与气体分压差及溶解度成正比,而与气体分子量平方根成反比。CO_2 在血液中的溶解度约为 O_2 的 24 倍;CO_2 与 O_2 的分子量的平方根之比为 1.14:1;肺泡与血液之间 O_2 的分压差是 CO_2 分压差的 10 倍。因此,CO_2 的扩散速率是 O_2 的 2 倍。所以当肺换气功能发生障碍时,缺氧往往比 CO_2 积聚要早出现。

2. 呼吸膜的厚度和扩散面积 呼吸膜是由肺泡壁、毛细血管壁和两者之间的组织构成。正常呼吸膜由六层结构组成：①含肺泡表面活性物质的液体层。②肺泡上皮细胞层。③上皮基底膜。④间质。⑤毛细血管基底膜。⑥毛细血管内皮细胞层（图5-7）。正常的呼吸膜很薄，平均厚度约0.6μm，气体很容易透过呼吸膜而扩散。正常成人呼吸膜的扩散面积约为40m²，运动时肺毛细血管扩张和开放的数目增加，可达60～100m²，气体交换速率增加。在某些病理情况下，如肺纤维化、肺水肿、肺炎时，呼吸膜增厚，气体交换速率减慢；又如肺气肿、肺萎陷时，可使扩散面积减小，肺换气量也会减少。任何能使呼吸膜厚度增加或使肺扩散面积减小的病理因素，都可使气体扩散量减少，从而使肺换气效率降低。

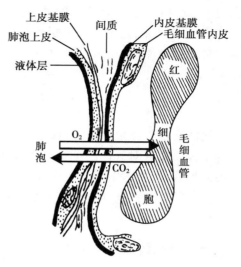

图5-7 呼吸膜结构示意图

3. 通气/血流比值 是指每分钟肺泡通气量与每分钟肺血流量的比值。正常成人安静时每分钟肺泡通气量约为4.2L，每分钟肺血流量约为5L，其比值为0.84，此时的肺泡通气量与肺血流量最相匹配，气体交换的效率最高（图5-8，A）。如果通气/血流比值增大，意味着肺通气过度或肺血流量减少，例如肺动脉部分栓塞，使部分肺内血流减少，该部分肺泡气不能充分与血液进行气体交换，造成肺泡无效腔增大，气体交换的效率也会降低（图5-8，B）。如果通气/血流比值减小，意味着肺通气不足或肺血流量过多，例如肺不张或支气管痉挛时，流经通气不良肺泡的部分血液得不到充分的气体交换，出现了功能性动-静脉短路（图5-8，C），气体交换的效率降低。上述情况说明：肺泡通气量与肺血流量之间必须保持恰当的比例，才能达到最佳换气效率。

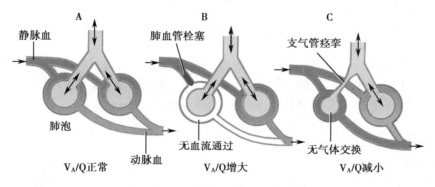

图5-8 通气/血流比值变化示意图

三、组织换气

由表5-2可见，动脉血中氧分压为100mmHg，高于组织液中的氧分压30mmHg。因此，O_2在分压差的作用下由动脉血向组织液扩散；组织液中的CO_2分压为50mmHg，高于动脉血中的CO_2分压40mmHg。因此，CO_2在分压差的作用下由组织液向动脉血中扩散。这样就实现了组织换气,使流经组织的动脉血变成了静脉血。

总之,当血液流经肺时,不断获得 O_2,排出 CO_2,使静脉血变成了动脉血;而当血液流经组织时,则不断释放出 O_2,接收 CO_2,使动脉血变成了静脉血(图5-6)。

第三节 气体在血液中的运输

气体交换是分别在肺与组织两处进行的,要完成这两次交换,必须借助于血液循环来运送气体。血液对气体的运输是通过物理溶解和化学结合两种形式进行的。化学结合是主要的形式,但物理溶解也是必不可少的。因为无论是气体分子进入血液进行化学结合,或者是化学结合的气体分子离开血液扩散到肺泡或组织以前,都必须先经过物理溶解这一阶段。

一、氧的运输

(一)物理溶解

正常人每 100ml 动脉血中 O_2 约为 20.31ml,其中溶解于血液中而被运输的 O_2 量很少,只有 0.3ml,约占血液运输 O_2 总量的 1.5%。大多数 O_2 则以化学结合方式运输。

(二)化学结合

正常人每 100ml 动脉血中以化学结合方式存在的 O_2 多达 20ml,约占 O_2 总运输量的 98.5%。O_2 的化学结合是 O_2 与红细胞内的血红蛋白(Hb)结合,形成氧合血红蛋白(HbO_2)。这种结合是疏松可逆的,能迅速地结合也能迅速解离,整个反应过程无电荷转移,不同于氧化过程,故把 O_2 与 Hb 的结合称为氧合;HbO_2 解离为 Hb 与 O_2 的过程称为氧离。是结合还是解离则取决于氧分压。血液流经肺部时,由于氧分压高,促使 Hb 与 O_2 迅速结合而形成 HbO_2;血液流经组织时,由于氧分压低,HbO_2 又迅速解离而释放出 O_2,成为去氧(还原)血红蛋白。血红蛋白和 O_2 的可逆结合可表示为:

$$Hb + O_2 \underset{O_2 \text{分压低(组织)}}{\overset{O_2 \text{分压高(肺)}}{\rightleftharpoons}} HbO_2$$

HbO_2 是鲜红色的,动脉血含 HbO_2 较多,故呈鲜红色。去氧血红蛋白是紫蓝色的,静脉血含去氧血红蛋白较多,故呈暗红色。当每 100ml 血液中去氧血红蛋白的含量达 5g 以上时,皮肤、甲床或黏膜就会出现紫蓝色,称为紫绀或发绀。

二、二氧化碳的运输

(一)物理溶解

正常成人每 100ml 静脉血约含 CO_2 约 53ml,其中以物理溶解方式运输的仅 3ml,约占总量的 5%。

(二)化学结合

血液中以化学结合方式运输的 CO_2 约占总量的 95%,其结合的方式有两种:

1. 形成氨基甲酸血红蛋白 约占 CO_2 运输总量的 7%。进入红细胞内的 CO_2 能直接与 Hb 中的自由氨基结合形成氨基甲酸血红蛋白(HbNHCOOH),并能迅速解离,结合与解离均不需要酶的参与,主要取决于血液中 CO_2 分压。在组织 CO_2 分压高时结合成氨基甲酸血红

蛋白,在肺部 CO_2 分压低时又释放出 CO_2,其反应式如下:

$$CO_2 + HbNH_2 \underset{CO_2\text{ 分压低(肺)}}{\overset{CO_2\text{ 分压高(组织)}}{\rightleftharpoons}} HbNHCOOH$$

2. 形成碳酸氢盐 约占 CO_2 运输总量的 88%。CO_2 从组织扩散入血浆,因血浆中缺乏碳酸酐酶,CO_2 与 H_2O 结合生成 H_2CO_3 的量很少。绝大部分 CO_2 扩散进入红细胞内,在碳酸酐酶的作用下,CO_2 与 H_2O 结合生成 H_2CO_3,并迅速解离成 H^+ 和 HCO_3^-,其中小部分(约 1/3)HCO_3^- 与红细胞内的 K^+ 结合生成 $KHCO_3$;其余大部分(约 2/3)则顺浓度梯度透出红细胞膜而进入血浆,与血浆中的 Na^+ 结合生成 $NaHCO_3$ 在血液中运输。在 HCO_3^- 透过红细胞膜的同时,血浆中的 Cl^- 则向红细胞内转移,以保持红细胞膜两侧的电位平衡,这一过程称为 Cl^- 转移(图 5-9)。当血液流经肺部时,由于肺泡内的 CO_2 分压低,上述反应则向相反的方向进行,CO_2 被释放排出。

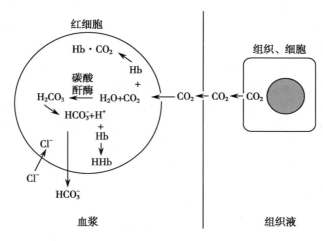

图 5-9 二氧化碳以碳酸氢盐形式运输示意图

第四节 呼吸运动的调节

正常的呼吸运动总是有节律性的进行,当内、外环境因素变化引起人体代谢水平改变时,呼吸节律会自动随之改变,使肺通气量与机体代谢水平相适应。这些作用都是通过神经系统的调节而实现的。

一、呼吸中枢

呼吸中枢是中枢神经系统内产生和调节呼吸运动的神经细胞群。它们分布在脊髓、脑干和大脑皮层等部位,对呼吸运动具有不同的调节作用,且相互协调、相互制约。

(一)脊髓的呼吸运动神经元
节律性的呼吸运动是由呼吸肌有节律性地收缩与舒张形成的。呼吸肌为骨骼肌,受脊髓的呼吸运动神经元发出的膈神经和肋间神经所支配,这些神经元无自动节律性活动,若在脊髓与延髓之间横断而只保留脊髓的动物,便丧失呼吸运动的能力。说明脊髓的呼吸运动神经元只能在高位呼吸中枢的控制下进行活动。

（二）延髓呼吸中枢

实验证明延髓是管理呼吸运动的基本中枢,可独立地产生节律性呼吸。延髓呼吸神经元主要集中分布在背内侧和腹外侧两个区域,两侧对称,分别称为背侧呼吸组和腹侧呼吸组。背侧呼吸组大多数属于吸气神经元,下行纤维至脊髓,主要支配膈肌和肋间外肌的前角运动神经元。腹侧呼吸组的呼吸神经元主要集中在疑核、后疑核和面神经后核附近,下行纤维有的支配脊髓的呼吸运动神经元,有的支配咽喉部的呼吸辅助肌。实验证明,在延髓与脑桥交界处切断脑干,动物仍保持一定的节律性呼吸,但这种呼吸节律很不规则,出现喘息样呼吸。说明延髓是产生节律性呼吸运动的基本中枢,但正常呼吸运动还需要依靠延髓以上部位,特别是脑桥的调节。

（三）脑桥对呼吸运动的调节

脑桥内呼吸神经元主要集中在臂旁内侧核及其外侧,它与延髓的呼吸神经元之间有广泛的双向联系,具有调整延髓呼吸中枢节律性活动的作用,能抑制延髓吸气中枢,促使吸气向呼气转化,防止吸气过深过长。动物实验观察到,保留脑桥与延髓的正常联系,动物一般可维持趋于正常的呼吸节律。这一结果说明脑桥也是维持节律性呼吸的重要部位,通常被称为呼吸调整中枢。

（四）大脑皮质对呼吸运动的调节

人在睡眠、麻醉或昏迷时仍能保持节律性呼吸运动,说明大脑皮质对自动节律性呼吸的形成是无关紧要的;但人可以有意识地控制呼吸的频率及深度。日常生活中的语言、唱歌、啼笑都必须依靠呼吸在深度和频率上的相应配合,这些都是在大脑皮质的控制和精细调节下进行的;大脑皮质还能通过条件反射调节呼吸运动的变化。如运动员看见或听到竞赛信号时,呼吸运动即开始加深加快。这些都说明大脑皮质对呼吸具有随意调节作用。

二、呼吸的反射性调节

呼吸中枢可以接受许多内、外感受器的传入冲动,反射性地调节或影响呼吸运动,使呼吸的频率和深度发生改变,使肺通气量适应机体代谢活动的需要。根据刺激的性质及感受器的不同,可分为化学感受性反射和机械感受性反射。

（一）肺牵张反射

在支气管和细支气管的平滑肌内有对牵张刺激敏感的感受器,称为牵张感受器。由于肺的扩张或缩小引起的反射性呼吸运动变化称为肺牵张反射(也称黑-伯反射)。由于此反射的传入神经为迷走神经,故又称"肺-迷走反射"。其反射过程是:吸气使肺扩张到一定程度时,肺牵张感受器受牵拉刺激而兴奋,冲动沿迷走神经传至延髓,使吸气切断机制兴奋,吸气神经元受抑制,从而切断吸气转入呼气;呼气使肺缩小时,肺牵张感受器受牵拉程度降低,经迷走神经传入延髓的冲动减少,对延髓吸气神经元的抑制解除,吸气神经元兴奋转为吸气。肺牵张反射的生理意义是:防止吸气过长过深,促使吸气转为呼气,与脑桥呼吸调整中枢共同调节呼吸频率和深度。如果切断动物的两侧迷走神经,呼吸则变深变慢。

（二）化学感受器反射对呼吸的调节

血液中化学成分的改变,特别是 O_2 分压、CO_2 分压及 H^+ 浓度的改变,均可刺激化学感受器,反射性地调节呼吸运动的频率和深度。

1. 化学感受器　按其所在部位可分为外周化学感受器和中枢化学感受器两种。

（1）外周化学感受器:颈动脉体和主动脉体是调节呼吸的重要外周化学感受器。外周化学感受器的适宜刺激是动脉血中的 O_2 分压、CO_2 分压和 H^+ 浓度的改变。当动脉血中 O_2 分压降低、CO_2 分压升高或 H^+ 浓度升高均可反射性地引起呼吸加深、加快。这三种刺激对感受器有协同效应,这对临床上呼吸、循环衰竭病人增强代偿性呼吸反应有重要意义。

(2)中枢化学感受器:位于延髓腹外侧、锥体外方的浅表部位,中枢化学感受器的生理刺激不是 CO_2 本身,而是脑脊液和局部细胞外液中的 H^+。在体内,CO_2 可以迅速地通过血脑屏障,使脑脊液中的 H^+ 浓度升高,刺激中枢化学感受器,从而兴奋呼吸中枢。由于脑脊液中碳酸酐酶的含量很少,CO_2 与 H_2O 化合的反应较慢,所以中枢化学感受器对 CO_2 的反应有一个时间延迟。另外,血液中的 H^+ 不易通过血脑屏障,故血液 pH 的变动对中枢化学感受器的直接作用较小。

2. CO_2、O_2 和 H^+ 对呼吸的调节

(1)CO_2 对呼吸的影响:CO_2 对呼吸有很强的刺激作用。如果血液中 CO_2 含量过低,例如过度通气,排出 CO_2 过多时,可使呼吸减弱甚至暂停。当吸入气中 CO_2 含量增加在 4% 以下时,呼吸随着 CO_2 的增加而加深加快,肺通气量增加,使肺泡气和动脉血中 CO_2 分压维持在近于正常的水平。当吸入气中 CO_2 含量超过 7% 时,肺通气量的增加已达上限,导致肺泡气和动脉血 CO_2 分压陡升,体内 CO_2 蓄积,使中枢神经系统(包括呼吸中枢)的活动均受到抑制,出现呼吸困难、头痛、头昏,甚至昏迷等症状。

CO_2 兴奋呼吸中枢的作用通过两条途径:主要是刺激中枢化学感受器,其次是刺激外周化学感受器,反射性地兴奋呼吸中枢。当血液中 CO_2 分压升高时,CO_2 迅速透过血脑屏障而进入脑脊液,与其中的 H_2O 在碳酸酐酶的作用下生成 H_2CO_3,随即解离出 H^+ 以刺激中枢化学感受器。再通过一定的神经联系使延髓呼吸中枢神经元兴奋从而增强呼吸运动。其次,血液中 CO_2 分压升高时刺激颈动脉体和主动脉体的外周化学感受器,反射性地兴奋呼吸中枢,使呼吸运动增强。

(2)低 O_2 对呼吸的影响:低 O_2 通过刺激外周化学感受器,反射性地使呼吸加深加快;低 O_2 对呼吸中枢的直接作用是抑制。轻度低 O_2 时其反射效应能对抗低 O_2 对中枢的抑制作用而表现为呼吸运动增强。严重低 O_2 时,其反射效应不能对抗低 O_2 对中枢的抑制作用,则呼吸运动减弱,甚至停止。

(3)H^+ 对呼吸的影响:动脉血中 H^+ 浓度升高可反射性地使呼吸加深加快;反之则呼吸变浅变慢。临床上代谢性酸中毒的病人呼吸加深加快;而代谢性碱中毒的病人呼吸变浅变慢,都说明 H^+ 浓度升高有增强呼吸运动的作用。H^+ 浓度升高刺激呼吸的

考点提示

严重慢性支气管炎、肺心病等患者吸氧原则

途径与 CO_2 相似,也是通过刺激外周化学感受器和中枢化学感受器这两条途径而实现的,但以前者为主。因为血液中 H^+ 不易通过血-脑屏障,限制了它对中枢化学感受器的刺激作用。另外,H^+ 浓度升高使呼吸运动加强,会造成 CO_2 过多地排出体外,以致血液 CO_2 分压降低,转而抑制呼吸。因此,H^+ 浓度升高对呼吸的刺激作用不如 CO_2 分压升高的作用明显。

(三)防御性呼吸反射

1. 咳嗽反射　咳嗽是一种常见的重要防御反射,其感受器存在于气管和支气管的黏膜中。当这些部位受刺激时,冲动沿迷走神经到达延髓发动咳嗽反射。咳嗽时先深吸气,接着声门紧闭,呼吸肌强烈收缩,肺内压和胸内压都迅速上升,然后声门突然开放,气体快速由肺冲出,将存留在呼吸道中的分泌物或异物等排出体外,起着清洁和疏通呼吸道的作用。

2. 喷嚏反射　喷嚏反射的感受器存在于鼻腔黏膜中,传入神经是三叉神经,其反射效

应是悬雍垂下降和舌压向软腭,肺内气体急速冲出鼻腔,起到清除鼻腔中异物的作用。

 本章小结

呼吸是机体与环境之间的 O_2 和 CO_2 气体交换过程。呼吸运动是实现肺通气的原动力,而肺内压与大气压之间的压力差是实现肺通气的直接动力。肺通气的阻力有弹性阻力和非弹性阻力两种。弹性阻力主要来自肺泡表面张力,非弹性阻力主要来自气道阻力。肺泡表面活性物质可以降低肺泡表面张力,保持肺的扩张,防止肺水肿,维持大小肺泡的稳定。胸膜腔负压主要由肺弹性回缩力造成,其作用是维持肺扩张和促进静脉血和淋巴液回流。肺容量是指肺容纳的气量,衡量肺通气功能的最有效指标是用力呼气量,肺通气量包括每分钟肺通气量和每分钟肺泡通气量。气体交换的动力是气体分压差。O_2 或 CO_2 总是从分压高的地方向分压低的地方扩散。O_2 和 CO_2 在血液中的运输是以物理溶解和化学结合两种方式进行的,其中 O_2 主要是以 HbO_2 方式运输,而 CO_2 主要是以碳酸氢盐方式运输。呼吸运动受呼吸中枢的控制,延髓和脑桥是产生和维持正常呼吸节律的主要部位。血中 O_2、CO_2、H^+ 浓度的变化可以通过化学感受器反射性地调节呼吸运动。

(郭明广 臧建峰)

 目标测试

A₁ 型题

1. 肺总容量等于

   A. 潮气量+肺活量   B. 潮气量+功能余气量   C. 余气量+补吸气量

   D. 余气量+肺活量   E. 余气量+功能余气量

2. 胸膜腔内压等于

   A. 大气压−非弹性阻力   B. 大气压+跨肺压   C. 大气压+跨胸壁压

   D. 大气压−肺的回缩力   E. 大气压+肺弹性回缩力

3. 在动物实验中,暴露家兔颈部的双侧迷走神经并进行切断,则家兔的呼吸将发生什么变化

   A. 呼吸频率加快   B. 呼吸幅度减小   C. 吸气时相缩短

   D. 呼吸变深变慢   E. 呼吸节律不变

4. 血中 PCO_2 升高引起呼吸加深加快主要是因为

   A. 直接刺激中枢的呼吸神经元   B. 刺激中枢化学感受器

   C. 刺激颈动脉体和主动脉体感受器   D. 刺激颈动脉窦和主动脉弓感受器

   E. 刺激外周化学感受器

5. 呼吸频率加倍,潮气量减半时,将使

   A. 每分通气量增加   B. 每分通气量减少   C. 肺泡通气量增加

   D. 肺泡通气量减少   E. 肺泡通气量不变

6. 肺通气的原动力是

   A. 胸内压的变化   B. 胸主动舒缩

C. 外界环境与肺内压力差   D. 呼吸肌的舒缩

E. 肺泡表面活性物质的作用

7. 血液中 CO_2 的主要运输形式是

    A. 去氧血红蛋白   B. 氧合血红蛋白   C. 碳酸氢盐

    D. 物理溶解   E. 氨基甲酸血红蛋白

8. 北方农村某农户,冬季采用炉灶取暖,家里老人晨起后感到胸闷,呼吸困难,皮肤黏膜呈现樱桃红色,引起这些症状的污染物最可能是

    A. 二氧化氮   B. 甲醛   C. 一氧化碳

    D. 二氧化碳   E. 二氧化硫

9. 支气管哮喘病人呼气比吸气更为困难的原因是

    A. 吸气是主动的,呼气是被动的

    B. 吸气时肺部弹性阻力减小,呼气时弹性阻力增大

    C. 吸气时胸内负压减小,呼气时增大

    D. 吸气时气道阻力减小,呼气时气道阻力增大

    E. 吸气时胸廓弹性阻力减小,呼气时增大

10. 肺表面活性物质减少将导致

    A. 肺难以扩张   B. 肺弹性阻力减少

    C. 肺顺应性增大   D. 肺泡内液体表面张力降低

    E. 小肺泡内压小于大肺泡内压

11. 阻塞性肺气肿病人肺通气指标肯定下降的是

    A. 一秒用力呼气量   B. 肺活量   C. 潮气量

    D. 功能残气量   E. 肺总量

12. 决定肺部气体交换方向的主要因素是

    A. 气体的溶解度   B. 气体的分压差   C. 肺泡膜的通透性

    D. 气体分子量的大小   E. 气体和血红蛋白的亲和力

13. 体内氧分压最高的部位是

    A. 动脉血   B. 静脉血   C. 组织液

    D. 淋巴液   E. 肺泡气

14. 体内 CO_2 分压最高的部位是

    A. 静脉血液   B. 毛细血管血液   C. 动脉血液

    D. 组织液   E. 细胞内液

15. 每分通气量和肺泡通气量之差等于

    A. 潮气量×呼吸频率   B. 功能余气量×呼吸频率

    C. 余气量×呼吸频率   D. 无效腔气量×呼吸频率

    E. 肺活量×呼吸频率

16. 缺氧引起呼吸加深加快的原因是

    A. 直接刺激呼吸中枢   B. 刺激中枢化学感受器

    C. 刺激外周化学感受器   D. 刺激呼吸肌

    E. 通过肺牵张反射

第六章　消化与吸收

学习目标

1. 掌握:胃液及其作用;小肠内消化液及其作用;吸收的主要部位;副交感神经和交感神经对消化道的主要作用。
2. 熟悉:胃的运动形式及排空;小肠的运动形式;营养物质的吸收;胃肠道激素的主要作用。
3. 了解:食物在口腔内的消化过程;大肠的功能。

病例

　　患者,男,40岁。上腹部偏左周期性疼痛3年,一般较轻,多为钝痛,能忍受,呈反复周期性发作。伴有反酸、嗳气等症状,多在春秋季节发作。疼痛多在餐后半小时出现,持续1~2小时后逐渐消失,直到下次进餐后重复出现上述症状。每一次发作短则数天,长则数月,经治疗后好转或自行缓解。发作期与缓解期交替出现。

　　检查结果:胃镜检查显示胃小弯处黏膜溃疡,基底部有白色或灰白色厚苔,边缘整齐,周围黏膜充血、水肿、易出血。病检结果为良性溃疡。幽门螺旋杆菌检测阳性;粪便潜血阳性。

　　请问:1. 消化液有几种? 它们各自的成分及其作用是什么?
　　　　　2. 胃液分泌过多对机体有何危害?
　　　　　3. 胃黏膜如何保护自身免受胃液侵蚀?

　　人体的消化系统由消化管和消化腺两部分组成,消化系统的主要功能是消化从外界摄取的食物和吸收各种营养物质,为机体提供新陈代谢所需的物质和能量,并将未被消化和吸收的食物残渣及其他一些代谢产物以粪便的形式排出体外。此外,还有内分泌功能等。消化是指食物在消化道内被分解成小分子物质的过程。消化有两种方式,即机械性消化和化学性消化。机械性消化是指通过消化道的运动来实现的,是通过消化道肌肉的运动将食物磨碎,使食物与消化液充分混合,同时将其推送到消化道远端;化学性消化是指通过消化液的作用来实现的,是通过消化液的各种化学成分,将食物分解成小分子物质。两种消化方式同时进行,互相配合。吸收是指食物经消化后,透过消化道黏膜进入血液和淋巴的过程。吸收的营养物质有糖

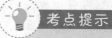
考点提示

消化、吸收的概念

108

类、脂肪、蛋白质、水、无机盐和维生素六大营养素,前三类营养物质需要经消化后才能被吸收。所以,消化是吸收的前提,吸收是消化的结果,二者是相辅相成、紧密联系的过程。如果消化和吸收功能发生障碍,人体就会出现各种营养失调甚至导致疾病。

第一节 口腔内消化

消化过程从口腔开始,食物在口腔内被咀嚼,经唾液作用后而吞咽。口腔内的消化主要是机械性消化,通过咀嚼和吞咽来实现,而化学性消化较弱。通过上述活动,为食物在胃肠道内进一步消化创造了有利条件。此外,食物对口腔的刺激还可反射性地引起胃肠活动增强和消化液分泌增加。

一、唾液

人的口腔内有三对大的唾液腺,即腮腺、颌下腺与舌下腺。此外,口腔黏膜中还有许多小的唾液腺,它们均有导管开口于口腔黏膜,这些大小唾液腺分泌的混合液称为唾液。

(一)唾液的性质和成分

唾液是无色无味、pH 为 6.6~7.1 的低渗液体,其中水约占 99%,还有少量的有机物和无机物。有机物主要包括黏蛋白、球蛋白、唾液淀粉酶和溶菌酶等。无机物主要有 Na^+、K^+、Ca^{2+}、Cl^-、HCO_3^- 等。正常人每日分泌的唾液量为 1.0~1.5L。

(二)唾液的作用

唾液的主要作用有:①湿润和溶解食物:有利于咀嚼、吞咽和引起味觉。②清洁和保护口腔:可清除口腔内残余食物,当有害物质进入口腔时可引起唾液大量分泌,起到中和、冲洗和清除有害物质的作用。唾液中的溶菌酶还有杀菌作用。③分解淀粉:唾液中的唾液淀粉酶(最适 pH 为 7.0)可将淀粉分解为麦芽糖。当该酶随食物入胃后仍可继续发挥作用,直到胃内 pH < 4.5 时,此酶失去活性。

(三)唾液分泌的调节

唾液分泌的调节完全属于神经调节,包括非条件反射和条件反射。通常在进食时,两种反射调节同时存在。控制唾液分泌的基本中枢位于延髓,下丘脑和大脑皮层还存在高级中枢。

1. 非条件反射 食物进入口腔后产生的理化刺激引起口腔黏膜、舌、咽等处的感受器兴奋,冲动沿第 V、VII、IX、X 对脑神经中的传入纤维传至中枢,经中枢整合后冲动沿副交感和交感神经传至唾液腺,引起唾液分泌增加(以副交感神经为主)。

2. 条件反射 日常生活中,食物的外观、气味、进食环境乃至语言文字描述,都可形成条件反射,引起唾液分泌。如"望梅止渴"等。

二、咀嚼与吞咽

(一)咀嚼

咀嚼是通过咀嚼肌群协调而有序的收缩,使下颌向上颌方向反复运动完成的复杂的反射活动。咀嚼肌是骨骼肌,可做随意运动。在通常情况下,咀嚼运动受口腔内感受器和咀嚼肌本体感受器传入冲动的调节。

咀嚼有利于化学性消化的进行。此外,咀嚼还能增强食物对口腔内感受器的刺激,反射性地加强消化道下段的运动和消化腺的分泌,为食物的进一步消化准备条件。

(二)吞咽

吞咽是指食团由咽和食管进入胃的过程。吞咽可随意发生,但整个过程是一系列高度协调的反射活动。根据食团经过的部位将吞咽动作分为三个阶段。

1. 由口腔至咽 这是在大脑皮层控制下的随意动作,主要依靠舌的翻卷运动,将食团由舌背推至咽部。

2. 由咽至食管上端 食团刺激咽部感受器,反射性地引起咽部肌群的有序收缩,使软腭和腭垂上举,咽后壁前凸,封闭鼻咽通道;声带内收,关闭声门,喉头上移并紧贴会厌,封闭咽与气管之间的通道,导致呼吸暂停,从而避免了食物进入呼吸道。由于喉头上移,咽肌收缩,食管上端括约肌舒张,食团被挤入食管。

3. 由食管至胃 食团进入食管后,刺激食管蠕动,将食团推送入胃。

蠕动是消化道平滑肌共有的一种运动形式。这是一种向前推进的波形运动,表现为食团上端平滑肌收缩,下端平滑肌舒张,食团被挤入舒张部分。由于蠕动波的依次推进,食团不断下移被推送入胃。

在食管和胃连接处上段,有一高压区,其内压比胃内高 5 ~ 10mmHg,可阻止胃内容物反流入食管,起到生理性括约肌的作用,此段食管称为食管下括约肌。它的张力受神经-体液调节,当食物经过食管时,刺激食管壁的感受器,反射性地引起食管括约肌舒张,使食物顺利入胃。

吞咽反射的基本中枢位于延髓,其传入纤维在第Ⅴ、Ⅸ、Ⅹ对脑神经中,支配舌咽部肌肉的传出纤维在第Ⅴ、Ⅸ、Ⅹ对脑神经中,支配食管的传出纤维在第Ⅹ对脑神经中。在深度麻醉、昏迷或脑神经功能障碍(如偏瘫)的病人,其吞咽功能障碍,进食时食物(尤其是流质)易误入气管。

第二节 胃 内 消 化

胃的主要功能是暂时储存食物,并进行初步的消化。胃是消化道中最膨大的部分,成人的胃一般可容纳 1 ~ 2L 食物。在胃内通过机械性消化将食物进一步磨碎,并与胃液混合成为食糜。通过化学性消化,将食物中蛋白质初步分解。此后胃内容物排入十二指肠。

一、胃液及其作用

胃内的化学性消化是通过胃液作用而实现的。胃液是由胃腺与胃黏膜上皮细胞的分泌物共同构成的。胃腺分三种:①贲门腺:分布在胃与食管连接处的宽约 1 ~ 4cm 的环状区内,分泌黏液,为黏液腺。②泌酸腺:分布在胃底和胃体部,由主细胞(分泌胃蛋白酶原)、壁细胞(分泌盐酸和内因子)及颈黏液细胞(分泌黏液)组成。③幽门腺:分布在幽门部,分泌碱性黏液。另外,胃黏膜内还含有多种内分泌细胞,通过分泌胃肠激素来调节消化道和消化腺的活动。如分布于胃窦部的 G 细胞可分泌胃泌素(促胃液素)。

胃液是一种无色的酸性液体,pH 为 0.9 ~ 1.5。正常成人每日分泌的胃液量为 1.5 ~ 2.5L。

(一)胃液的成分及作用

胃液中的主要成分为盐酸、胃蛋白酶原、黏液和碳酸氢盐、内因子,其余的为水、HCO_3^-、Na^+、K^+ 等无机物。

1. 盐酸 盐酸由泌酸腺中的壁细胞分泌,又称胃酸。它以两种形式存在:一种为游离酸;另一种为结合酸,即与蛋白质结合的盐酸蛋白质,二者合称总酸,其中游离酸占绝大部分。正常人空腹时盐酸排

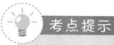

考点提示

胃液的主要成分

出量为 0 ~ 5mmol/h,称为基础胃酸分泌。基础胃酸分泌在不同人或同一个人在不同时间也有所不同。男性的基础胃酸分泌高于女性,50 岁以后,分泌有所下降。且存在着昼夜节律性,即早晨 5 ~ 11 时分泌最低,下午 6 时至次日凌晨 1 时分泌最高。在食物或某些药物(如组胺)作用下,盐酸排出量大大增加,最大排出量可达 20 ~ 25mmol/小时。盐酸最大排出量主要取决于壁细胞的数量,与壁细胞的功能状态也有一定关系。

盐酸的生理作用有:①激活胃蛋白酶原,使其转变为有活性的胃蛋白酶,并为该酶提供适宜的酸性环境。②使食物中的蛋白质变性,易于分解。③杀死随食物进入胃内的细菌。④盐酸进入小肠后可促

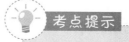

考点提示

盐酸的生理作用

进胰液、胆汁和小肠液的分泌。⑤盐酸所造成的酸性环境,有利于小肠对铁和钙的吸收。

当盐酸分泌过少,会引起食欲缺乏、腹胀、消化不良和贫血等;若分泌过多,对胃和十二指肠黏膜有损害,这可能是引起溃疡的重要原因之一。

2. 胃蛋白酶原 胃蛋白酶原主要由泌酸腺的主细胞合成和分泌,在盐酸的作用下转变为具有活性的胃蛋白酶。已具有活性的胃蛋白酶对胃蛋白酶原也有激活作用。胃蛋白酶的功能是分解蛋白质为䏡和胨、少量的多肽和氨基酸。胃蛋白酶最适 pH 为 1.8 ~ 3.5,随着 pH 的增高,其活性降低,当 pH > 5.0 时便失活。临床上常采用胃蛋白酶与稀盐酸合用来治疗消化不良。

3. 黏液和碳酸氢盐 胃液中的黏液是由黏膜表面的上皮细胞、泌酸腺的颈黏液细胞、贲门腺和幽门腺共同分泌的,其主要成分为糖蛋白。黏液具有较高的黏滞性和形成凝胶的特性,分泌后覆盖于胃黏膜表面,在胃黏膜表面形成一层薄的保护层。保护层起润滑作用,主要是减少粗糙食物对胃黏膜的机械性损伤。黏液与上皮细胞分泌的 HCO_3^- 组成的一个屏障,称为黏液-碳酸氢盐屏障(图6-1)。该屏障将胃蛋白酶与胃黏膜相隔离,并中和 H^+,减缓 H^+ 向黏膜弥散,从而防止了胃酸对胃黏膜的直接侵蚀和胃蛋白酶对胃黏膜的消化作用,起到有效地保护胃黏膜的作用。

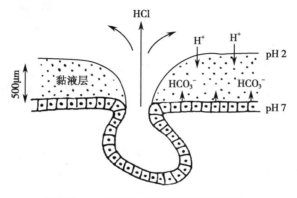

图6-1 黏液-碳酸氢盐屏障模式图

除黏液-碳酸氢盐屏障外,由胃黏膜上皮细胞膜和细胞间的紧密连接所构成的胃黏膜屏障,能防止胃腔内的 H^+ 向胃黏膜上皮细胞内扩散。这样既能使盐酸在胃腔内适应消化的需要,又能使胃壁各层免遭 H^+ 逆向扩散的损害。此外,胃和十二指肠黏膜能合成和释放某些物质,起到很强的细胞保护作用。许多因素如酒精、胆盐、阿司匹林等药物以及幽门螺杆菌感染,均可破坏或削弱胃黏膜屏障,降低细胞保护作用,严重时可造成胃黏膜的损伤,引起胃炎或消化性溃疡。

4. 内因子　内因子是泌酸腺中壁细胞分泌的一种糖蛋白。它能保护维生素 B_{12} 不被小肠内蛋白水解酶破坏,并与回肠黏膜上皮细胞的特异性受体结合,促进维生素 B_{12} 的吸收。如果内因子分泌不足,就会导致维生素 B_{12} 吸收不良,影响红细胞的生成,造成巨幼红细胞性贫血。

(二)胃液分泌的调节

1. 消化期的胃液分泌　空腹时胃液分泌量很少。进食后,在神经和体液因素的调节下,胃液分泌明显增多,称为消化期胃液分泌。根据消化道感受食物刺激的部位,将消化期胃液分泌分为头期、胃期和肠期三个时相。

(1)头期:头期胃液分泌是由进食动作而引起。此过程包括条件反射和非条件反射。头期胃液分泌的特点是分泌量大、持续时间长、酸度高和胃蛋白酶原含量多,因而消化力强。

(2)胃期:胃期胃液分泌是指食物入胃后引起的胃液分泌。胃期分泌的特点是分泌量大、持续时间长、酸度高,但胃蛋白酶原的含量比头期略少,故消化力比头期弱。

(3)肠期:肠期胃液分泌是指食物进入小肠上段(主要是十二指肠)后引起的胃液分泌。肠期分泌的特点是胃液分泌量少,总酸度和胃蛋白酶原含量均较低。

2. 胃液分泌的抑制性调节　正常的胃液分泌过程还受到多种抑制性因素的调节。主要有盐酸、脂肪和高渗溶液,分别通过神经-体液途径来抑制胃液分泌。

二、胃的运动

食物在胃内的机械性消化是通过胃的运动而实现的。在非消化期,胃并无明显的运动,只是在进食后的消化期,胃的运动才变得明显起来。胃的运动主要有容纳食物、对食物进行机械性消化及将食糜排入十二指肠的作用。

(一)胃运动的形式

1. 紧张性收缩　胃壁平滑肌经常处于一定程度的缓慢持续的收缩状态,称为紧张性收缩。胃充盈后,紧张性收缩加强,胃内压上升,一方面促使胃

考点提示
胃运动的形式

液渗入食物,有利于化学性消化;另一方面由于胃内压增加,使胃与十二指肠之间的压力差增大,促进食糜向十二指肠方向推送。此外,紧张性收缩对于维持胃的形态和位置有重要意义。

2. 容受性舒张　咀嚼和吞咽时,食物刺激了咽和食管等处感受器,反射性地引起胃底和胃体平滑肌的舒张,胃的容积增大,称为容受性舒张。胃内无食物时,胃容积约为50ml,进食后,由于胃的容受性舒张,胃容积可增大至1.5L左右,而胃内压升高却很少。这样有利于食物在胃内充分消化,避免食糜过早的排入十二指肠。

3. 蠕动　食物入胃后约5分钟开始蠕动。蠕动从胃的中部开始,逐渐向幽门方向传播。蠕动波约1分钟左右到达幽门,通常是一波未平,一波又起,其频率约为每分钟3次。蠕动

波初起时波幅较小,向幽门传播推进过程中,波幅和速度逐渐增加,当到达胃窦接近幽门时,收缩力加强,传播速度也加快,在幽门括约肌舒张时,将少量(1~2ml)食糜排入十二指肠。当幽门括约肌收缩时或蠕动波超越食物先到达胃窦,引起胃窦终末部的有力收缩,胃窦内食物反而被挤回胃体,食糜的这种后退有利于块状食物在胃内进一步磨碎。固体食物通过多次来回地推进和后退,与胃液充分混合并研磨成小的颗粒,与液体一起形成食糜,通过幽门排入十二指肠。

由上可知,胃蠕动的生理作用是:①搅拌和研磨食物,促进食物与胃液混合,增大食物与消化液接触的面积,有利于机械性和化学性消化。②将食糜从胃体向幽门方向推进,并以一定的速度排入十二指肠,实现胃的排空。

(二)胃排空及其控制

1. 胃排空　食物由胃排入十二指肠的过程,称为胃排空。胃排空的速度与食糜的物理性状和化学组成有关。一般来说,稀的、液体的食物比稠的、固

考点提示

胃排空的概念

体的食物排空快;颗粒小的食物比大块的排空快;等渗溶液比非等渗溶液排空快。三大营养物质中,排空速度从快到慢依次为糖类、蛋白质、脂肪。混合食物完全排空一般需要4~6小时。

2. 胃排空的控制　胃的排空是少量而间断性的,其快慢受胃和十二指肠两方面因素的控制。胃的内容物通过扩张胃,经神经反射加强胃的运动,从而促进胃的排空。在十二指肠内,一方面因存在多种感受器,如酸、脂肪、渗透压及机械扩张等感受器,受刺激后反射性抑制胃的运动,使胃排空减慢,这种反射称为肠-胃反射。肠-胃反射对胃酸的刺激特别敏感,当小肠内pH降到3.5~4.0时,可反射性地抑制胃的运动和排空;另一方面,进入十二指肠的酸或脂肪,引起小肠黏膜释放促胰液素、抑胃肽等激素,抑制胃的运动和排空,从而延缓酸性食糜进入十二指肠。

综上所述,胃内因素与十二指肠因素是互相配合,共同作用的。食物刚入胃时,胃内食物较多,而肠内食物较少,故此时排空速度较快;随后十二指肠内抑制胃运动的因素逐渐占优势,胃的运动减慢而使胃排空暂停;当进入十二指肠的酸逐渐被中和,食物的消化产物被消化和吸收,对胃运动的抑制逐渐减弱,胃的运动又开始逐渐增强,推送另一部分食糜进入十二指肠。如此反复,直至食糜全部由胃排入十二指肠为止。可见,胃排空是间断的,并与十二指肠内的消化和吸收速度相适应。

(三)呕吐

呕吐是指胃和肠内容物被强力挤压,通过食管,从口腔排出的动作。机械性和化学性刺激作用于舌根、咽、胃、大小肠、胆总管等处的感受器可引起呕吐。消化道以外的器官,如泌尿生殖器官、视觉、味觉、嗅觉和内耳前庭位置觉等感受器受到异常刺激时也可引起呕吐。当上述感受器受到刺激时,反射性引起胃窦、膈肌和腹壁肌肉的强烈收缩,胃和食管下端舒张,将胃内容物从口腔内排出。剧烈呕吐时,十二指肠和空肠上段也强烈收缩,导致十二指肠内压高于胃内压,造成十二指肠内容物倒流入胃。因此,有时呕吐物中混有胆汁和小肠液。

呕吐动作是复杂的反射活动。感觉冲动由迷走神经和交感神经传入到延髓的呕吐中枢。呕吐中枢位于延髓外侧网状结构的背外侧缘,脑积水和脑瘤等引起颅内压增高,可直接刺激该中枢而引起呕吐。呕吐中枢与呼吸中枢、心血管中枢有密切联系,因此,呕吐时常伴

有出汗、面色苍白、心跳加快、呼吸急促等症状。呕吐可将胃内有害的物质排出,因此,它是一种具有保护意义的生理防御性反射。但呕吐对人体也有不利的一面,若长期剧烈的呕吐,不仅影响正常进食和消化活动,而且使大量消化液丢失,造成体内水、电解质和酸碱平衡的紊乱。

第三节 小肠内消化

食物消化和吸收的主要部位在小肠,因此小肠内消化是整个消化过程中最重要的阶段。由于小肠特别长,一般混合性食糜在小肠内停留 3～8 小时,它将受到小肠内胰液、胆汁和小肠液的化学性消化及小肠运动的机械性消化,许多营养物质被消化而吸收。食物通过小肠后,消化和吸收过程基本完成,未被消化和吸收的食物残渣从小肠进入大肠。

> **考点提示**
> 消化和吸收的主要部位

一、小肠内的消化液及其作用

(一)胰液

1. 胰液的性质和成分　胰腺包括内分泌和外分泌两部分。内分泌部分将在内分泌章节学习。胰液是胰腺的外分泌物,具有很强的消化作用。它是由胰腺的腺泡细胞及导管管壁细胞分泌的无色无味的碱性液体,pH 为 7.8～8.4。成人每日分泌量为 1～2L。胰液中主要成分有水、碳酸氢盐和消化酶。消化酶主要有胰淀粉酶、胰脂肪酶、胰蛋白酶原和糜蛋白酶原等,由胰腺的腺泡细胞分泌。

> **考点提示**
> 胰液的成分和作用

2. 胰液的生理作用

(1)碳酸氢盐:胰液中碳酸氢盐由胰腺小导管管壁细胞所分泌,主要作用是中和进入十二指肠的胃酸,使肠黏膜免受胃酸的侵蚀,并为小肠内多种消化酶的作用提供最适宜的碱性环境(pH 为 7～8)。

(2)胰淀粉酶:胰淀粉酶对熟或生的淀粉水解效率都很高,其水解产物为糊精、麦芽糖及麦芽寡糖。胰淀粉酶作用的最适 pH 为 6.7～7.0。

(3)胰脂肪酶:胰脂肪酶可分解三酰甘油(甘油三酯)为一酰甘油(甘油一酯)、脂肪酸和甘油。其作用的最适 pH 为 7.5～8.5。此外,胰液中还含有一定量的胆固醇脂酶和磷脂酶 A_2,它们分别水解胆固醇脂和卵磷脂。

(4)胰蛋白酶原和糜蛋白酶原:这两种酶原均不具活性,这样可防止它们对胰腺组织的自身消化。胰液进入十二指肠后,小肠液中的肠激酶可以激活胰蛋白酶原,使其变为有活性的胰蛋白酶,胰蛋白酶也能使胰蛋白酶原活化。糜蛋白酶原由胰蛋白酶激活为有活性的糜蛋白酶。胰蛋白酶和糜蛋白酶都能使蛋白质分解为胨和胨。二者协同作用时,可使蛋白质分解为小分子多肽和氨基酸。糜蛋白酶还有较强的凝乳作用。

正常胰液中还含有羧基肽酶、核糖核酸酶、脱氧核糖核酸酶等水解酶,激活后可分解各自特定的底物。

由于胰液中含有水解三大营养物质的消化酶,因而是所有消化液中消化能力最强的一种消化液。当胰液缺乏时,即使其他消化腺的分泌都正常,食物中的脂肪和蛋白质仍不能完全消化,从而影响其吸收,常可引起脂肪泻,但糖的消化和吸收基本不受影响。

(二)胆汁

胆汁是由肝细胞持续不断分泌的,分泌后由肝管流出,在消化期经胆总管至十二指肠,在非消化期由肝管转入胆囊管而储存于胆囊,当消化时再由胆囊排出至十二指肠。

1. 胆汁的性状与成分　胆汁是具有苦味的有色液体,正常成人每日分泌量为 800 ~ 1000ml。胆汁颜色由所含胆色素的种类和浓度决定,由肝直接分泌的肝胆汁呈金黄色,经胆囊储存过的胆囊胆汁则因浓缩呈深棕色。肝胆汁呈弱碱性(pH 为 7.4),胆囊胆汁因碳酸氢盐被吸收而呈弱酸性(pH 为 6.8)。

胆汁的成分除水分和 Na^+、K^+、Cl^-、Ca^{2+}、HCO_3^- 等无机成分外,还有胆盐、胆色素、胆固醇、卵磷脂、脂肪酸、黏蛋白等有机成分。胆汁中不含消化酶。胆盐是胆汁参与脂肪消化和吸收的主要成分。

胆汁中的胆盐、胆固醇和卵磷脂保持适当比例是维持胆固醇呈溶解状态的必要条件。胆汁中胆固醇过多或胆盐、卵磷脂减少时,胆固醇就容易沉积下来形成结石,这是胆石形成的原因之一。

2. 胆汁的作用　胆汁的作用主要是促进脂肪的消化和吸收。

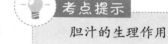
考点提示
胆汁的生理作用

(1)乳化脂肪,利于消化:胆汁中的胆盐、胆固醇和卵磷脂等均可作为乳化剂,降低脂肪的表面张力,使脂肪乳化成微滴,分散在肠腔内,增加了胰脂肪酶的作用面积,有利于脂肪的消化。

(2)促进脂肪的吸收:胆盐可与不溶解于水的脂肪分解产物(如脂肪酸、一酰甘油等)结合,形成水溶性复合物(混合微胶粒),使脂肪分解产物能通过小肠黏膜表面的静水层而到达肠黏膜,促进脂肪消化产物的吸收。

(3)促进脂溶性维生素的吸收。

(4)利胆作用:在消化期间排入十二指肠的胆盐,通过肠-肝循环返回肝脏再形成胆汁,返回肝脏的胆盐可直接刺激肝细胞分泌胆汁,这种作用被称为胆盐的利胆作用。

3. 胆囊的功能　胆囊主要有三个功能:一是储存和浓缩胆汁;二是排放所储存的胆汁进入十二指肠;三是调节胆道内压。

在非消化期,肝胆汁经胆囊管而暂时储存于胆囊。胆汁中的水分和电解质被胆囊黏膜吸收,使胆汁浓缩 4 ~ 10 倍,增加了储存的功效。胆囊的收缩、舒张可调节胆管内的压力,当壶腹括约肌收缩时,胆囊壁平滑肌舒张,从而可容纳肝胆汁的流入,降低了胆道内压,避免肝细胞受损。

在消化期,由于胆囊壁平滑肌收缩及 Oddi 括约肌松弛,胆囊胆汁可排入十二指肠,参与消化。

(三)小肠液

小肠液是由小肠黏膜中十二指肠腺和小肠腺分泌的一种弱碱性黏稠液体,pH 值约为7.6。成人每日分泌量为 1 ~ 3L,小肠液的渗透压与血浆的渗透压相等。小肠液含有水和无机盐,所含的有机物中,除黏液蛋白外,还有一种小肠腺分泌的酶,即肠激酶(肠致活酶),它可激活胰蛋白酶原,使其转化为胰蛋白酶。

小肠液的主要作用:①稀释作用:稀释消化产物,降低肠腔内容物的渗透压,有利于水和营养物质的吸收。②保护作用:弱碱性黏液能保护肠黏膜免受机械性损伤和胃酸的侵蚀;小肠黏膜上皮细胞还可分泌免疫球蛋白,能抵抗进入肠腔的有害抗原。③消化作用:肠激酶可激活胰蛋白酶原,促进蛋白质的消化。

过去认为小肠液中还含有其他各种消化酶,现在有证据表明,这些酶并非小肠腺的分泌物,而是存在于小肠黏膜绒毛上皮细胞刷状缘和上皮细胞内的几种不同的肽酶和寡糖酶。当各种寡糖或多肽同黏膜直接接触时,受到刷状缘表面寡糖酶和肽酶的作用,最后分解为可被吸收的单糖或氨基酸及小分子多肽。这些酶对肠腔内消化不起作用。

二、小肠的运动

在消化期未完全消化的食糜、水和分泌液由胃排入十二指肠。在十二指肠内,食糜与消化液的充分混合、营养物质的吸收、食糜从小肠上段向下移动及小肠内容物向大肠的推进都有赖于小肠平滑肌的收缩运动。

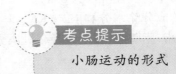

考点提示

小肠运动的形式

1. 紧张性收缩 紧张性收缩是小肠进行其他各种运动的基础,即使空腹时也存在,进食后明显加强。紧张性收缩增强时,食糜与消化液在肠腔内的混合与推进作用加快,又使食糜与肠黏膜密切接触,有利于营养物质的消化与吸收。

2. 分节运动 分节运动是小肠所特有的一种运动形式,是以肠壁环形肌为主的节律性收缩和舒张的运动。在食糜所在的一段肠管上,环形肌以一定的间隔在许多点同时收缩或舒张,把肠管内食糜分成许多节段,数秒后,收缩的部位开始舒张,而舒张的部位又开始收缩,将每段食糜分成两半,邻近的两半又重新组合成新的节段,如此反复交替进行,使食糜不断分开又不断混合搅拌(图6-2)。

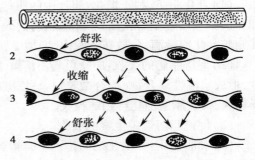

图6-2　小肠分节运动模式图

分节运动的作用是:①将食糜与消化液充分混合,有利于消化酶对食物进行消化。②使食糜与肠壁紧密接触,为吸收创造有利条件。③挤压肠壁促进血液和淋巴回流,以利于吸收。

在小肠各段,分节运动的频率不同,小肠上部活动频率较高,下部较低。在人类,十二指肠的分节运动频率为11次/分,回肠末端为8次/分,这有利于将食糜向大肠方向推进。

3. 蠕动 小肠的任何部位均可发生蠕动,其速度为0.5～2.0cm/s,近端蠕动速度较远端快。通常每个蠕动波将食糜向前推送一段距离后消失。

蠕动的意义在于使经过分节运动混合后的食糜向前推进,到达一个新的节段后再开始分节运动。蠕动和分节运动相互配合,使食糜得到彻底的消化而有利于小肠对营养物质的吸收。

在小肠内还有一种速度快(2～25cm/s)、传播远的蠕动,称为蠕动冲,它将食糜从小肠始段一直推送到小肠末端,有时可至大肠。蠕动冲可能是由吞咽动作或食糜进入十二指肠引起,某些泻药也可引起蠕动冲。此外,在十二指肠和回肠末端还常出现一种方向相反的逆蠕动,其意义在于延长食糜在小肠内消化和吸收的时间。

小肠通过蠕动推送肠内容物(包括水和气体)时产生的声音称为肠鸣音,其强弱可反映肠蠕动的情况。肠蠕动增强时,肠鸣音亢进;肠麻痹时,肠鸣音减弱或消失。

第四节 大肠的功能

大肠是消化道的末段,包括盲肠、结肠和直肠。人类的大肠内没有重要的消化活动,其主要功能有:①吸收水和电解质。②吸收由大肠内细菌产生的 B 族维生素和维生素 K。③形成并储存粪便以及将粪便排出体外。

一、大肠液及其作用

大肠液是由大肠黏膜的柱状上皮细胞和杯状细胞分泌的。其主要成分是黏液和碳酸氢盐,大肠液呈碱性(pH 8.3 ~ 8.4)。大肠液的主要作用是通过黏液蛋白保护肠黏膜,防止受机械损伤和细菌侵蚀肠壁,润滑粪便。

大肠内有许多细菌,主要来自空气和食物。大肠内的酸碱度和温度对一般细菌的繁殖极为适宜,故细菌在此大量繁殖,其中细菌约占粪便固体重量的20% ~ 30%。细菌中含有能分解食物残渣的酶。细菌对糖类和脂肪的分解称为发酵,其分解产物有乳酸、乙酸、CO_2 及甲烷等,如这类产物很多,就会刺激大肠引起腹泻;细菌对蛋白质的分解称为腐败,其分解产物有氨、硫化氢、组氨及吲哚等有毒物质,这类物质产生后一部分被吸收入血至肝内解毒,另一部分则随粪便排出。

此外,大肠内细菌还能利用简单的物质合成 B 族维生素(如硫胺素、核黄素、叶酸等)和维生素 K,经肠道吸收后被人体利用。若临床上长期或大量服用抗生素可杀灭肠道细菌,造成上述维生素的缺乏。

经细菌分解后的食物残渣及其分解产物、肠黏膜的分泌物、脱落的肠上皮细胞和大量的细菌最后一起形成粪便。

二、大肠的运动和排便

(一)大肠运动的形式

1. 袋状往返运动 由环形肌不规则的自发收缩引起,空腹时最多见,可使结肠袋中的内容物向前后两个方向作短距离的位移。

2. 分节或多袋推进运动 这是一个结肠袋或多个结肠袋收缩,是使肠内容物被推移到下一肠段的运动。

3. 蠕动 蠕动是由一些稳定向前推进的收缩波组成。大肠的蠕动少而慢,这有利于大肠吸收水分和暂时储存粪便。此外,大肠还有一种移行较快,推进距离较远的蠕动,称为集团蠕动。通常发生于饭后一小时内,可能是胃内食物进入十二指肠时,由十二指肠-结肠反射所引起。集团蠕动常起自横结肠,可将大肠内容物一直推送到大肠下端,甚至推入直肠,引起便意。对该反射敏感者,餐后或进食时可有排便感觉,这种现象多见于幼儿。

另外,精神因素如严重的焦虑、紧张、恐惧等均能影响自主神经系统的功能,从而导致结肠机能失调而引起腹痛、腹泻等结肠激惹的表现。

(二)排便

排便是一种反射活动。肠蠕动将粪便推入直肠时,刺激直肠壁内的感受器,冲动沿盆神经(副交感纤维)和腹下神经(交感纤维)传入纤维传至脊髓腰骶段的初级排便中枢,并同时传到大脑皮质引起便意。大脑皮层控制着排便活动,当环境条件允许时,传出冲动沿盆神经传出,使降结肠、乙状结肠和直肠收缩,肛门内括约肌舒张;同时阴部神经冲动减少,使肛门外括约肌舒张,于是将粪便排出体外。在排便时,腹肌和膈肌收缩,使腹内压增加,促进粪便的排出。

如果环境条件不允许,大脑皮层则发出传出冲动,抑制脊髓排便中枢的活动,排便受到抑制。如果这种情况经常发生,就会逐渐使直肠对粪便的充胀刺激失去正常的敏感性,造成粪便在大肠中停留过久,其中的水分被吸收而变得干硬,不易排出,这是产生便秘的最常见原因之一。

排便反射受大脑皮质的意识控制,昏迷或脊髓高位损伤时,初级中枢失去了大脑皮质的意识控制,可发生大便失禁。粪便在大肠内滞留过久,可引起排便困难和排便次数减少,称为便秘,这是引起痔疮和肛裂等疾病的主要原因。此外,直肠黏膜由于炎症刺激而高度敏感,即使肠内只有少量粪便和黏液,也可引起便意及排便,并在便后有排便未尽的感觉,称为"里急后重",常见于肠炎或痢疾。

第五节 吸 收

吸收是食物的消化产物、水分、电解质等通过消化道黏膜的上皮细胞进入血液和淋巴的过程。三大营养物质的吸收是在食物被消化的基础上进行的。吸收过程是正常人体获得营养物质的主要途径,因此具有重要的生理意义。

一、吸收的主要部位

消化道各段的吸收能力和速度有很大差别。小肠是吸收营养成分的主要部位,糖类、蛋白质和脂肪的消化产物大部分是在十二指肠和空肠吸收的;回肠可主动吸收胆盐和维生素B_{12}(图6-3)。此外胃黏膜能吸收酒精和少量水分,大肠能吸收少量水分,无机盐和维生素。这种差别主要取决于消化道各部分的组织结构及食物在各段内被消化的程度和停留时间。

小肠是吸收的主要部位,其依据是:①吸收面积大:人的小肠长约5~7m,它的黏膜具有环形皱褶,皱褶上有大量的绒毛,肠绒毛上又有微绒毛,最终使小肠的实际吸收面积比同样长短的简单圆筒的面积扩大了约600倍,达到200m^{2}左右。②食物停留时间长:食物在小肠内停留时间一般为3~8小时,为吸收提供了时间上的保障。③食物已被消化:食物在小肠内已被消化成可吸收的小分子物质。④绒毛的特殊结构和运动:小肠绒毛内有丰富的毛细血管、毛细淋巴管、平滑肌纤维和神经纤维网等结构,绒毛可发生伸缩或摆动,有利于营养物质的吸收。(图6-4)

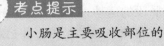

考点提示

小肠是主要吸收部位的依据

营养物质和水的吸收通过两条途径进入血液或淋巴:一是跨细胞途径,物质必须透过吸收细胞的两层膜,即物质先通过管腔膜的脂质双分子层进入细胞内,再通过细胞的侧基膜进入血液或淋巴;二是旁细胞途径,即物质或水通过两个相邻细胞间的紧密连接进入细胞间隙,然后再进入血液或淋巴。

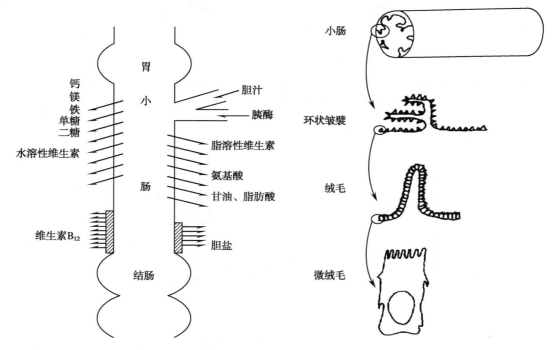

图6-3　各种主要营养物质在小肠的吸收部位　　图6-4　小肠的皱褶、绒毛及微绒毛模式图

小肠不仅吸收各种营养物质,也吸收每日由消化腺分泌的6~8L的消化液。因此,如果小肠吸收功能障碍,不仅引起人体营养吸收障碍,而且消化液会大量丢失,导致水和电解质平衡的紊乱。

二、营养物质的吸收

(一)糖的吸收

糖类必须被分解成单糖才能被肠黏膜吸收入血。被吸收的单糖主要是葡萄糖、果糖和半乳糖等,其中葡萄糖约占80%。各种单糖的吸收速率不同,以葡萄糖和半乳糖最快,果糖次之,甘露糖最慢。

单糖进入肠黏膜上皮细胞的机制是继发性主动转运,它是消耗能量的主动过程,需转运体的参与。各种单糖与转运体的亲和力不同,吸收速率就不同(图6-5)。

(二)蛋白质的吸收

蛋白质的消化产物一般是以氨基酸形式被吸收入血。氨基酸也是通过继发性主动转运进入肠黏膜上皮细胞的。目前认为,小肠黏膜存在四类氨基酸转运系统,它们分别转运中性氨基酸、碱性氨基酸、酸性氨基酸和脯氨酸。

(三)脂肪的吸收

脂类的消化产物脂肪酸、一酰甘油和胆固醇,都不溶解于水,但它们很快与胆汁中的胆盐形成水溶性混合微胶粒。由于胆盐有亲水性,所以它能携带脂肪消化产物穿过小肠黏膜表面的静水层而到达微绒毛,靠近上皮细胞膜,其中脂肪酸、一酰甘油、胆固醇等逐步从微胶粒中释放出来,通过细胞膜以扩散方式进入细胞内,胆盐则被遗留在肠腔内继续发挥作用(图6-6)。

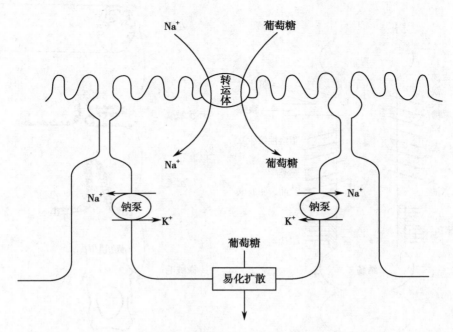

图6-5 葡萄糖吸收过程示意图

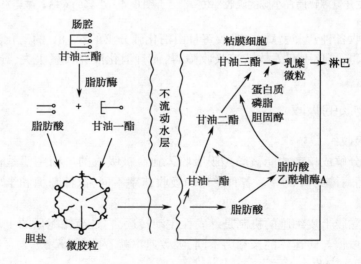

图6-6 脂肪吸收过程示意图

　　长链脂肪酸及一酰甘油被吸收后,在肠上皮细胞的内质网中大部分被重新合成三酰甘油,并与细胞中生成的载脂蛋白结合成乳糜微粒。乳糜微粒以出胞的形式被释放出胞外,再扩散入淋巴。

　　中、短链三酰甘油水解产生的脂肪酸和一酰甘油是水溶性的,可以直接进入血液。由于膳食中的动、植物油以长链脂肪酸居多,所以脂肪的吸收途径仍以淋巴为主。

　　（四）水的吸收

　　成人每天从饮食中摄取的水量为1~2L,随着消化液分泌而进入消化道的液体量为6~8L。其中约有150ml随粪便排出,其余绝大部分重新由胃、小肠和大肠吸收入血。胃吸收的

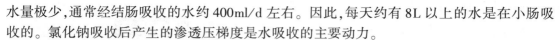

水量极少,通常经结肠吸收的水约 400ml/d 左右。因此,每天约有 8L 以上的水是在小肠吸收的。氯化钠吸收后产生的渗透压梯度是水吸收的主要动力。

（五）无机盐的吸收

各种无机盐吸收的难易程度不同,单价碱性盐类如 Na^+、K^+、NH_4^+ 的吸收速度很快,多价碱性盐类如 Mg^{2+}、Ca^{2+} 吸收很慢。凡与 Ca^{2+} 结合形成沉淀的盐,如磷酸钙、硫酸钙、草酸钙等,不能被吸收。

1. 钠的吸收　成人每日摄入的 Na^+ 以及消化腺分泌入消化道的 Na^+,绝大部分被吸收。Na^+ 的吸收机制是顺电-化学梯度经管腔膜以易化扩散的方式进入上皮细胞内,然后通过基底侧膜上钠泵的活动逆电-化学梯度进入血液。

2. 铁的吸收　人每日吸收的铁约为 1mg,仅为每日膳食中含铁量的 1/10。铁的吸收量与机体对铁的需求有关,缺铁患者比正常人的铁吸收量大。食物中的铁绝大部分是高铁(Fe^{3+})不易被吸收,须还原为亚铁(Fe^{2+})后才易被吸收。维生素 C 能使 Fe^{3+} 还原成 Fe^{2+} 而促进铁的吸收,胃酸也有促进铁吸收的作用。胃大部切除的患者,可发生缺铁性贫血。

铁主要在十二指肠和空肠被主动吸收。肠黏膜上皮细胞管腔膜中存在有二价金属转运体,能将无机铁主动转运入细胞内。进入胞内的铁,一部分被细胞基底侧膜中的铁转运蛋白主动转运出细胞,使之进入血液,其余则与胞内的脱铁蛋白结合成铁蛋白留在细胞内,防止机体吸收铁过量。

3. 钙的吸收　小肠各段均有吸收 Ca^{2+} 的能力,食物中的 Ca^{2+} 仅有一小部分被吸收,其余大部分随粪便排出。Ca^{2+} 的吸收量与机体对 Ca^{2+} 的需求有关,钙必须转变成水溶性的离子状态才能被吸收,维生素 D、脂肪酸、肠腔内的酸性环境都能促进小肠吸收 Ca^{2+}。Ca^{2+} 的吸收主要是通过主动转运来完成。

4. 负离子的吸收　在小肠内吸收的负离子主要是 Cl^- 和 HCO_3^-。由钠泵产生的跨膜电位差促使肠腔内负离子被动地向黏膜细胞内移动。但负离子也可独立进行转运。

（六）维生素的吸收

维生素可分为脂溶性和水溶性维生素两类。脂溶性维生素 A、D、E、K 的吸收机制与脂肪的分解产物吸收相同。大多数水溶性维生素依赖于 Na^+ 的同向转运体在小肠上段被吸收,但维生素 B_{12} 必须与内因子结合形成复合物才能在回肠被主动吸收。

第六节　消化器官功能活动的调节

一、神经调节

消化道的神经支配包括外来的自主神经和位于消化道壁内的内在神经丛,二者相互配合共同调节消化道的功能。

（一）外来神经系统

除口腔、咽、食管上段及肛门外括约肌为骨骼肌,受躯体运动神经支配外,其余大部分消化器官均受自主神经系统的副交感神经和交感神经的双重支配。这些神经中含有传入和传出纤维,传出纤维直接调控消化腺的分泌和消化道的运动,传入纤维参与消化的反射活动。

1. 副交感神经　副交感神经主要来自迷走神经和盆神经。兴奋时,节后纤维末梢释放乙酰胆碱,作用于 M 受体,产生的作用是促进消化道运动和消化腺分泌,使消化道括约肌舒张,胆囊收缩,胆汁排出。

2. 交感神经 交感神经起源于脊髓的第 5 胸节至第 2 腰节侧角,在神经节换元后,节后纤维末梢释放去甲肾上腺素,作用于胃肠道。当交感神经兴奋时,可引起消化道运动减弱,腺体分泌减少,血流量减少,消化道括约肌收缩。

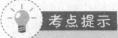

考点提示
副交感神经对胃肠的调节

（二）内在神经系统

消化道的内在神经系统称壁内神经丛或肠神经系统,分布于食管中段至肛门的消化道壁内,它包括黏膜下层的黏膜下神经丛和环形肌与纵形肌之间的肌间神经丛。内在神经系统的神经元数量巨大,其中感觉神经元能感受消化道内化学、机械和温度等刺激;运动神经元能支配消化道平滑肌、腺体和血管,调节消化与吸收、分泌、胃肠血流量;中间神经元数量最多,起联络作用。各种神经元之间通过短的神经纤维建立联系,形成局部神经网络,可完成局部反射。该网络中神经元内含有几乎所有存在于中枢神经系统中的神经递质,在整体情况下受外来神经的调控。

综上所述,这一局部神经网络构成了一个完整的、不需要中枢参与就可以独立完成局部反射活动的整合系统。例如,胃肠蠕动就是通过肌间神经丛的局部反射来完成的。

（三）消化器官活动的反射性调节

参与消化器官反射性调节的中枢在延髓、下丘脑、边缘叶及大脑皮层等处。消化器官的反射性调节包括非条件反射和条件反射。

1. 非条件反射性调节 非条件反射主要是由化学或机械刺激直接作用于消化管壁上的感受器而引起的。

2. 条件反射性调节 在人类,条件反射对消化功能的影响十分广泛而明显。引起消化液分泌的条件刺激是食物的形状、声音、气味、进食的环境及具体信号等。在人类,与进食有关的语言、文字的抽象信号也可以作为条件刺激。这些条件刺激通过视、听、嗅觉器官的感受器,反射性地引起消化道运动和消化腺分泌。如"望梅止渴"、"谈梅生津"就是条件反射引起唾液分泌增加的典型例子。条件刺激尽管不直接作用于消化器官的相应感受器,但其反射效应却为食物的消化做好了准备,使机体的消化活动更好地适应环境的变化。

二、体液调节

从胃至结肠的黏膜层中含有 40 多种内分泌细胞,它们散在于胃肠道的非内分泌细胞之间。由于胃肠道黏膜的面积特别大,胃肠内分泌细胞的总数超过所有其他内分泌腺细胞的总和。因此,消化道也是体内最大、最复杂的内分泌器官。胃肠内分泌细胞分泌的激素,统称为胃肠激素,它们的化学结构属于肽类。

胃肠激素由内分泌细胞释放后,有些通过血液循环到达靶细胞,有些通过细胞间液弥散至邻近的靶细胞,后者称为旁分泌。此外,还有些胃肠激素作为支配胃肠的肽能神经元的递质而发挥作用。

胃肠激素目前已发现有 30 余种,生理作用十分广泛,但主要是调节消化器官的功能,主要作用有三个方面:①调节消化腺的分泌和消化道的运动。②营养作用,即刺激消化道组织的代谢和促进组织生长。③调节其它激素的释放。其中最主要的 4 种胃肠激素的生理作用见表 6-1。

表6-1　四种胃肠激素的主要生理作用

激素名称	主要作用
胃泌素	促进胃的分泌和运动;促进胰液和胆汁的分泌
缩胆囊素	促进胆囊收缩和胆汁排放;促进胰酶分泌
促胰液素	促进胰液中水和碳酸氢盐的分泌;抑制胃的分泌和运动
抑胃肽	抑制胃的分泌和运动;促进胰岛素分泌

正常情况下,消化系统和神经系统之间保持着紧密联系。一些最初在胃肠道发现的激素或肽类,也存在于中枢神经系统中,而原来认为只存在于中枢神经系统的肽类,也在消化道中被发现。这些双重分布的肽类,统称为脑-肠肽。已知的脑-肠肽有胃泌素、缩胆囊素、脑啡肽、P物质、生长抑素和神经降压素等20余种。其生理意义是:①调节消化腺的分泌和消化道的运动。②调节代谢。③调节摄食活动。④调节免疫功能。⑤细胞保护作用。

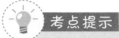

考点提示

胃肠激素的主要作用

本章小结

消化器官的主要功能是对食物的消化和吸收。消化是指食物在消化道内被分解为小分子物质的过程,分为机械性和化学性消化两种。吸收是指食物经消化后,通过消化道黏膜进入血液和淋巴的过程。

消化从口腔开始,胃主要是对蛋白质进行初步消化,并完成胃排空。小肠是消化和吸收的主要部位。通过小肠运动和胰液、胆汁、小肠液的作用完成消化功能,其中胰液的消化作用最强;经过消化后的营养物质绝大部分在小肠上部吸收。大肠主要完成排便反射。

在消化期间副交感神经兴奋可促进胃肠的运动和分泌,有利于消化与吸收;内在神经系统通过局部反射实现调节作用。胃肠激素主要有胃泌素、缩胆囊素、促胰液素和抑胃肽等,它们分别调节胃肠道的消化和吸收。

(荆正生)

目标测试

A_1 型题

1. 消化管共有的运动形式是
   A. 蠕动　　　　　　　B. 分节运动　　　　　　C. 容受性舒张
   D. 集团蠕动　　　　　E. 以上都是

2. 关于胃酸的生理作用**错误**的是
   A. 能激活胃蛋白酶原　　　　　　B. 使蛋白质变性,易水解
   C. 促进铁和钙的吸收　　　　　　D. 能促进维生素 B_{12} 的吸收
   E. 促进小肠内的消化液的分泌

3. 有助于脂肪消化的消化液是

    A. 胃液和胰液　　　　　　B. 胆汁和胰液　　　　　　C. 胆汁和胃液

    D. 小肠液和胰液　　　　　E. 唾液和胃液

4. 正常情况下胃黏膜不会被胃液所消化,是由于

    A. 胃液中不含有可消化胃黏膜的酶

    B. 黏液-碳酸氢盐屏障的作用

    C. 胃液中的内因子对胃黏膜具有保护作用

    D. 胃液中的糖蛋白可中和胃酸

    E. 胃液中含有大量 HCO_3^- 可中和胃酸

5. 对脂肪和蛋白质消化作用最强的是

    A. 胰液　　　　　　　　　B. 胆汁　　　　　　　　　C. 胃液

    D. 小肠液　　　　　　　　E. 唾液

6. 胆汁中与消化有关的主要成分是

    A. 胆色素　　　　　　　　B. 胆固醇　　　　　　　　C. 胆盐

    D. 无机盐　　　　　　　　E. 脂肪酸

7. 胃液成分中与红细胞成熟有关的物质是

    A. 盐酸　　　　　　　　　B. 内因子　　　　　　　　C. 黏液

    D. 无机盐　　　　　　　　E. 胃蛋白酶

8. 激活糜蛋白酶原的是

    A. 肠致活酶　　　　　　　B. 胰蛋白酶　　　　　　　C. 盐酸

    D. 组胺　　　　　　　　　E. 辅酯酶

9. 三种食物在胃内排空的速度由快到慢依次顺序是

    A. 蛋白质、糖、脂肪　　　B. 糖、脂肪、蛋白质　　　C. 糖、蛋白质、脂肪

    D. 脂肪、糖、蛋白质　　　E. 蛋白质、脂肪、糖

10. 胃大部分切除患者出现贫血,其主要原因是

    A. HCl 减少　　　　　　　B. 黏液减少　　　　　　　C. 内因子减少

    D. HCO_3^- 减少　　　　　　E. 胃蛋白酶活性减弱

11. 将蛋白质类食物通过胃瘘直接放入胃内引起胃液分泌的特点是

    A. 量大,酸度高,消化力较弱　　　　　B. 量大,酸度高,消化力较强

    C. 量大,酸度低,消化力较强　　　　　D. 量小,酸度低,消化力较弱

    E. 量小,酸度低,消化力较强

12. 胆汁可促进

    A. 钙、铁的吸收　　　　　B. 蛋白质消化　　　　　　C. 糖的吸收

    D. 维生素 A 的吸收　　　　E. 维生素 B_{12} 的吸收

13. 下列关于胆汁的描述,正确的是

    A. 非消化期无胆汁分泌　　　　　　　B. 消化期只有胆囊胆汁排入小肠

    C. 胆汁中含有脂肪消化酶　　　　　　D. 胆汁中与消化有关的成分是胆盐

    E. 胆盐可促进蛋白的消化和吸收

14. 吸收胆盐和维生素 B_{12} 的主要部位是

    A. 空肠　　　　　　　　　B. 回肠末端　　　　　　　C. 结肠上段

    D. 十二指肠　　　　　　　E. 结肠下段

15. 小肠特有的运动形式是
    A. 蠕动   B. 分节运动   C. 容受性舒张
    D. 集团蠕动   E. 蠕动冲

16. 排便反射的初级中枢位于
    A. 脊髓腰骶段   B. 中脑   C. 延髓
    D. 脑桥   E. 脊髓胸段

第七章　能量代谢和体温

第一节　能量代谢

机体生命活动最基本的特征是新陈代谢。新陈代谢包括物质代谢与能量代谢，两者密不可分。在物质代谢中，合成代谢伴有能量的获取，需要消耗能量；而分解代谢则伴有能量的释放，可以提供能量。物质代谢过程中所伴随的能量的释放、转移、储存和利用，称为能量代谢。

一、能量代谢的过程

（一）能量的来源

机体的能量主要来源于糖、脂肪、蛋白质三大营养物质的氧化分解，其中70%以上来自于葡萄糖，其次是脂肪。在生理状态下蛋白质不氧化供能，只有在机体长期饥饿或极度消耗等特殊情况下，体内的糖原和脂肪储存被耗竭，能量极度缺乏时，机体才开始依靠分解蛋白质来供应能量，维持必需的生命活动。

（二）能量的转移、储存和利用

营养物质在体内氧化分解过程中释放的能量50%以上转化为热能，用来维持机体的体温；其余部分转化为化学能，储存在三磷酸腺苷（ATP）的高能磷酸键分子中，当机体组织细胞在完成各种功能活动需要能量时，ATP分解供应能量。在生理条件下，分解1mol的ATP可释放出51.6kJ的能量。可见，在体内ATP既是直接的供能物质，又是能量储存的重要形式。当机体物质氧化释放的能量过剩时，ATP可将高能磷酸键转移给肌酸，生成磷酸肌酸（CP），反之，当机体消耗ATP的量超过生成的量时，CP则又将高能磷酸键转移给ADP，重新生成ATP，以供应组织细胞的功能活动。CP主要存在于肌肉和脑组织中，它只是储能形式，不能直接供能。

机体组织细胞利用ATP分解释放的能量，可以完成各种生理功能，如肌肉收缩、神经传导、各种生物活性物质的合成、物质转运、腺体分泌等，除骨骼肌收缩所做的机械功外，参与其它各种生命活动的能量形式最终都转化为热能(图7-1)。

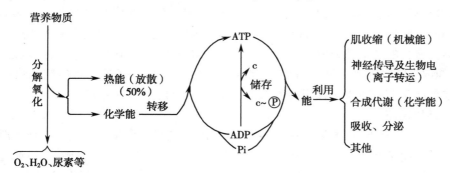

图7-1 能量的释放、转移、储存和利用示意图

C：肌酸 Pi：无机磷酸 C～P：磷酸肌酸

知识链接

能量平衡与体重

能量平衡是指机体摄入的能量与消耗的能量之间的平衡。若机体摄入食物的能量少于消耗的能量,机体将动用储存的能源物质,使体重减轻,称为能量负平衡;反之,若机体摄入食物的能量大于消耗的能量,多余的能量将转变为脂肪,因而体重增加,称为能量正平衡。人们应根据自身的体重和运动量,计算每天应摄入的能量,将体重控制在一个较为理想的标准范围。

二、影响能量代谢的因素

机体的能量代谢在各种因素的影响下,经常发生变化。许多因素可以影响能量代谢,主要有以下几方面:

(一)肌肉活动

肌肉活动对能量代谢的影响最为显著。机体做任何轻微的活动,都可使能量代谢明显增高,并随着活动强度的加大,能量消耗量、机体耗氧量和产热量均增加。肌肉活动的强度通常用能量代谢率来表示,能量代谢率是指单位时间内机体的产热量,即 $KJ/(m^2 \cdot h)$。从表7-1可看出不同劳动强度或运动时的能量代谢率。

表7-1 机体在不同劳动或运动状态下的能量代谢率

机体的状态	产热量 $KJ/(m^2 \cdot min)$	机体的状态	产热量 $KJ/(m^2 \cdot min)$
静卧	2.73	扫地	11.37
开会	3.40	打排球	17.50
擦窗	8.30	打篮球	24.22
洗衣	9.89	踢足球	24.98

（二）食物的特殊动力效应

人在进食后一段时间内，即使处于安静状态下，机体的产热量也会增加。一般进食后 1 小时左右开始增加，2～3 小时达高峰并延续 7～8 小时。这种因食物而引起机体产热量增加的现象，称为食物的特殊动力效应。各种食物增加机体产热量的多少不同，进食蛋白质食物增加产热 30%，脂肪为 6%，糖可为 4%，混合性食物则可增加 10%。蛋白质食物增加产热量最多，在寒冷季节可适当多食用高蛋白食物以增加机体的御寒能力。

（三）环境温度

人体在安静状态下，环境温度在 20～30℃ 范围内，能量代谢最为稳定。当环境温度低于 20℃ 时，能量代谢率开始升高，在 10℃ 以下时，则显著升高。因为在寒冷时，机体通过增加骨骼肌的紧张性，甚至产生战栗，使产热量增加，以维持正常体温。当环境温度超过 30℃ 时，机体内的生物化学反应速度加快，呼吸、循环等功能加强，也可使能量代谢提高。

（四）精神活动

人在平静的思考问题时，产热量增加一般不超过 4%，而当人处于精神紧张时，如情绪激动、恐惧、焦虑时，能量代谢率明显增高。这是由于机体随之出现的无意识肌紧张，以及交感神经兴奋，甲状腺激素、肾上腺素等刺激代谢的激素释放增多，使机体代谢活动增强所致。

三、基础代谢

机体的能量代谢受许多因素的影响，如要测定机体能量代谢率，必须排除干扰因素，测定结果才具有可比性。

（一）基础代谢率

人体处于基础状态下的能量代谢，称为基础代谢。单位时间内的基础代谢，称为基础代谢率（BMR）。所谓基础状态，是指人体处于清醒、静卧、空腹（禁食 12 小时以上）、环境温度在 20～25℃ 及精神安宁时的状态。这时排除了肌肉活动、食物的特殊动力效应、环境温度和精神活动等对能量代谢的影响。机体在基础状态下的能量消耗主要用于维持人体的基本生命活动，如心跳、呼吸等，在这种情况下，代谢水平是比较稳定的。基础代谢率不是人体最低的能量代谢率，熟睡时的代谢率更低。

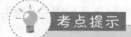

考点提示

基础状态和基础代谢率

（二）基础代谢率的正常值及临床意义

在生理情况下，基础代谢率受性别、年龄的影响。在相同条件下，基础代谢率男性略高于女性，儿童高于成人，年龄越大，基础代谢率越低（表7-2）。

表7-2　我国正常人基础代谢率的平均值［KJ/(m² · h)］

年龄（岁）	11~15	16~17	18~19	20~30	31~40	41~50	51 以上
男性	195.5	193.4	166.2	157.8	158.7	154.0	149.0
女性	172.5	181.7	154.0	146.5	141.7	142.4	138.6

在临床工作中，为了方便起见，基础代谢率通常用相对值表示，即实测值高于或低于正常平均值的百分数。相对值的计算公式为：

$$基础代谢率相对值 = \frac{实测值 - 正常平均值}{正常平均值} \times 100\%$$

一般说来,基础代谢率相对值在 ± 10% ~ ± 15% 以内均属于正常。如果相差超过±20% 时,属于病理情况。多种疾病都伴有基础代谢率的改变,其中甲状腺功能对基础代谢率影响最为显著,早些年临床常用测定基础代谢率来辅助诊断甲状腺功能改变的疾病,目前常用的是直接测定甲状腺激素水平。发热也会引起机体基础代谢率升高,体温每升高1℃,基础代谢率升高 13%。

第二节　体　温

 病例

　　王某,女,23 岁。患者自述一日前开始头痛、流涕、全身酸痛、自感发热前来就诊。体格检查:体温39℃,脉搏93 次/分,血压 110/70mmHg,咽红,扁桃体无肿大,心肺无异常。初步诊断为上呼吸道感染。
　　请问:1. 人体的正常体温是多少?
　　　　　2. 引起发热的原因是什么?
　　　　　3. 发热可用哪些方式降温?

　　人和高等动物的体温都是相对恒定的,这是内环境稳态的重要组成部分,是机体进行新陈代谢和正常生命活动的必要条件。

　　体温分为体表温度和体核温度。体表温度是指机体皮肤的温度,容易受环境温度变化的影响,且各部位之间的差异较大。体核温度是指机体深部的温度,较体表温度高,也比较稳定。通常所说的体温是指机体深部的平均温度。

一、体温及其正常值

　　机体深部温度不易测量,临床上常用直肠、口腔和腋窝等部位的温度来代表体温。

　　1. 直肠温度　正常值为 36.5℃ ~37.7℃。将温度计插入直肠 6cm 以上所测得的值为直肠温度,比较接近机体的深部温度,但测量不方便。

　　2. 口腔温度　正常值为36.3℃ ~37.2℃。测量口腔温度时应注意:①对于不能配合的患者,如哭闹的小儿以及精神病患者不适宜使用;②对温度计要严格消毒,避免交叉感染。

　　3. 腋窝温度　正常值为36.0℃ ~37.0℃。优点是测量方便、卫生,病人易接受,是临床上最常用的测量体温的部位。测量时应注意:①尽量使腋窝封闭。让被测者将上臂紧贴胸廓,使腋窝紧闭形成人工体腔。②测定时间不少于 10 分钟。③测量时要注意保持腋窝干燥。

二、体温的生理变动

　　在生理情况下,体温可随昼夜、年龄、性别、活动等发生变动,但这种变动幅度不超过1℃。

　　1. 昼夜变化　正常人的体温按昼夜变化呈周期性波动,清晨 2 ~ 6 时体温最低,午后 1 ~6时最高。波动幅度一般不超过1℃。体温的这种昼夜周期性变化,称为昼夜节律或日节律。

　　2. 性别　成年女性的体温平均比男性高 0.3℃,其基础体温随月经周期发生规律性变化(图7-2)。女性基础体温从月经期到排卵日之前较低,排卵日最低,排卵后体温升高,并且维持在较高水平,直到下次月经期前。排卵后的体温升高,是由于孕激素的作用所致。临床上可通过测定女性月经周期中基础体温的变化,了解有无排卵及确定排卵日。

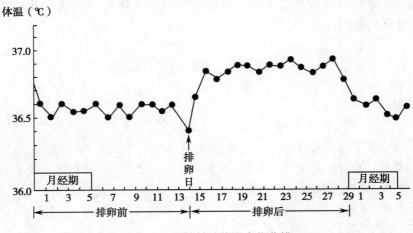

图7-2 女性基础体温变化曲线

3. 年龄 不同年龄的人,能量代谢水平高低不同,体温也有所差异。儿童、青少年能量代谢旺盛,体温较高;随着年龄增长体温逐渐接近成人;老年人能量代谢的水平较低,体温相对偏低。新生儿尤其是早产儿的体温调节中枢发育尚未成熟,调节体温的能力差,体温易受环境温度变化的影响,寒冷季节应注意保暖,防止发生新生儿硬肿症(新生儿寒冷损伤综合征);在炎热的夏季,要注意散热和多给小儿喂水,预防小儿体温升高。

4. 情绪与肌肉活动 肌肉活动、情绪激动、精神紧张时,机体代谢增强,机体产热增多,可使体温升高。故测量体温时应注意在安静状态下进行。

考点提示

体温的正常值及生理变动

三、机体的产热与散热

机体在新陈代谢和进行各项功能活动时都不断地产生热量,同时又将热量不断地散发到体外。在正常情况下,机体的产热与散热过程保持动态平衡,从而维持了体温的相对稳定(图7-3)。

(一)产热过程

机体的热量来源于组织细胞的能量代谢。在安静状态下,内脏器官是主要的产热器官,产热量约占全身产热量的56%。劳动或运动时,骨骼肌是主要的产热器官,剧烈运动时产热量可达到机体产热量的90%。骨骼肌的总重量约占体重的40%,具有巨大的产热潜力,对调节体温有重要意义。如寒冷刺激能使骨

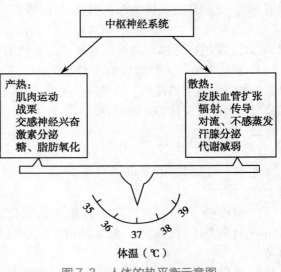

图7-3 人体的热平衡示意图

骼肌收缩,增加产热量,以维持体温(表7-3)。

表7-3 几种组织器官在安静及活动状态下产热量的比较

器官、组织	占体重百分比（%）	产热量（%）	
		安静状态	劳动或运动
脑	2.5	16	1
内脏	34.0	56	8
骨骼肌	56.0	18	73
其它	7.5	10	1

机体产热量取决于能量代谢的水平,凡能提高能量代谢水平的因素,都可增加机体的产热量。如甲状腺激素分泌、交感-肾上腺髓质系统活动加强,肾上腺素和去甲肾上腺素分泌增多,可促进组织细胞对糖、脂肪的氧化分解提高组织的代谢率,增加机体的产热量。上述各种影响能量代谢的因素,也能影响机体的产热量。

（二）散热过程

1. 散热途径　机体散热的途径主要有皮肤、呼吸道、消化道及泌尿道等,其中皮肤是最主要的散热器官。当环境温度低于人的体表温度时,大部分体热可以通过皮肤的辐射、传导和对流方式向外界发散,小部分热量随呼出气体、排尿和排便时被带出而散发到体外。当环境温度高于人的体表温度时,机体将通过蒸发散热来发散体热,以维持体温的相对恒定。

2. 散热方式

（1）辐射散热:指机体以热射线的形式将体热传给外界较冷物体的一种散热方式。辐射散热量的多少,取决于皮肤与周围环境之间的温度差和机体的有效散热面积。皮肤与环境之间的温差越大,有效散热面积越大,则散热量越多;反之则散热量减少。当环境温度超过皮肤温度时,皮肤反而会吸收周围的热量,使体温升高。环境温度在21℃时,辐射散热量约占总散热量的60%。

（2）传导散热:指机体将热量直接传递给与皮肤接触的较冷物体的散热方式。传导散热量的多少,取决于皮肤表面与接触物之间的温度差、接触物体的导热性和接触面积。如棉、毛织物导热性差,对传导散热量不利,故保温性较好,可用于人体冬衣的材料;脂肪导热性能差,肥胖的人,深部的热量不易向外散发,炎热的夏天特别容易出汗;水的导热性好,比热大、吸热多,故临床上应用冰袋、冰帽为高热病人降温。

（3）对流散热:指通过气体流动来交换热量的一种散热方式。它是传导散热的一种特殊形式。对流散热量的多少,除取决于皮肤与周围环境的温差以及机体的有效散热面积外,还较大程度的受到风速的影响,即风速越大,散热量越多。皮肤表层覆盖衣物,不利于气体对流,使散热减少,而有利于保温。

（4）蒸发散热:是指水分从体表汽化时吸收热量而散发体热的一种散热方式。体表每蒸发1ml水,可使机体散发2.43kJ的热量。当环境温度等于或高于皮肤温度时,蒸发将成为机体唯一有效的散热方式。蒸发散热分为不感蒸发和发汗两种形式。

1）不感蒸发:是指机体的水分从皮肤和黏膜表面不断渗出而被汽化的过程。不感蒸发由于未形成明显水滴,不易被人们所察觉,故又称不显汗。在环境温度低于30℃时,人体不感蒸发所丢失的水分较为恒定,24小时一般为1000ml,其中由皮肤表面蒸发的水分为600～

800ml,通过呼吸道黏膜蒸发的水分为 200～400ml。不感蒸发在整个体表持续进行,不受机体的调控,因此在临床上给患者补液时,应该考虑到这部分生理需要量。婴幼儿不感蒸发的速率较成人快,在缺水的情况下,更易发生严重脱水。不感蒸发在肌肉运动和发热的情况下可增加,体温每升高 1℃,蒸发量增加约 15%。

2)发汗:也称可感蒸发,是机体通过汗腺主动向体表分泌汗液的过程。汗液蒸发时可带走大量的热量。机体的发汗速率受环境温度、空气湿度和机体活动的影响。人在安静状态下,当环境温度达到 30℃ 左右便开始发汗,环境温度越高,发汗速度越快;而空气湿度大,气温在 25℃ 便可引起发汗,且汗液不易蒸发,体热不易散发,易引起人体中暑;人在劳动或运动时,由于产热量增加,气温在 20℃ 以下,亦可引起发汗。发汗按引起的原因可分为温热性发汗和紧张性发汗,前者是由温热性刺激引起的全身汗腺分泌,主要参与体温调节,受交感胆碱能神经纤维支配;后者是人体精神紧张时,在手掌、足跖和前额等局部汗腺分泌,与体温调节关系不大,受肾上腺素能神经纤维支配。在临床上,利用蒸发散热的原理,对高热患者使用酒精擦浴降温。

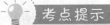

考点提示

汗液成分及大量出汗对机体的影响

3)汗液:汗液中水分约占 99%,固体成分约占 1%。固体成分中以 NaCl 为主,还有乳酸及少量的 KCl 和尿素等。汗腺分泌汗液是一种主动的过程,一般情况下,机体排出的汗液是低渗的,在大量出汗时,由于丢失水分比丢失的盐多,容易发生高渗性脱水。

3. 散热的调控　机体主要通过对皮肤血流量的调节和发汗来调控散热。

在安静状态下,当环境温度在 20℃～30℃ 时,机体主要通过调节皮肤血管的口径调节皮肤血流量,使皮肤温度增高或降低;皮肤与环境之间的温差,影响辐射、传导和对流散热,从而实现对体温的调节。散热量的多少主要取决于皮肤与外界环境之间的温度差。在寒冷环境中,交感神经活动增强,皮肤小动脉收缩、血流量减少,皮肤与环境之间的温差减小,散热量减少,以保持体温。而在炎热环境下,交感神经紧张性降低,皮肤小动脉舒张,动-静脉吻合支大量开放,皮肤血流量增加、皮肤温度升高,保证一定的散热量。当环境温度等于或高于皮肤温度时,辐射、传导和对流方式散热效果甚微,主要依靠蒸发散热来调节体温。

 知识链接

中　暑

中暑是人体在暑热天气、湿度大、无风的环境中,表现以体温调节中枢功能障碍、汗腺分泌功能障碍、水电解质丧失过多为特征的疾病。中暑主要由于体温过高(>42℃)对细胞造成直接损伤,导致多器官功能障碍或衰竭。按临床表现可分为热痉挛、热衰竭、热射病,前两者是后者的早期,加重时可转化为后者。热射病是一种致命性急症,主要表现为高热和意识障碍,病死率为 20%～70%,它与体温升高程度及持续时间有直接关系,预后取决于降温速度。中暑的治疗方法主要为降温,即体外降温、体内降温和药物降温。预防中暑主要是避免炎热的夏天在户外长时间暴露或剧烈运动;高温作业时应注意改善工作条件;年老体弱者或患有心血管、肝、肾等慢性病者不宜从事高温作业的工作。

四、体温调节

通过自主性体温调节和行为性体温调节,使机体的产热和散热过程处于动态平衡,以保持人体体温的相对稳定。

(一)行为性体温调节

行为性体温调节是指机体有意识的调节体热平衡的活动。如在寒冷环境下拱背缩肩、踏步、增加衣物,或在炎热环境中减少衣物及人工改善气候条件等,增加产热、减少散热,或增加散热,减少产热,以维持机体体温的相对恒定。行为性体温调节在人类是自主性体温调节的补充。

(二)自主性体温调节

自主性体温调节是在体温中枢的调节下,通过改变皮肤血流量、汗腺活动、寒战等生理反应,使机体的产热量和散热量保持平衡,从而维持体温相对稳定的过程(图7-4)。

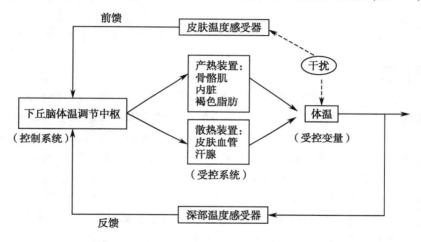

图7-4 自主性体温调节过程示意图

1. 温度感受器 温度感受器按其分布可分为外周温度感受器和中枢温度感受器两类。

(1)外周温度感受器:包括热感受器和冷感受器,是分布于皮肤、黏膜和内脏中的对温度变化敏感的游离神经末梢。当局部温度升高时,热感受器兴奋;反之,当局部温度降低时,冷感受器兴奋。在皮肤中冷感受器较多,且皮肤的温度感受器对温度的变化速率更为敏感。

(2)中枢温度感受器:是指存在于中枢神经系统内的对温度变化敏感的神经元,包括热敏神经元和冷敏神经元。在下丘脑、脑干网状结构、延髓和脊髓等部位都存在对温度敏感的神经元。在局部脑组织温度升高时兴奋的,称为热敏神经元;在局部脑组织温度降低时兴奋的,称为冷敏神经元。当局部脑组织温度变动0.1℃时,这两种神经元的放电频率都会发生变化。

特别在视前区-下丘脑前部(PO/AH),存在着热敏神经元和冷敏神经元,它们能够感受机体深部组织的温度变化,参与体温调节。

2. 体温调节中枢 从脊髓到大脑皮质的整个中枢神经系统中都存在着参与体温调节的神经元。但体温调节的基本中枢位于下丘脑。通过动物实验证实,只要保持下丘脑及其以下部位的神经结构的完整,动物就能保持体温的相对恒定,如果破坏了下丘脑,体温的相对恒定将被破坏。

PO/AH 是体温调节中枢整合机构的中心部位,其温度敏感神经元不仅能感受局部脑组织温度的变化,还能对身体其他部位传来的温度变化信息进行整合处理,对产热和散热过程进行调节。

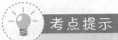

3. **体温调定点学说** 体温的调节过程类似于恒温器的工作原理。PO/AH 的温度敏感神经元对温度感受的阈值,在体温调节中起调定点的作用,正常情况为37℃。当体温处于37℃时,PO/AH 的热敏神经元和冷敏神经元的活动处于平衡状态,机体的产热和散热过程达到平衡;当体温高于37℃时,热敏神经元兴奋,使产热活动降低,散热活动增加;当温度低于37℃时,冷敏神经元兴奋,使产热活动增加,散热活动降低,最终使体温维持在37℃左右。因此,体温调定点是机体控制体温相对稳定的平衡点。

细菌感染所致的发热,是因致热原导致 PO/AH 的热敏神经元对温度敏感性降低,使体温调定点上移的结果。如上移到39℃,而体温却在39℃以下,可使冷敏神经元兴奋,产热增加,散热减少,直至体温达到39℃,此时机体的产热和散热在新的调定点水平上达到平衡。

 本章小结

能量代谢是指物质代谢过程中所伴随的能量的释放、转移、储存和利用。机体的能量主要来源于糖、脂肪的氧化分解。营养物质在体内氧化分解过程中释放的能量,表现为热能和化学能。热能用于维持体温,化学能以 ATP 的形式储存在高能磷酸键分子中,供机体完成各种生理功能。机体的能量代谢受肌肉活动、食物的特殊动力效应、环境温度及精神活动的影响。基础代谢率是指基础状态下的能量代谢。

体温是指机体深部的平均温度。临床上最常用的是测量腋窝温度,其正常值为36.0℃~37.0℃。体温的相对恒定取决于机体产热与散热过程的动态平衡。皮肤是机体最主要的散热器官,其散热方式有辐射、传导、对流和蒸发散热。

体温调节是在体温中枢的控制下,通过改变皮肤血流量、汗腺活动、寒战等生理反应,使机体的产热量和散热量保持动态平衡,从而维持体温的相对恒定。体温调节的基本中枢位于下丘脑。PO/AH 是体温调节中枢整合机构的中心部位,其温度敏感神经元对温度感受的阈值,在体温调节中起调定点的作用。

(杨汎雯)

目标测试

A₁ 型题

1. 体内既能储能又能直接供能的物质是

    A. 磷酸肌酸   B. ATP   C. 葡萄糖

    D. 肝糖原   E. 脂肪酸

2. 影响机体能量代谢最显著的因素是

    A. 肌肉活动   B. 环境温度   C. 食物的特殊动力效应

    D. 精神因素   E. 年龄

3. 测定基础代谢率的条件,**错误**的是
   A. 清醒   B. 安静   C. 室温25℃
   D. 餐后6小时   E. 平卧、肌肉放松

4. 体温是指
   A. 腋窝温度   B. 口腔温度   C. 直肠温度
   D. 体表的平均温度 E. 机体深部的平均温度

5. 正常人的体温由高至低的排列顺序为
   A. 直肠温、口腔温、腋窝温   B. 直肠温、腋窝温、口腔温
   C. 口腔温、腋窝温、直肠温   D. 口腔温、直肠温、腋窝温
   E. 腋窝温、口腔温、直肠温

6. 关于体温的生理变动,**错误**的是
   A. 幼童体温略高于成年人
   B. 女性体温略高于同龄男性,排卵日体温最高
   C. 体力劳动时,体温可暂时升高2~3℃
   D. 精神紧张时体温也会升高
   E. 下午体温高于上午,变动范围不超过1℃

7. 安静时机体的主要产热器官是
   A. 内脏   B. 骨骼肌   C. 脑
   D. 心脏   E. 肾脏

8. 人体最主要的散热器官是
   A. 肺   B. 肾   C. 消化道
   D. 皮肤   E. 汗腺

9. 给高热病人使用冰袋是为了增加
   A. 辐射散热   B. 传导散热   C. 对流散热
   D. 蒸发散热   E. 不感蒸发

10. 给高热病人酒精擦浴是为了增加
    A. 辐射散热   B. 传导散热   C. 对流散热
    D. 蒸发散热   E. 发汗

11. 体温调节的基本中枢位于
    A. 脊髓   B. 延髓   C. 下丘脑
    D. 视前区-下丘脑前部 E. 大脑皮层

12. 在体温调节中起调定点作用的部位是
    A. 延髓   B. 脊髓   C. 大脑皮层
    D. 视前区-下丘脑前部 E. 下丘脑

第八章 肾的排泄

机体将新陈代谢的终产物、过剩及有害的物质等经血液循环运输到排泄器官排出体外的过程称为排泄。肾是主要的排泄器官，其排出的代谢终产物种类最多、数量最大。机体在新陈代谢过程中产生的终产物如尿素、肌酐、进入体内的异物及过多的水分等主要经肾排泄，故肾排泄功能的正常与否直接关系到内环境稳态的维持和机体生命活动的正常进行。

肾还具有产生肾素、促红细胞生成素等多种生物活性物质的内分泌功能。本章重点阐述肾生成尿的过程及其调节机制。

第一节 肾的结构和血液循环特点

一、肾的结构特征

肾为实质性器官，左右各一，由三层被膜包裹肾实质而形成，兼有生成尿液和内分泌的双重功能。肾实质分为浅部的皮质和深部的髓质，由大量的泌尿小管及其间少量的结缔组织、神经、血管、淋巴管等结构。泌尿小管为生成尿液的结构，由肾单位与集合管组成。肾单位是肾结构和功能的基本单位，包括肾小体和肾小管两个组成部分。

肾小体由肾小囊包裹肾小球形成。肾小球为介于入球小动脉和出球小动脉之间的一团高度盘曲的毛细血管网；肾小囊由两层上皮细胞构成，其间的腔隙为肾小囊腔，与肾小管相通。肾小管分近端小管、髓袢细段和远端小管3段，近端小管始端与肾小囊腔接续，终端接髓袢细段；髓袢细段介于近、远端小管之间；远端小管始端接髓袢细段，终端汇入集合管（图8-1）。集合管由皮质行向髓质，沿途收纳汇集邻近管道，最终汇合成粗大的乳头管开口于肾乳头通向肾小盏，继而依次汇入肾大盏和肾盂出肾门，续为输尿管。

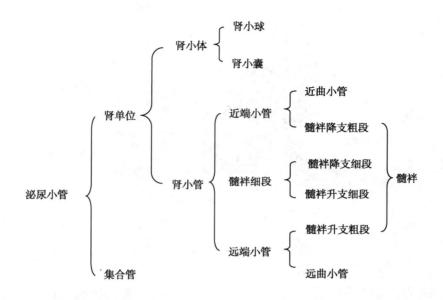

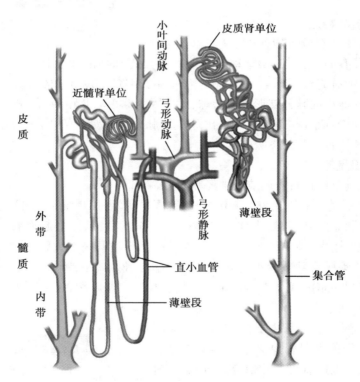

图 8-1　肾单位与肾血管示意图

在肾小球附近有由球旁细胞、致密斑及球外系膜细胞构成的球旁复合体(图 8-2)。

球旁细胞能分泌肾素。肾素为肾素-血管紧张素-醛固酮系统的组成部分,该系统具有使循环血量增加、血压升高的功能。致密斑一般认为是钠离子感受器,具有调节球旁细胞分泌肾素的作用。球外系膜细胞在球旁复合体中起信息传递的作用。

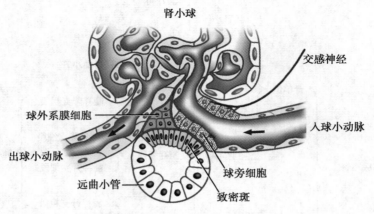

肾小球

交感神经

球外系膜细胞

出球小动脉

入球小动脉

远曲小管

球旁细胞

致密斑

图 8-2　肾小体和球旁复合体模式

二、肾的血液循环特点

（一）肾血流的特点

考点提示

球旁细胞与致密斑的功能

肾的血液循环既有营养肾组织，又有参与尿生成的双重作用，具有如下特点：①肾动脉有营养性血管和功能性血管。②肾血液循环血压高，流速快，每分钟血流量约为 1200ml，相当于心输出量的 20%～25%。③肾动脉有两套毛细血管网，一是入球小动脉分支形成血管球，此处因入球小动脉粗而短，出球小动脉细而长，故血压较高，有利于肾小球的滤过；二是出球小动脉分支于肾小管周围形成毛细血管网，此处血压较低，有利于肾小管的重吸收。

（二）肾血流量的调节

肾血流量的调节包括自身调节及神经和体液调节。

1. 自身调节　动脉血压在 80～180mmHg 范围内变化时，肾血流量可通过自身调节保持相对稳定。当动脉血压升高时，入球小动脉受到扩张刺激，从而引起血管平滑肌紧张性增强，口径缩小，阻力增大，结果肾血流量不会因动脉血压的升高而大幅度增加；反之，动脉血压降低时，入球小动脉管壁平滑肌渐舒张，口径变大，阻力减小，肾血流量不会大幅度减少。当动脉血压低于 80mmHg 或高于 180mmHg 时，超出肾自身调节的能力，肾血流量将随血压升降而增减。

2. 神经和体液调节　肾主要受交感神经支配，但正常情况下神经因素对肾血流量的影响不显著，其主要靠自身调节维持血流量的稳定。当机体进行剧烈活动、环境温度升高或大出血时，交感神经兴

考点提示

肾血流自身调节

奋，肾血流量减少，使血液重新分配，以保证心、脑等重要脏器的血液供应。

肾上腺素、去甲肾上腺素及血管紧张素 Ⅱ 可使肾血管收缩，减少肾血流量；前列腺素（E_2、I_2）、CO 可使肾血管扩张，肾血流量增加。

第二节 尿生成的过程

 病例

> 患者,女,35岁,2周前因受凉后出现化脓性扁桃体炎,经治疗后好转;因"水肿,尿量减少2天"而入院。查体:体温36.5℃,脉搏88次/分,呼吸20次/分,血压148/95mmHg,神清合作,双眼睑水肿,扁桃体I度肿大,心肺腹无异常,双下肢凹陷性水肿。辅助检查:尿蛋白(+++),尿RBC(+++)。初步诊断:急性肾小球肾炎。
>
> 请问:1. 该患者为何会出现尿量减少?
> 　　　2. 该患者为何会出现蛋白尿和血尿?

肾脏是人体最重要的排泄器官,其主要功能是生成尿液,该功能有赖于肾小球、肾小管及集合管功能的协调统一。尿液生成的过程包括三个紧密联系的环节:肾小球的滤过、肾小管和集合管的重吸收、肾小管和集合管的分泌。

一、肾小球的滤过功能

在肾小球有效滤过压的作用下,流经肾小球毛细血管网的血浆经滤过膜滤入肾小囊内形成原尿的过程,称为肾小球的滤过。血浆与原尿相比较,除蛋白质含量不同外,其他溶质含量均相同,故原尿又称为超滤液。

(一)肾小球有效滤过压

肾小球有效滤过压是肾小球滤过的动力,它与组织液生成与回流的原理相似。其大小取决于促进肾小球滤过的力量与阻止肾小球滤过的力量之差。促进肾小球滤过的力量包括肾小球毛细血管血压和原尿的胶体参透压,因原尿中蛋白质含量极少,原尿的胶体渗透压非常低,可忽略不计,故可认为肾小球毛细血管血压是促进肾小球滤过的唯一力量;阻止肾小球滤过的力量有血浆胶体渗透压和肾小囊内压。所以

肾小球有效滤过压 = 肾小球毛细血管血压 – (血浆胶体渗透压 + 肾小囊内压)

正常情况下,肾小球毛细血管入球小动脉端与出球小动脉端血压几乎相等,约为45mmHg;肾小球毛细血管入球小动脉端血浆胶体渗透压约为25mmHg,而出球小动脉端血浆胶体渗透压约为35mmHg;肾小囊内压为10mmHg(图8-3、表8-1)。

入球小动脉端肾小球有效滤过压 = 45 – (25 + 10) = 10mmHg

出球小动脉端肾小球有效滤过

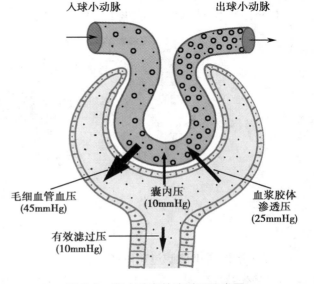

图8-3 肾小球有效滤过压示意图

入球小动脉　　　　　　　出球小动脉

毛细血管血压(45mmHg)　　囊内压(10mmHg)　　血浆胶体渗透压(25mmHg)

有效滤过压(10mmHg)

压 $=45-(35+10)=0mmHg$

表8-1 毛细血管不同部位的肾小球有效滤过压比较（单位：mmHg）

项目	肾小球毛细血管血压	血浆胶体渗透压	肾小囊内压	肾小球有效滤过压
入球小动脉端	45	25	10	10
出球小动脉端	45	35	10	0

血浆流经肾小球毛细血管时，不断有水和小分子物质滤过，而大分子蛋白质不易滤过，因此，从入球小动脉端至出球小动脉端血浆蛋白含量逐渐升高，血浆胶体渗透压随之升高，肾小球有效滤过压则逐渐下降至零。肾小球毛细血管全段均有滤过能力，但只有肾小球有效滤过压为零之前的毛细血管才产生滤过作用。产生滤过作用的毛细血管长度取决于血浆胶体渗透压升高的速度。血浆胶体渗透压升高的速度越快，肾小球有效滤过压下降的速度也越快，产生滤过作用的毛细血管长度越短，生成的原尿越少；反之，生成原尿越多。

（二）滤过膜

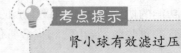

考点提示

肾小球有效滤过压

滤过膜是肾小球滤过的结构基础，正常成人双肾有效滤过膜面积为 $1.5m^2$ 以上。其由三层结构组成（图8-4）。内层是毛细血管内皮细胞，细胞间有直径约为 70～90nm 的窗孔，仅血浆中水、小分子溶质及小分子蛋白质可自由通过窗孔。中间层是呈纤维网状的基膜，厚约30nm，分布有直径约为 2～8nm 的网孔，可允许水及部分溶质分子通过。外层是肾小囊上皮细胞，上皮细胞伸出足突，足突相互交错而形成裂隙膜，膜上分布有直径约4～11nm 的小孔，可限制蛋白质通过裂隙膜。此外，滤过膜三层结构上还有带负电荷的蛋白质，可阻止带负电荷的蛋白质通过滤过膜。由此可见，滤过膜在血浆滤过中具有机械屏障和电荷屏障作用。

物质分子大小及所带电荷决定了物质是否能通过滤过膜。一般分子有效半径小于2.0nm 的中性物质可自由通过滤过膜；有效半径在 2.0～4.2nm 之间的物质可通过滤过膜，但有效半径越大滤过量越少；有效半径大于4.2nm 的物质不能通过。虽然白蛋白有效半径为3.6nm，分子量为69000，但由于白蛋白带负电荷，而不能通过滤过膜。

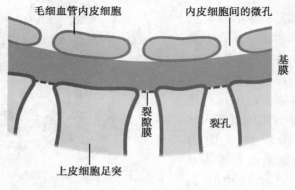

图8-4 滤过膜示意图

（三）评价肾小球滤过功能的指标

1. 肾小球滤过率 单位时间内两侧肾生成的原尿量，称为肾小球滤过率（GFR）。正常成年人安静时,肾小球滤过率约为125ml/min。

2. 滤过分数 肾小球滤过率与每分钟肾血浆流量的百分比值称为滤过分数。

$$滤过分数 = \frac{肾小球滤过率}{每分钟肾血浆流量} \times 100\%$$

肾血浆流量约为660ml/min,经计算滤过分数约为19%,即血浆流经肾脏时,血浆约有19%(约1/5)经肾小球毛细血管滤过而生成原尿。

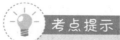

考点提示

肾小球滤过率与滤过分数

(四)影响肾小球滤过的因素

肾小球滤过与肾小球有效滤过压、滤过膜的面积和通透性、肾血浆流量有关。因此,这些因素变化时,将影响肾小球滤过功能。

1. 肾小球有效滤过压 肾小球有效滤过压随肾小球毛细血管血压、血浆胶体渗透压及肾小囊内压的变化而发生变化。

(1)肾小球毛细血管血压:平均动脉压在80~180mmHg范围内变化时,通过肾血管自身调节维持肾血流量的相对稳定,从而维持正常的肾小球毛细血管血压和肾小球有效滤过压。如失血、脱水等引起血容量不足,循环血量减少时,平均动脉压降低,肾血流量减少,肾小球毛细血管血压下降,肾小球有效滤过压下降,肾小球滤过率减少,原尿生成减少;当平均动脉压低于40mmHg时,肾小球滤过率几乎为零,肾小球滤过停止而无原尿生成。剧烈运动时,虽然平均动脉压正常,但血液再分配而使肾血流量减少,肾小球毛细血管血压下降,肾小球滤过率减少,原尿生成减少。

(2)血浆胶体渗透压:正常情况下,血浆蛋白含量相对稳定,血浆胶体渗透压变化幅度较小,不足以引起肾小球有效滤过压发生较大幅度的变化。大量输入生理盐水时,血浆蛋白浓度相对降低,血浆胶体渗透压下降,肾小球滤过率增加,原尿生成增多使尿量增加。

(3)肾小囊内压:生理状态下,肾小囊内压比较稳定。因结石、肿瘤等引起尿路梗阻时,肾盂内压升高,肾小囊内压增大,肾小球有效滤过压降低,肾小球滤过率减少。

2. 滤过膜的面积和通透性 生理状态下,滤过膜的面积和通透性比较稳定。但在某些病理状态下,滤过膜的面积和通透性将发生显著变化,而影响肾小球滤过功能。如急性肾小球肾炎引起肾小球毛细血管管腔变窄,使肾小球滤过面积减小,肾小球滤过率降低,原尿生成减少,可出现少尿甚至是无尿。此时,滤过膜上带负电荷的蛋白减少或消失,滤过膜的通透性增大,使血浆蛋白甚至是血细胞漏出,出现蛋白尿和血尿。

3. 肾血浆流量 肾小球毛细血管内血浆胶体渗透压升高的速度取决于肾血浆流量。肾血浆流量越大,肾小球毛细血管内血浆胶体渗透压升高的速度越慢,而肾小球有效滤过压下降速度亦减慢,产生滤过作用的肾小球毛细胞血管长度延长,有效滤过面积增大,肾小球滤过率增加,原尿生成增多;反之,肾小球滤过率减少。

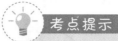

考点提示

剧烈运动、急性肾小球肾炎引起尿量减少的原因

二、肾小管和集合管的重吸收功能

流入肾小管和集合管的原尿,称为小管液。小管液流经肾小管和集合管时,其中某些成分被管壁上皮细胞转运或经细胞间隙入血液的过程,称为肾小管和集合管的重吸收。正常成人24小时生成的原尿量约180L,而终尿仅1.0~2.0L,说明肾小管和集合管能将小管液

中99%的水重吸收入血;肾小管和集合管对小管液中溶质的重吸收具有选择性,如葡萄糖、氨基酸几乎被全部重吸收,Na^+、Cl^-、HCO_3^-等大部分被重吸收,尿素、尿酸及磷酸根部分被重吸收,而肌酐则不被重吸收。

(一)重吸收的部位

肾小管和集合管全段均有重吸收的功能,但肾小管各段和集合管具有不同的重吸收能力,这与管壁细胞的结构和功能特点有关。近端小管上皮细胞管腔膜上存在大量微绒毛形成的刷状缘,使其具有较大的吸收面积;上皮细胞膜通透性较大;上皮细胞膜上分布的载体蛋白和钠泵较多,使近端小管重吸收物质的种类多、数量大而成为重吸收的主要部位。

(二)重吸收的方式

肾小管和集合管的重吸收实质上是物质转运的过程,根据肾小管和集合管上皮细胞转运物质方式的不同,将重吸收方式分为被动重吸收和主动重吸收。

1. 被动重吸收　被动重吸收是指小管液中的物质顺浓度差、电位差及渗透压差进行的重吸收,如尿素、Cl^-、水的重吸收。

2. 主动重吸收　根据提供能量的情况不同,可分为原发性主动重吸收和继发性主动重吸收。

(1)原发性主动重吸收:原发性主动重吸收所需能量由ATP水解直接提供,如在钠泵作用下实现的Na^+重吸收。

(2)继发性主动重吸收:继发性主动重吸收不直接消耗ATP水解释放的能量,但该重吸收方式必须与钠泵活动相耦联,间接由ATP水解提供能量。如近端小管重吸收葡萄糖时,葡萄糖与Na^+共用上皮细胞膜上同一转运体而同时被转运入上皮细胞内,钠泵将Na^+泵入组织液,葡萄糖以易化扩散方式进入组织液,最后葡萄糖与Na^+进入血液而完成重吸收。氨基酸、磷酸盐等的重吸收亦属于继发性重吸收(图8-5)。

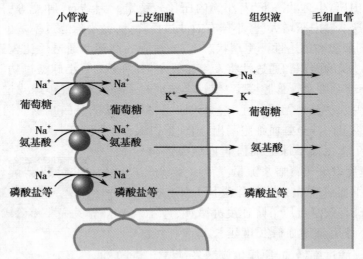

图8-5　葡萄糖、氨基酸、磷酸盐等在近端小管的重吸收示意图
空心圆:钠泵;实心圆:转运体

转运体的化学本质是蛋白质,分布在细胞膜上,可转运两种或两种以上的物质。若转运物质的方向相同,该转运体称为同向转运体,如转运Na^+和葡萄糖的转运体。转运物质的方向不同,该转运体称为逆向转运体或交换体,如集合管上皮细胞膜上实现H^+-Na^+交换和

K^+-Na^+交换的转运体。

（三）几种物质的重吸收

1. **Na^+、Cl^-和水的重吸收** 小管液中的Na^+、Cl^-和水重吸收率为99%,其重吸收主要发生在近端小管。

(1)近端小管的重吸收:近端小管重吸收小管液中的65%～70%的Na^+、Cl^-和水。小管液中Na^+在转运体的作用下,顺浓度差进入上皮细胞,再经钠泵转运至组织液(图8-6)。Na^+等物质进入组织液,使其晶体渗透压增大,促使小管液中的水进入上皮细胞及组织液。随着组织液中水不断增多,细胞间隙内静水压升高,促使Na^+和水经毛细血管进入血液而重吸收。Cl^-在交换体的作用下,顺浓度差进入上皮细胞,再经同向转运体转运至组织液,最后吸收入血。此外,Na^+、Cl^-还可经细胞间隙重吸收。近端小管的重吸收为等渗重吸收,小管液为等渗液。

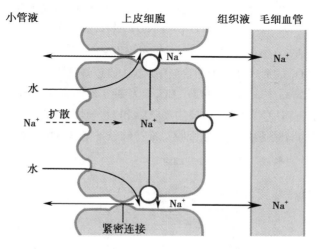

图8-6 Na^+在近端小管重吸收示意图

(2)髓袢重吸收:髓袢降支细段对Na^+通透性较小,而对水的通透性较大,故此段主要重吸收水。髓袢升支细段对Na^+、Cl^-通透性较大,而对水无通透性,此段可重吸收Na^+、Cl^-,而不重吸收水。髓袢升支粗段上皮细胞膜上有Na^+-K^+-$2Cl^-$同向转运体,其能同时将小管液中1个Na^+、1个K^+和2个Cl^-转运进入上皮细胞。此时,K^+顺浓度差返回小管液;Na^+经钠泵转运入组织液,Cl^-经氯通道进入组织液,最后重吸收入血液(图8-7)。呋塞米和依他尼酸可抑制髓袢升支粗段上皮细胞膜上的Na^+-K^+-$2Cl^-$同向转运体,减少Na^+、K^+、Cl^-重吸收,小管液渗透压增高,水的重吸收减少而发挥利尿作用。

(3)远曲小管和集合管重吸收:在远曲小管始段,小管液中Na^+和Cl^-经Na^+-Cl^-同向转运体进入细胞,Na^+经钠泵转运入组织液。氢氯噻嗪可抵制Na^+-Cl^-同向转运体而产生利尿作用。远曲小管后段和集合管主细胞膜上的钠通道开放时,Na^+顺浓度差进入主细胞,Cl^-经细胞间隙被动重吸收。阿米洛利可阻断主细胞膜上的钠通道,减少Na^+和Cl^-重吸收而发挥利尿作用。

2. **K^+的重吸收** 小管液中K^+重吸收率为94%,其中,近端小管重吸收率占65%～70%,髓袢的重吸收率占25%～30%。少部分可在远曲小管和集合管重吸收。

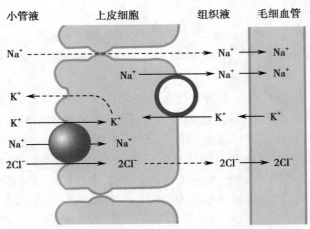

图8-7 Na⁺、K⁺、Cl⁻在髓袢升支粗段重吸收示意图
空心圆:钠泵;实心圆:转运体

3. HCO₃⁻的重吸收 小管液中HCO₃⁻重吸收率为99%,其中,近端小管重吸收率占80% ~ 90%。HCO₃⁻以NaHCO₃的形式存在于小管液中。NaHCO₃解离生成Na⁺和HCO₃⁻,HCO₃⁻与H⁺生成H_2CO_3,H_2CO_3分解后生成H_2O和CO_2,CO_2以单纯扩散的方式转运入上皮细胞,CO_2与H_2O在碳酸酐酶作用下,生成H_2CO_3,然后解离为HCO₃⁻和H⁺,HCO₃⁻随Na⁺重吸收入血(图8-8)。HCO₃⁻是人体内重要的碱储备物质,其重吸收对维持酸碱平衡具有极其重要的意义。

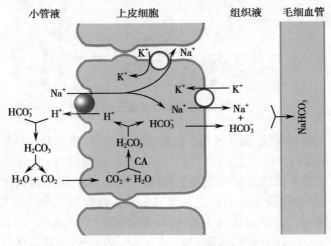

图8-8 HCO₃⁻重吸收示意图
空心圆:钠泵;实心圆:转运体;CA:碳酸酐酶

4. 葡萄糖的重吸收 如前所述,小管液中的葡萄糖在近端小管全部被重吸收,其方式为继发性主动重吸收(图8-5)。近端小管对葡萄糖的重吸收能力是有限的。当血糖浓度达到8.89 ~ 10.0mmol/L(160 ~ 180mg/dl)时,小管液中葡萄糖超过了部分近

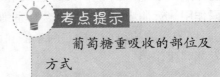

考点提示

葡萄糖重吸收的部位及方式

端小管重吸收能力,而尿中开始出现葡萄糖。尿中刚开始出现葡萄糖时的最低血糖浓度称为肾糖阈。

三、肾小管和集合管的分泌功能

肾小管和集合管上皮细胞将血液中的物质或自身代谢产物排入小管液中的过程,称为肾小管和集合管的分泌。肾小管和集合管主要能分泌 H^+、NH_3 和 K^+(图 8-9)。

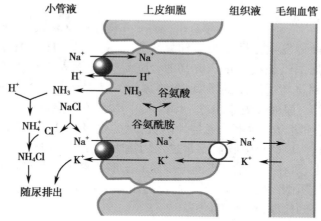

图 8-9 H^+、NH_3 和 K^+ 分泌关系示意图

空心圆:钠泵;实心圆:转运体

(一)H^+ 的分泌

肾小管各段和集合管均能分泌 H^+,但主要发生在近端小管。来自小管液、肾小管和集合管上皮细胞代谢产生的 CO_2,在碳酸酐酶的催化下与 H_2O 反应生成 H_2CO_3,H_2CO_3 解离后生成 H^+ 和 HCO_3^-。H^+ 在转运体的作用下分泌入小管液,同时转运体将小管液中 Na^+ 转运至上皮细胞内,此过程称为 H^+-Na^+ 交换;分泌的 H^+ 与小管液中 HCO_3^- 结合生成 H_2CO_3,H_2CO_3 分解 H_2O 和 CO_2,CO_2 以单纯扩散方式进入上皮细胞而被循环利用。转运入上皮细胞内的 Na^+ 与细胞内生成 HCO_3^- 被重吸收入血。每分泌 1 个 H^+,将重吸收 1 个 HCO_3^- 和 1 个 Na^+,因此,H^+ 的分泌具有排酸保碱作用。

(二)NH_3 的分泌

生理状态下,NH_3 的分泌主要发生在远曲小管和集合管。酸中毒时,近端小管也可分泌 NH_3。上皮细胞内的 NH_3 主要来自谷氨酰胺脱氨基反应。NH_3 经单纯扩散方式进入小管液。小管液中的 NH_3 与 H^+ 结合,生成 NH_4^+,NH_4^+ 与 Cl^- 等负离子生成铵盐而随尿液排出。此时,小管液中 NH_3 与 H^+ 浓度降低,利于 NH_3 与 H^+ 的分泌,即 NH_3 与 H^+ 的分泌能相互促进。由此可见,NH_3 的分泌可通过促进 H^+ 的分泌,从而发挥间接排酸保碱的作用。

(三)K^+ 的分泌

K^+ 的分泌主要发生在远曲小管和集合管。来自钠泵摄入的 K^+ 在细胞膜上转运体的作用下被分泌入小管液,同时转运体将小管液中 Na^+ 转运至上皮细胞内,此过程称为 K^+-Na^+ 交换;分泌入小管液中的 K^+ 随尿液排出体外。体内的 K^+ 的排泄主要依赖于肾小管和集合管对 K^+ 的分泌。K^+ 分泌特点是多吃多排,少吃少排,不吃也排。因此,禁食或不能进食的病人应根据血 K^+ 浓度适当补钾。

H^+-Na^+ 交换和 K^+-Na^+ 交换之间存在竞争性抑制,即某一交换增强时,另一交换将减弱。如酸中毒时,上皮细胞内碳酸酐酶活性增高,H^+-Na^+ 交换将增强,H^+ 的分泌增多,同时

HCO_3^- 重吸收增加,而 $K^+ - Na^+$ 交换减弱,K^+ 分泌减少,可出现血 K^+ 浓度升高;碱中毒时,$H^+ - Na^+$ 交换将减弱,H^+ 的分泌减少,同时 HCO_3^- 重吸收减少,而 $K^+ - Na^+$ 交换增强,K^+ 分泌增加,可出现血 K^+ 浓度降低。由此可见,酸碱平衡紊乱时可致 K^+ 平衡紊乱。同理,K^+ 平衡紊乱亦可导致酸碱平衡紊乱。

四、尿的浓缩和稀释

考点提示

H^+、NH_3 和 K^+ 分泌的部位、机制及作用;H^+ 和 K^+ 分泌的关系

尿液的浓缩和稀释发生在远曲小管和集合管。远曲小管和集合管周围组织液渗透压升高时,小管液中水的重吸收比率将超过溶质的重吸收,终尿渗透压升高,尿比重增大,尿液被浓缩。若人体内水过多时,血浆晶体渗透压下降,抗利尿激素释放减少,远曲小管和集合管对水的通透性降低,水的重吸收减少,而小管液中 Na^+ 和 Cl^- 被继续重吸收,此时,溶质的重吸收比率超过水的重吸收,终尿渗透压下降,尿比重减小,尿液被稀释。故临床上,可在一定条件下测定终尿的比重及渗透压来判断肾小管的浓缩功能。渗透压低于血浆渗透压的终尿,称为低渗尿;渗透压等于血浆渗透压的终尿,称为等渗尿;渗透压高于血浆渗透压的终尿,称为高渗尿。

 知识链接

肾功能衰竭

肾功能衰竭是指各种急、慢性疾病导致肾脏正常结构和功能障碍,影响尿液生成过程,引起体内代谢产物潴留,水、电解质和酸碱平衡紊乱所致的临床综合征。肾功能衰竭可根据发病急缓分为急性肾功能衰竭和慢性肾功能衰竭。

急性肾功能衰竭是多种疾病致使两肾在短时间内丧失排泄功能所致,简称急性肾衰。急性肾衰包括三种情况:①肾前性急性肾功能衰竭:由于血容量不足或心功能不全致使肾血流灌注量不足,肾小球滤过率降低所致。②肾后性急性肾功能衰竭:由于结石、肿瘤或前列腺肥大致使尿路发生急性梗阻,导致少尿和血尿素氮升高。③肾性急性肾功能衰竭:由于肾实质疾患所致,见于重症急性肾小球疾患、急性间质-小管性疾患、急性肾小管坏死、急性肾血管疾患和慢性肾脏疾患。

慢性肾功能衰竭是由各种慢性肾实质疾病破坏肾脏正常结构和排泄功能所致。根据肾小球滤过率将慢性肾功能衰竭分为四期:①肾功能代偿期。②肾功能失代偿期。③肾衰竭期。④尿毒症期。

第三节　肾泌尿功能的调节

 病例

给某患者静脉注射 20% 葡萄糖 50ml,患者尿量显著增加,尿糖定性阳性。

请问:1. 该患者尿量增多的主要原因是什么?

2. 这种利尿称为何种利尿?

尿的生成包括肾小球滤过和肾小管、集合管的重吸收和分泌,以及肾对尿的浓缩和稀释作用。因此,机体对尿生成的调节也是通过影响这些作用而实现的。肾小球滤过作用的调节在前面已经介绍,本节主要讨论肾小管、集合管重吸收和分泌的调节。包括肾内自身调节、神经调节和体液调节。

一、肾内的自身调节

(一)小管液中溶质的浓度

小管液中溶质的浓度是影响肾小管对水重吸收的主要因素。小管液溶质的浓度决定了小管液的渗透压,而小管液的渗透压是对抗肾小管重吸收水的力量。如果小管液中存在大量不能被重吸收的物质,致使溶质浓度增大,渗透压升高,就会阻碍水的重吸收,使尿量增多。这种由于小管液溶质浓度增大而导致的尿量增多的现象,称为渗透性利尿。根据这一原理,临床上常用一些不易被肾小管重吸收的物质如甘露醇、山梨醇等来提高小管液的渗透压使尿量增加,以达到利尿消肿的目的。糖尿病患者,由于血糖浓度升高,超过肾糖阈,部分葡萄糖不能被近端小管重吸收,使小管液渗透压升高,妨碍了水和NaCl的重吸收,故尿量增多并出现糖尿。

(二)球-管平衡

近端小管对小管液的重吸收量与肾小球滤过率之间有着密切关系。无论肾小球滤过率增多或减少,近球小管的重吸收量始终占滤过量的65%～70%的现象,称为球-管平衡。其生理意义在于使终尿量不致因肾小球滤过率的增减而出现大幅度的变动。球-管平衡与近端小管对Na^+的恒定比率重吸收有关。近端小管对Na^+的重吸收量常是滤过量的65%～70%,从而决定了对小管液的重吸收量也总是占肾小球滤过率的65%～70%。在肾血浆流量不变的情况下,当肾小球滤过率增加时,进入近端小管周围毛细血管的血量减少,毛细血管血压降低而胶体渗透压升高,此时,小管细胞间的液体加速进入毛细血管,其间的静水压降低,有利于肾小管对Na^+和水的重吸收,使重吸收的量仍然达到肾小球滤过率的65%～70%;如果肾小球滤过率减少,则发生相反的变化。某些情况下,若球-管平衡被破坏,如发生渗透性利尿时,虽然肾小球滤过率不变,但近端小管的重吸收率却减少了,导致尿量和NaCl排出明显增多。

考点提示

渗透性利尿、球-管平衡

二、神经调节

肾主要接受交感神经的支配。肾交感神经兴奋时,其末梢释放去甲肾上腺素,可通过下列方式影响肾脏功能:①使入球小动脉和出球小动脉收缩,但前者收缩的程度大于后者,使流入阻力增大,肾小球毛细血管血流量减少,血压降低,有效滤过压降低,肾小球滤过率减少。②直接刺激近端小管和髓袢上皮细胞对Na^+、Cl^-和水的重吸收;③刺激肾球旁细胞释放肾素,激活肾素-血管紧张素-醛固酮系统的活动,最终使醛固酮生成增多,增加肾小管对NaCl和水的重吸收。但正常机体在安静情况下,交感神经传出冲动频率较低,对肾生成尿的功能影响较小。在机体大失血、严重呕吐及腹泻等情况下,由于体液丧失,引起血容量减少和血压降低,交感神经传出冲动增多,上述作用才得以充分发挥。

三、体液调节

(一)抗利尿激素

抗利尿激素(ADH)又称血管升压素(VP),是一种九肽激素。由下丘脑视上核和室旁核的神经细胞合成与分泌,其分泌颗粒沿下丘脑-垂体束的轴突运输到神经垂体储存并释放入血。生理条件下,ADH 的合成与分泌量较少。

ADH 的主要生理作用是提高远曲小管和集合管上皮细胞对水的通透性,增加水的重吸收而发挥抗利尿作用。ADH 与肾小管上皮细胞管周膜上的受体结合,激活了膜内的腺苷酸环化酶,使细胞内的 cAMP 增加,使胞浆内含水通道的囊泡转移至管腔膜上,增加了管腔膜对水的通透性,从而使水的通透性升高,重吸收的水量增多使尿液浓缩,尿量减少。

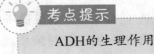

考点提示

ADH的生理作用

正常人的尿量在很大程度上受血中 ADH 含量的影响。当 ADH 分泌增加时,远曲小管和集合管对水的重吸收增加,尿量减少;反之,当 ADH 分泌减少时,水的重吸收减少,尿量增加。

知识链接

抗利尿激素与尿崩症

当下丘脑病变累及视上核和室旁核或下丘脑-垂体束时,ADH 的合成与释放发生障碍或肾对 ADH 反应性下降时,病人都会出现多尿、烦渴多饮、低比重尿和低渗尿等临床症状,称为尿崩症。原发性 ADH 分泌不足者,称为中枢性或垂体性尿崩症;对 ADH 敏感性降低者,称为肾性尿崩症。患者排尿量明显增加,每日可达 10L 以上,尿的比重常在 1.005 以下,尿的渗透压为 $50 \sim 200mOsm/(kg \cdot H_2O)$,尿色淡,易引起脱水或其他并发症。

ADH 的释放受多种因素的调节和影响,其中最重要的是血浆晶体渗透压和循环血量(图 8-10)。

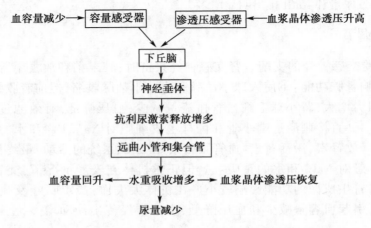

图 8-10　ADH 分泌和释放调节示意图

1. 血浆晶体渗透压的改变　在下丘脑视上核和室旁核周围区域有晶体渗透压感受器,它对其周围渗透压的改变非常敏感,并通过一定的联系影响 ADH 的释放。当体内失水时(如大量出汗、呕吐、腹泻等),血浆晶体渗透压升高,对渗透压感受器的刺激增强,可使 ADH 合成和释放增多,从而使远曲小管和集合管对水的重吸收增加,尿量减少,有利于保存体内的水分,使血浆晶体渗透压恢复正常;反之,如果在短时间内一次饮入 1200ml 清水,血浆晶体渗透压降低,对渗透压感受器的刺激减弱,则 ADH 的合成和释放减少,使水的重吸收减少,约 30 分钟后,尿量增多,从而排出体内多余的水分。这种由于一次性大量饮用清水使尿量增多的现象,称为水利尿。

2. 循环血量的改变　循环血量的改变可以通过左心房和胸腔大静脉管壁上的容量感受器,反射性地调节 ADH 的释放。在急性大失血、严重呕吐和腹泻等情况下,循环血量减少,对容量感受器的刺激减弱,ADH 的合成和释放增多,远曲小管和集合管对水的重吸收增加,尿量减少,以保留较多水分,有利于血容量和血压的恢复;相反在大量饮水或补液时,循环血量增加,对容量感受器的刺激增强,ADH 的合成和释放减少,水的重吸收减少,尿量增加,以排出过剩的水分,使循环血量回归正常水平。

3. 其他因素　恶心是引起 ADH 分泌的有效刺激;疼痛、焦虑、窒息、低血糖和情绪紧张等可刺激 ADH 分泌;某些药物,如烟碱和吗啡等,也能刺激 ADH 分泌;乙醇则可抑制 ADH 分泌,故饮酒后尿量可增加。

(二)醛固酮

醛固酮是由肾上腺皮质球状带合成并分泌的一种盐皮质激素,其主要作用是促进远曲小管和集合管上皮细胞对 Na^+ 和水的重吸收,促进 K^+ 的分泌,故有保钠排钾和增加血容量的作用。

醛固酮的作用机制是:醛固酮进入远曲小管和集合管的上皮细胞后,与胞浆内的受体结合,形成激素-受体复合物,后者通过核膜,与核中 DNA 特异性结合位点相互作用,调节特异性 mRNA 转录,合成多种醛固酮诱导蛋白,进而使管腔膜对 Na^+ 的通透性增大,线粒体内 ATP 的合成和管周膜上钠泵的活性增加,以及 Na^+-K^+ 交换和 Na^+-H^+ 交换过程增强,使远曲小管和集合管上皮细胞对 Na^+ 的重吸收增加,进而增加水的重吸收,使细胞外液量增多,同时排 K^+ 也增多。

肾上腺皮质功能亢进患者醛固酮分泌增多,可导致体内钠、水潴留和低血钾,此外,因血容量增多还可引起高血压;反之,如果肾上腺皮质功能减退,醛固酮分泌减少,则钠、水大量丢失,可出现血容量减少和低血压现象。

醛固酮的分泌主要受肾素-血管紧张素-醛固酮系统和血 K^+、血 Na^+ 浓度的调节。

1. 肾素-血管紧张素-醛固酮系统　肾素是由球旁细胞合成并分泌的一种蛋白水解酶,能将血浆中的血管紧张素原(主要在肝脏产生,是一种 α-球蛋白)水解为血管紧张素Ⅰ(10肽),后者在血管紧张素转换酶(主要存在于肺组织)和氨基肽酶的催化下相继水解成血管紧张素Ⅱ(8肽)和血管紧张素Ⅲ(7肽)。血管紧张素Ⅱ和血管紧张素Ⅲ都具有收缩血管和刺激醛固酮分泌的作用,但血管紧张素Ⅱ缩血管作用较强,血管紧张素Ⅲ主要刺激醛固酮的分泌。由于肾素的分泌决定了血浆中血管紧张素的浓度,进而决定了血中醛固酮的水平,因此,在肾素、血管紧张素和醛固酮之间构成了一个彼此联系的功能系统,称为肾素-血管紧张素-醛固酮系统(RAAS)。

肾素的分泌受多种因素的调节。目前认为来自入球小动脉处的牵张感受器和致密斑感受器的传入冲动是引起肾素分泌的最有效刺激。如图 8-11 所示,当循环血量减少,全身动脉血压下降超出肾血流量自身调节能力时,肾小球入球小动脉血压也下降,导致肾血流量减少,入球小动脉处牵张感受器兴奋,肾素分泌增多;同时,肾血流量减少,肾小球滤过率将减少,Na^+ 的滤过量也将随之减少,流经致密斑的 Na^+ 量减少,使致密斑感受器兴奋,也使肾素分泌增多。此外,球旁细胞受交感神经支配,当全身动脉血压下降时,交感神经兴奋,同样可使肾素分泌增多。

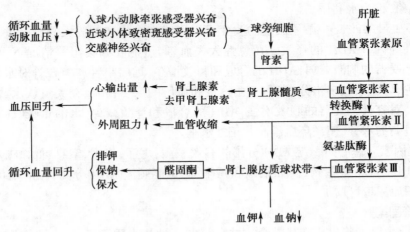

图 8-11 醛固酮分泌调节示意图

2. 血 K^+ 和 Na^+ 浓度 血 K^+ 浓度升高或血 Na^+ 浓度降低,均可直接刺激肾上腺皮质球状带使醛固酮分泌增加,促进保 Na^+ 排 K^+。醛固酮的分泌对血 K^+ 浓度的改变较为敏感,血 K^+ 只要升高 0.5mmol/L 就能引起醛固酮分泌,而血 Na^+ 浓度必须降低得较多时才能引起同样的效应。

第四节 尿液及其排放

一、尿液

(一)尿量

正常成年人每昼夜尿量为 1.0 ~ 2.0L,平均为 1.5L。尿量的多少直接受摄水量和其他途径排水量的影响。当摄入的水多和出汗很少时,尿量可超过 2.0L/d;反之,摄入的水少或出汗很多时,尿量可少于 1.0L/d。每昼夜尿量长期保持在 2.5L 以上,称为多尿;每昼夜尿量介于 0.1 ~ 0.4L 之间或每小时尿量少于 17mL,称为少尿;每昼夜尿量不足 0.1L,称为无尿。正常成人每天约产生 35g 固体代谢产物,最少需 0.5L 尿量,才能将其溶解并排出。多尿会使机体丧失大量水分,导致细胞外液量减少,引起脱水;少尿或无尿则会使代谢产物在体内堆积,严重时可导致尿毒症。因此在临床上,不仅要密切观察病人尿

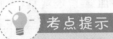

考点提示

尿量的正常值;多尿、少尿、无尿的定义

的质和量,对于危重病人,还需准确记录 24 小时的进出水量。

关于透析疗法

肾是机体的主要排泄器官,通过肾的泌尿功能,净化了血液、维持了水和电解质的平衡以及酸碱平衡等,从而保证了机体内环境的稳态。但是,当各种原因导致肾功能衰竭时,体内的代谢产物将堆积,使水、电解质和酸碱平衡紊乱,这些病理变化都会使机体内环境的理化性质遭到破坏,若不及时救治将危及生命。目前,常用的迅速救治肾功能衰竭的方法是透析疗法。常用的有血液透析和腹膜透析。

血液透析是将患者的血液引入透析器,在透析膜的一侧流动,透析液在膜的另一侧反方向流动,利用半透膜的原理以及物质由高浓度向低浓度一侧扩散的特性,使患者血液中的水、尿素、电解质及酸性代谢产物通过半透膜进入透析液,以清除血液中的有害物质,在一定程度上维持了内环境的稳态。

腹膜透析是将制备的透析液注入腹腔,经过一段时间的停留,使患者血液中的代谢产物通过腹膜扩散入透析液,以达到排出废物,保持内环境稳态的目的。

透析疗法虽然能暂时替代肾的排泄功能,但治疗肾衰的根本方法是肾移植。

(二)尿液的理化性质

尿液中水占 95% ~97% ,其余的是溶解于其中的固体物质,包括 Na^+、K^+ 和 Cl^- 等电解质和尿素、尿酸、肌酐、氨等非蛋白含氮化合物,以及少量的硫酸盐、尿胆素等。正常尿中糖、蛋白质的含量极微,临床上用常规的方法不能将其测出。如用常规方法在尿中检测出糖或蛋白质,则为异常。但正常人一次性食入大量的糖或精神高度紧张时,也可出现一过性的糖尿。

正常尿液透明、呈淡黄色,其比重在 1.015 ~ 1.025 之间,最大变动范围为 1.001 ~1.035。大量饮水后,尿量增多,尿被稀释,颜色变浅,比重降低;尿量少时,尿被浓缩,颜色变深,比重升高。若尿的比重长期在 1.010 以下,表示尿浓缩功能障碍,为肾功能不全的表现。尿的渗透压一般高于血浆渗透压。

尿色变化知多少

尿液的颜色在生理或病理情况下可以发生改变。如服用维生素 B_2 或食用大量胡萝卜,尿液呈亮黄色;患尿路结石、急性肾小球肾炎、肾肿瘤、肾结核等时,尿色呈洗肉水色,称肉眼血尿;输血反应、蚕豆病等时,尿液呈浓茶色或酱油色,称血红蛋白尿;在阻塞性黄疸、肝细胞性黄疸等情况下,尿中含有大量的胆红素,尿液呈深黄色,称胆红素尿;丝虫病患者尿液呈乳白色,称乳糜尿。

尿液的酸碱度变动范围很大,pH 可由 4.5 变动至 8.0。由于体内的代谢产物多偏酸性,因此通常尿的 pH 介于 5.0 ~7.0 之间。尿的酸碱度主要取决于食物的性质和成分,富含蛋白质的食物摄入较多时,由于蛋白质分解后产生的硫酸和磷酸盐等由肾排出,故尿呈酸性;摄入水果、蔬菜等食物较多时,植物酸可在体内氧化,酸性产物较少,排出的碱基较多,故尿偏碱性。

二、排尿

尿液是连续不断生成的,由集合管、肾盏、肾盂经输尿管进入膀胱储存。当膀胱储尿达一定量时,即可引起反射性排尿,尿液遂经尿道排出体外。排尿需要膀胱逼尿肌和尿道内、外括约肌的协调活动来实现。

(一)膀胱和尿道的神经支配

膀胱逼尿肌和尿道内括约肌受副交感和交感神经的双重支配。尿道外括约肌属于骨骼肌,受躯体神经支配。支配膀胱和尿道的神经主要有三对,即盆神经、腹下神经和阴部神经。

1. 盆神经 属副交感神经,由脊髓骶段 2~4 节侧角发出,分布于膀胱,兴奋时引起膀胱逼尿肌收缩和尿道内括约肌舒张,促进排尿。

2. 腹下神经 属交感神经,由脊髓胸段第 12 节和腰段 1~2 节侧角发出,在腹下神经节更换神经元,其节后纤维分布于膀胱,兴奋时可使膀胱逼尿肌松弛,尿道内括约肌收缩,阻止排尿。

3. 阴部神经 属躯体神经,由脊髓骶段 2~4 节灰质前角发出,支配尿道外括约肌,兴奋时可使尿道外括约肌收缩,抑制排尿活动,是高级中枢控制排尿活动的主要传出通路。

以上三种神经中都含有传入纤维:盆神经中有传导膀胱充胀感觉的传入纤维;腹下神经中有传导膀胱痛觉的传入纤维;阴部神经中含有传导尿道感觉的传入纤维(图 8-12)。

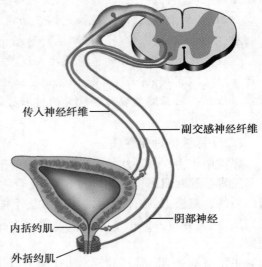

传入神经纤维 —

— 副交感神经纤维

内括约肌 —

— 阴部神经

外括约肌 —

图 8-12 膀胱和尿道的神经支配

(二)排尿反射

当膀胱内尿量达 400~500ml 时,膀胱内压升高,膀胱壁上的牵张感受器兴奋,冲动沿盆神经传入纤维传到脊髓骶段的初级排尿中枢,同时有冲动上传到大脑皮质的高位中枢,产生尿意。如环境条件不允许排尿,大脑皮质可暂时抑制脊髓排尿中枢的活动,不发生排尿反射。如环境条件许可,大脑皮层高级排尿中枢则发出兴奋性冲动到达脊髓,加强初级排尿中枢的活动,使盆神经兴奋,引起膀胱逼尿肌收缩,尿道内括约肌松弛;同时抑制阴部神经活动,使尿道外括约肌松弛,于是尿液排出。当尿液流经后尿道时,可刺激尿道壁感受器,其传入冲动沿阴部神经再次传入脊髓排尿中枢,可进一步加强其活动,使逼尿肌的收缩逐渐加强,尿道外括约肌更加松弛,使排尿活动进一步加强,直至膀胱内尿液排完。这属于正反馈作用机制(图 8-13)。

婴幼儿因大脑皮质发育尚未完善,对脊髓初级排尿中枢的控制能力较弱,所以排尿次数较多并常有夜间遗尿现象。

(三)排尿异常

排尿是一个反射过程,受高位中枢的随意控制。如果排尿反射弧的任何一个部位受损,或骶段脊髓排尿中枢与高位中枢失去联系,都将导致排尿异常。

1. 尿频 尿意频繁,排尿次数增多,称为尿频。多为膀胱发生炎症或受到机械刺激(如膀胱结石)时,因膀胱壁上牵张感受器在炎症或机械刺激作用下频繁兴奋所致。

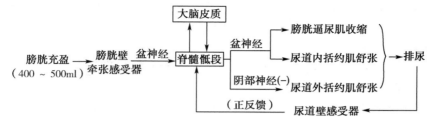

图 8-13　排尿反射过程示意图

2. 尿潴留　膀胱内充满尿液但不能自行排出,称为尿潴留。多为骶部脊髓受损伤使初级排尿中枢活动发生障碍或该反射弧的其他部分受损所致。

3. 尿失禁　排尿失去意识控制,称为尿失禁。多见于脊髓损伤,使初级排尿中枢与大脑皮层之间失去联系所致。

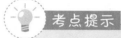

考点提示

排尿异常的分类及机制

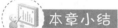

本章小结

　　肾脏是人体最重要的排泄器官,它以排尿的形式将代谢的终产物、进入人体内的异物以及过剩的物质排出体外,以保持内环境的稳态。尿的生成过程包括肾小球滤过、肾小管和集合管的重吸收以及肾小管和集合管的分泌三个环节,再经过尿液的浓缩和稀释,最后形成终尿。影响肾小球滤过的因素主要是有效滤过压、肾小球滤过膜的面积和通透性、肾血浆流量。肾小管各段和集合管都具有重吸收功能,近端小管是各类物质重吸收的主要部位。肾小管和集合管主要分泌 H^+、K^+ 和 NH_3。肾小管、集合管重吸收和分泌的调节,主要受到肾内自身调节、神经调节以及体液调节。排尿反射的初级中枢在脊髓骶段。

(黄莉军　陈显智)

目标测试

A$_1$ 型题

1. 肾致密斑的作用是直接感受
　 A. 肾血管血压的变化　　　　B. 肾小管内压的变化　　　　C. 入球小动脉牵张刺激
　 D. 肾血流 Na^+ 含量变化　　E. 肾小管液 Na^+ 含量变化

2. 关于肾的血液循环特点,**错误**的是
　 A. 肾动脉有营养性血管和功能性血管
　 B. 肾动脉有两套毛细血管网
　 C. 入球小动脉细而长,出球小动脉粗而短
　 D. 肾每分钟血流量约为 1200ml
　 E. 肾小管周围的毛细血管血压较低,有利于肾小管的重吸收

3. 肾炎患者出现蛋白尿是由于

A. 肾小球滤过率增高 B. 肾血浆流量增大
C. 血浆蛋白浓度增高 D. 肾小球滤过膜面积增大
E. 滤过膜上带负电的糖蛋白减少或消失

4. 肾小球有效滤过压等于
A. 肾小球毛细血管血压 + 血浆胶体渗透压 − 肾小囊内压
B. 肾小球毛细血管血压 − 血浆晶体渗透压 + 肾小囊内压
C. 肾小球毛细血管血压 + 血浆胶体渗透压 + 肾小囊内压
D. 肾小球毛细血管血压 − 血浆晶体渗透压 − 肾小囊内压
E. 肾小球毛细血管血压 − 血浆胶体渗透压 − 肾小囊内压

5. 肾小球滤过率是单位时间内
A. 一个肾单位生成的原尿量 B. 一个肾生成的原尿量
C. 两肾生成的原尿量 D. 两肾生成的终尿量
E. 一个肾生成的终尿量

6. 滤过分数是指下列哪一项比值
A. 肾血浆流量/肾血流量 B. 肾血流量/肾血浆流量
C. 肾小球滤过率/肾血流量 D. 肾小球滤过率/肾血浆流量
E. 肾血流量/心输出量

7. 下列哪种情况可导致肾小球滤过率增高
A. 注射大量的肾上腺素 B. 肾交感神经兴奋 C. 快速静注生理盐水
D. 静注高渗葡萄糖液 E. 注射抗利尿激素

8. 重吸收能力最强的部位是
A. 近端小管 B. 远曲小管 C. 集合管
D. 髓袢降支 E. 髓袢升支

9. 有关近端小管对 Na^+ 的重吸收,下列哪一项叙述是正确的
A. 与葡萄糖、氨基酸的转运无关 B. 与 H^+ 的分泌无关
C. 受醛固酮的调节 D. 有主动转运,也有被动转运
E. 约占滤液中 Na^+ 总数的 1/3

10. 关于肾小管对 HCO_3^- 的重吸收,叙述**错误**的是
A. 主要在近端小管重吸收
B. 与 H^+ 的分泌有关
C. HCO_3^- 的重吸收需碳酸酐酶的帮助
D. HCO_3^- 是以 CO_2 扩散的形式重吸收
E. Cl^- 的重吸收优先于 HCO_3^- 的重吸收

11. 肾糖阈是
A. 尿中开始出现葡萄糖时的最低血糖浓度
B. 肾小球开始滤过葡萄糖时的血糖浓度
C. 肾小球开始吸收葡萄糖时的血糖浓度
D. 肾小球开始滤过葡萄糖的临界尿糖浓度
E. 肾小管吸收葡萄糖的最大能力

12. 糖尿出现时,全血血糖浓度至少为

A. 83.33mmol/L(1500mg/dl) B. 66.67mmol/L(1200mg/dl)

C. 28.25mmol/L(500mg/dl) D. 11.11mmol/L(200mg/dl)

E. 8.89mmol/L(160mg/dl)

13. 代谢性酸中毒常伴有高血钾是由于肾小管

A. H^+-K^+ 交换增多 B. H^+-Na^+ 交换减少 C. K^+-Na^+ 交换减少

D. K^+-Na^+ 交换增多 E. NH_4^+-K^+ 交换减少

14. 剧烈运动时尿量减少的主要原因是

A. 肾小管对水重吸收增加 B. 体循环动脉血压下降 C. 醛固酮分泌增多

D. 肾血流量减少 E. 血浆胶体渗透压升高

15. 动脉血压波动于 80~180mmHg 范围时,肾血流量仍保持相对恒定的原因是

A. 球-管平衡 B. 神经调节 C. 体液调节

D. 神经和体液共同调节 E. 肾血流量的自身调节

16. 给家兔静脉注射 50% 葡萄糖 5ml 后,尿量增多的主要原因是

A. 肾小管对水的通透性降低 B. 肾小球滤过率增大

C. 小管液溶质浓度增加 D. 肾小管对 Na^+ 吸收减少

E. 血浆晶体渗透压增高

17. 球-管平衡是

A. 近端小管对滤过液的重吸收率为 65%~70%

B. 肾小球滤过率等于肾小管重吸收率

C. 肾小管的重吸收率为 65%~70%

D. 肾小球滤过率随肾小管重吸收率而变化

E. 远曲小管重吸收率等于肾小球滤过率

18. 引起 ADH 分泌最敏感的因素是

A. 血浆胶体渗透压增高 B. 血浆晶体渗透压增高 C. 循环血量减少

D. 动脉血压降低 E. 疼痛刺激

19. 大量饮清水后,尿量增多主要是由于

A. 循环血量增加,血压升高 B. 肾小球滤过率增加 C. 醛固酮分泌减少

D. 血浆胶体渗透压下降 E. 血浆晶体渗透压下降

20. 可促进醛固酮分泌增多的因素是

A. 血 Na^+ 浓度增高 B. 血 K^+ 浓度增高 C. 血 Ca 浓度降低

D. 血糖浓度增高 E. 循环血量增多

21. 对于尿量的叙述,**错误**的是

A. 正常人每昼夜排出尿量 1~2L

B. 每昼夜尿量长期超过 2.5L 为多尿

C. 每昼夜尿量持续在 0.1~0.4L 之间为少尿

D. 每昼夜尿量少于 0.1L 为无尿

E. 尿量与摄入水量无关

22. 高位截瘫病人排尿障碍表现为

A. 尿频 B. 尿潴留 C. 尿失禁

D. 少尿 E. 无尿

第九章 感觉器官的功能

学习目标

1. 掌握：眼的感光功能。
2. 熟悉：感受器的一般生理特性；与视觉有关的生理现象；外耳及中耳的功能。
3. 了解：感受器及感觉器官概念；眼的折光功能；内耳耳蜗的功能；内耳的位置觉和运动觉功能；嗅觉、味觉、皮肤的感觉功能。

人的感觉器官接受环境中的各种刺激后可产生感觉。感觉对人的生存十分重要。感觉的形成首先是感受器接受刺激，并将该刺激转变为相应的神经冲动，冲动沿着一定的神经传入通路传至大脑皮质的特定部位，经过特定的感觉中枢整合产生相应的感觉。由此可见，各种感觉都是通过特定的感受器或感觉器官、传入通路和大脑皮质三个部分共同活动而产生的。本章所述内容着重于感受器或感觉器官的功能，而各种感觉的最终形成与中枢神经系统的功能密不可分。

第一节 概　　述

一、感受器和感觉器官

感受器是指专门感受机体内、外环境变化的结构或装置，主要分布在体表或组织内部。如感觉神经末梢、视网膜上的视锥细胞和视杆细胞、耳蜗中的毛细胞等。感觉器官除含感受器外还包括一些有利于感受刺激的附属结构，如眼（视觉）、耳（听觉）和前庭器官（平衡觉）等。

二、感受器的一般生理特性

（一）感受器的适宜刺激

各种感受器都有其最敏感、最易接受的刺激，称为适宜刺激。如视网膜上的感光细胞的适宜刺激是一定波长的光波，耳蜗中毛细胞的适宜刺激是一定频率的声波。感受器对适宜刺激的高度专一性和敏感性是人类长期进化的结果，有利于机体对环境做出精确和快速的反应。

（二）感受器的换能作用

感受器的换能作用是指感受器能将各种形式的刺激能量，如声能、光能、热能、机械能、化学能等，转换为生物电能，以神经冲动的形式传入中枢，这种作用称为换能作用。因此，可以把感受器看成是生物换能器。

（三）感受器的编码作用

感受器在感受刺激的过程中,不仅发生了能量形式的转换,而且将刺激所包含的各种信息转移到动作电位的序列之中,这种现象称为编码作用。例如耳蜗受到声波刺激时,不但能将声能转换成生物电能,而且还能把声音的音量、音调、音色等信息编排在动作电位的序列之中,由此传入感觉中枢,便可获得各种不同的声音感觉。

（四）感受器的适应现象

当某一恒定强度的刺激持续作用于某种感受器时,经一段时间后,虽然刺激仍在继续,但感受器对该刺激的敏感性逐渐下降,这种现象称为感受器的适应现象。"入芝兰室,久而不闻其香"就是人体嗅觉的适应现象。所有感受器均有适应现象,但不同感受器适应现象出现的快慢有很大的差别,如触觉和嗅觉感受器的适应属于快适应,其意义在于很快适应环境,有利于接受新的刺激;而肌梭、颈动脉窦压力感受器等属于慢适应,有利于机体对姿势、血压等进行持久监测和调节。

第二节　视觉器官

病例

某虹膜炎患者,医生给予阿托品滴眼等治疗措施。患者用药后出现瞳孔扩大,视物不清,畏光,疑病情加重,第二天再次复诊。

请问:1. 阿托品为什么会引起瞳孔扩大?

2. 患者的病情是否加重?

眼是人的视觉器官,它由含有感光细胞的视网膜和作为附属结构的折光系统构成（图9-1）。人眼的适宜刺激是波长为380~760nm的可见光。视觉的形成首先是外界物体发出的光线经过眼的折光系统在视网膜上形成物像;视网膜中的感光细胞感受物像的光刺激,并将光能转换成生物电能,以神经冲动形式由视神经传入视觉中枢,从而产生视觉。经研究表明,在人脑所获得的外界信息中,至少有70%以上来自视觉。因此,眼是人体最重要的感觉器官。

一、眼的折光功能

（一）眼的折光系统与成像

眼的折光系统是一个复杂的光学系统,包括角膜、房水、晶状体、玻璃体四种不同的折光体。这四种折光体的折光系数和曲率半径均不相同,其折光力也各不相同。光线入

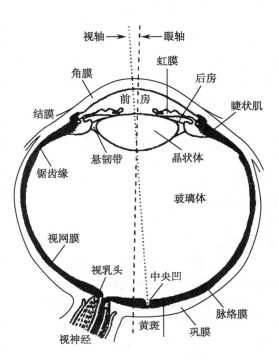

图9-1　眼球的水平切面图

眼后在到达视网膜前,必须依次通过上述四种折光率不同的介质和四个曲率半径不同的折光面(角膜的前、后面,晶状体的前、后面)。其中晶状体凸度的大小可以调节,因此,它在眼清晰成像过程中发挥重要作用。眼的折光成像原理与照相机的光学原理类似,两者都是凸透镜成像。在物距改变时,成像的位置不能改变,必须在视网膜上或底片上,形成一个倒立缩小的实像。为了便于理解,通常用简化眼来说明折光系统的成像功能(图9-2)。

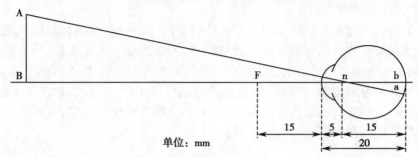

单位:mm

图9-2 简化眼及其成像

简化眼是假定眼球由一个前后径为20mm的单球面折光体构成,眼内容物均匀,其折光率为1.33。外界光线进入眼时,只在角膜表面发生折射。角膜的曲率半径为5mm,即折光体的节点n到前表面的距离为5mm;后主焦点在节点后15mm处,正相当于视网膜的位置。这个模型和正常安静状态下的人眼一样,正好能使6m以外物体发射来的平行光线聚焦在视网膜上,形成一个清晰倒立缩小的实像,通过大脑皮质调整从而形成直立视觉。

(二)眼的调节

当眼看6m以外远处物体时,从物体上发出的所有进入眼内的光线可认为是平行光线,对正常眼来说,不需作任何调节即可在视网膜上形成清晰的物像。通常将人眼不作任何调节时所能看清的物体的最远距离称为远点。当眼看6m以内近处物体时,入眼光线由平行变为辐射,经折射后聚焦在视网膜的后方,不能在视网膜上清晰成像。为使6m以内的物体成像清晰,眼会发生相应的调节反应,使物像能清晰地落在视网膜上。眼视近物时的调节反应包括晶状体变凸、瞳孔缩小和双眼会聚三个方面。

1. 晶状体的调节 晶状体是一个富有弹性的双凸透镜形的透明体,它由晶状体囊和晶状体纤维组成,其周边借睫状小带与睫状体相连。睫状体内有平滑肌纤维,称为睫状肌。晶状体的凸度可随睫状肌的舒缩而改变。睫状肌纤维有环状纤维和辐射状纤维两种,它们分别受副交感和交感神经支配。看远物或眼处于静息状态时,以交感神经兴奋为主,此时睫状肌的辐射状纤维处于收缩状态,睫状体拉紧睫状小带,晶状体被拉扁平,折光力减弱,远处物体成像在视网膜上。看6m以内近物时,物像后移,视网膜感光细胞感受到模糊的物像,反射性地引起副交感神经兴奋,使睫状肌环状纤维收缩,睫状小带放松,晶状体由于弹性回位而变凸,折光力增大,从而使物像前移,成像在视网膜上(图9-3)。

人眼看近物时的调节能力主要取决于晶状体的调节,晶状体的调节能力有一定限度。晶状体的最大调节能力可用眼能看清物体的最近距离来表示,这个距离称为近点。近点可作为判断眼调节能力大小的指标,近点越近,说明晶状体的弹性越好,眼的调节能力愈强。例如,10岁儿童的近点平均约为9cm,20岁左右的成人约为11cm。随着年龄的增长,晶状体弹性逐渐减退,眼的调节能力降低,这种现象称为老视(老花眼),需戴凸透镜予以矫正。如60岁人近点可增大到83cm左右,此时,虽然眼静息时折光能力正常,但近点已发生远移。

2. 瞳孔的调节　正常人瞳孔的直径可变动于 1.5～8.0mm 之间,瞳孔的大小可调节进入眼内的光量。在生理状态下,有两种情况可改变瞳孔大小:一种是物体移近时,在晶状体凸度增大的同时,出现瞳孔缩小,以限制进入眼球的光量;看远物时在晶状体凸度变小的同时,瞳孔也扩大,以增加进入眼球的光量。当视近物时,可反射性地引起双侧瞳孔缩小,称为瞳孔近反射或瞳孔调节反射。瞳孔缩小可减少入眼的光量并减少折光系统的

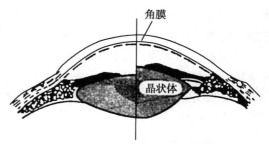

图 9-3　眼视近物时晶状体的调节

左侧为安静时的情况,右侧示看近物经过调节后的情况,注意晶状体前凸比后凸明显

球面像差和色像差,使视网膜成像更为清晰。另一种是强光照射眼时瞳孔立即缩小,在强光离开眼后瞳孔迅速复原,这种瞳孔的大小随光线强弱而改变的反应称为瞳孔对光反射。瞳孔对光反射的效应是双侧性的,即一侧眼受光照射,对侧眼的瞳孔也缩小,这种现象称为互感性对光反射。瞳孔对光反射的中枢在中脑,临床上把它作为判断中枢神经系统病变部位、麻醉的深度和病情危重程度的重要指标。

3. 双眼球会聚　当双眼注视一个由远移近的物体时,两眼视轴向鼻侧会聚的现象,称为双眼会聚。其意义在于两眼同时看一近物时,使物像落在双眼视网膜的对称点上,避免复视从而产生单一的清晰视觉。

（三）眼的折光异常

正常眼无需作调节就可使平行光线聚焦在视网膜上,称为正视眼。若眼的折光能力异常,或眼球的形态异常,使平行光线不能聚焦在视网膜上,则称为非正视眼,也称屈光不正,包括近视、远视和散光。

1. 近视　近视发生的原因是由于眼球前后径过长或折光能力过强,使远处物体发出的平行光线不能聚焦在视网膜上而是聚焦在视网膜之前,故视远物不清;看近物时,由于近物发出的是辐散光线,成像位置比较靠后,物像就可以成像在视网膜上,所以能看清近处物体。因此,近视眼的近点和远点都移近。矫正的方法是配戴适宜的凹透镜(图 9-4)。

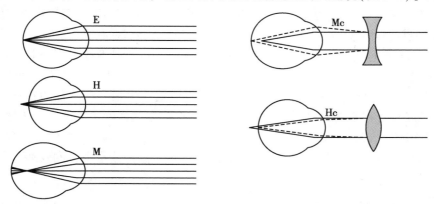

图 9-4　眼的折光异常及其矫正

E. 正视眼;H. 远视眼;M. 近视眼;Mc. 近视眼的矫正;Hc. 远视眼的矫正

2. 远视　远视的发生是由于眼球前后径过短或折光能力过弱,视远物时,平行光线聚焦在视网膜之后,导致视物模糊,须经过调节使焦点前移至视网膜上,才能看清远处的物体;

视近物时,眼需作更大程度的调节才能看清。远视眼无论看远物还是看近物均需要调节,故远视眼的近点比正视眼远,容易发生疲劳。矫正的方法是配戴适宜的凸透镜(图9-4)。

3. 散光 散光是由于眼球不同方位上的折光力不一致形成的。正常眼内折光系统的各个折光面都是正球面,即折光面每个方位的曲率半径都是相等的。各种原因导致眼球某一折光面失去正球面,就会出现散光,最常见的是角膜表面不同方位的曲率半径不相等。矫正的方法是配戴适宜的圆柱形透镜。

二、眼的感光功能

(一)视网膜的感光功能

视网膜的基本功能是感受光刺激,并将其转换为神经纤维上的电活动。视网膜的结构十分复杂,从外向内由色素上皮层、感光细胞层、双极细胞层和神经节细胞层组成。其中神经节细胞的轴突在视网膜内表面聚合形成视神经,视神经向外后方穿过视网膜,该处称为视神经乳头。视神经乳头处没有感光细胞分布,聚焦在此处的光线不能被感受,在视野中形成生理性盲点。在正常时由于都用双眼视物,一侧眼视野中的盲点可被对侧眼的视野所补偿,因此人们并不会感觉到自己的视野中有盲点存在。

视网膜的感光细胞有两种即视杆细胞和视锥细胞。两种感光细胞在视网膜上的分布很不均匀。视杆细胞主要分布在视网膜的周边部,对光的敏感度较高,能感受弱光刺激而引起视觉,但不能分辨颜色,只能分辨明暗,视物精确性差,这种视觉功能称为暗视觉。如猫头鹰等,其视网膜中只含视杆细胞。视锥细胞主要分布在视网膜中央部,黄斑的中央凹处最为密集,且仅有视锥细胞,对光的敏感性差,只能感受强光,能分辨颜色,视物精确性高,这种视觉功能称为明视觉。如鸡等,其视网膜中以视锥细胞为主。

(二)视网膜的光化学反应与换能

1. 视杆细胞的光化学反应与换能 视杆细胞内的感光色素是视紫红质。视紫红质的光化学反应是可逆的,它在光照下迅速分解为视黄醛和视蛋白,同时释放能量,诱发视杆细胞产生感受器电位,最终形成动作电位传入视觉中枢;在暗处又重新合成视紫红质,以维持视杆细胞对光的敏感度。视紫红质在分解和再合成的过程中,部分视黄醛被消耗,需要血液中的维生素 A 来补充。若长期摄入维生素 A 不足,使视紫红质合成减少,导致人在暗处视力下降而导致夜盲症。因此,日常生活中注意多食用富含维生素 A 的食物对于预防和治疗夜盲症有很大帮助。

2. 视锥细胞与色觉 人眼的视网膜上分布有三种不同的视锥细胞,分别含有红、绿、蓝三种光敏感的感光色素。当某一波长的光线作用于视网膜时,可以一定的比例使三种视锥细胞分别产生不同程度的兴奋,这样的信息传至中枢,就产生某一种颜色的感觉。如果红、绿、蓝三原色光按各种不同的比例作适当的混合,就会产生任何颜色的感觉。人眼可分辨约150 种不同的颜色。若眼不能分辨某种颜色或分辨颜色能力减弱,称为色觉障碍。色觉障碍有色盲和色弱两种。色盲绝大多数是由遗传因素引起,极少数是由视网膜病引起,最多见的是红绿色盲。色弱多由后天因素引起。

三、与视觉有关的生理现象

(一)视力

视力也称视敏度,指眼对物体细微结构的分辨能力,即眼分辨物体两点间最小距离的能力。视力的好坏通常以视角的大小作为衡量标准,视角是指物体上两点发出的光线射入眼球,通过节点时所形成的夹角。眼能分辨的视角越小,表示视力越好。视力 = 1/视角。一般正常眼能分辨的视角约为 1 分。视力表就是根据这个原理设计的。

（二）视野

视野是指单眼固定注视正前方一点时所能看到的空间范围。正常人的视野受面部结构的影响,颞侧视野大于鼻侧视野,下方视野大于上方视野。在同一光照条件下,颜色不同,视野也不一致。白色视野最大,黄色、蓝色、红色、绿色视野依次递减（图 9-5）。临床上检查视野,可以辅助诊断视网膜、视觉传导通路上的某些病变。

（三）暗适应和明适应

1. 暗适应 当人长时间在明亮环境中而突然进入暗处时,最初视物不清,经过一定时间后,才能逐渐看清暗处的物体,这种现象称为暗适应。暗适应是由于在光亮处视杆细胞中的视紫红质大量分解,储存量少,到暗处后视紫红质不足以引起对暗光的感受,因此,在进入暗处的开始几分钟内,视物不清,经过一定时间后,由于视紫红质的再合成增多,对暗光的感受能力增强,暗处的视力又逐渐恢复。可见暗适应过程是视紫红质在暗处逐渐合成的过程。

2. 明适应 当人长时间在暗处而突然进入明亮处时,最初感到一片耀眼的光亮,不能看清物体,稍待片刻后才能恢复视觉,这种现象称为明适应。明适应是由于

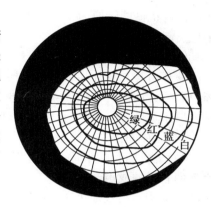

图 9-5　右眼的颜色视野

在暗处时视杆细胞内蓄积了大量视紫红质,到亮处时遇强光迅速分解,因而产生耀眼的光感,待视紫红质大量分解后,视锥细胞便维持亮光下的明视觉。

（四）双眼视觉

两眼同时看同一物体时产生的视觉称为双眼视觉。人和灵长类动物的双眼都在头面部的前方,两眼的鼻侧视野相互重叠。双眼视物时,两眼视网膜上各形成一个完整的物像,两眼视网膜的物像又各自按照自己的神经通路传向中枢。但正常时,人在感觉上只产生一个物体的感觉,而不产生两个物体的感觉,这是由于从物体同一部分发出的光线,成像于两侧视网膜的对称点上。若物像不落在视网膜的对称点上,将产生复视。双眼视物时,主观上可产生被视物体的厚度以及空间的深度或距离等感觉,称为立体视觉。

第三节　位听器官

 病例

患者,男,15 岁。右耳被礼炮爆震后听力下降 2 年,有时伴低调耳鸣嗡嗡声,不伴眩晕及其他不适。半年前因患耳内进水,出现右耳流脓,抗感染治疗一周后流脓停止。查体:右外耳道清洁,鼓膜紧张部大穿孔,经穿孔可见鼓室内黏膜光滑,无分泌物及肉芽。

请问:1. 人是怎样听到声音的?

　　　2. 该患者听力为什么会下降?

　　　3. 哪些部位病变可引起听力下降?

耳是听觉器官,也是位置觉和平衡觉器官。耳分为外耳、中耳和内耳三部分。内耳又称

迷路,包括耳蜗和前庭器官两部分。外耳和中耳构成传音系统;内耳的耳蜗是感音系统;内耳的前庭器官包括椭圆囊、球囊和半规管,它是头部位置觉和运动觉的感受器,是人体维持平衡的位置觉器官之一。

一、耳的听觉功能

通常人耳能感受的声波振动频率为20～20000Hz之间,其中对1000～3000Hz之间声波最为敏感。声波经外耳、中耳传音装置传到内耳耳蜗,被耳蜗中的毛细胞感受,经换能作用将声波的机械能转换为生物电能,以神经冲动的形式沿听觉传导通路上传至大脑皮质听觉中枢引起听觉。

(一)外耳的功能

外耳由耳廓和外耳道组成。耳廓的形状有利于收集声波,起采音作用;耳廓还可帮助判断声源的方向。有些动物能转动耳廓以探测声源的方向。外耳道是声波传导的通路,其一端开口于耳廓,另一端终止于鼓膜,同时还起到共鸣腔的作用。

(二)中耳的功能

中耳由鼓膜、听小骨、鼓室和咽鼓管等结构组成。鼓膜、听小骨和内耳前庭窗(卵圆窗)之间的联系构成声音从外耳传向内耳的有效通路(图9-6)。中耳的主要功能是将空气中的声波振动能量高效地传递到内耳淋巴,其中鼓膜和听小骨在声音传递过程中起重要作用。

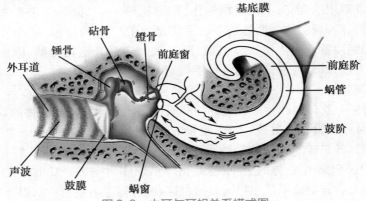

图9-6 中耳与耳蜗关系模式图

鼓膜是一个弹性好,有一定张力的薄膜,为外耳道与中耳的分界。鼓膜能随声波同步振动,没有余震,因而能将声波如实地传向内耳。

听小骨有三块,从外向内分别为锤骨、砧骨和镫骨,它们依次连接形成听骨链,构成了一个杠杆系统。听骨链通过杠杆作用能把鼓膜的高幅低强度的振动转为低幅高强度的振动传向前庭窗。通过听骨链的声波传导既有增压作用,又可避免对内耳的损伤。

咽鼓管是连接鼓室和鼻咽部之间的通道,其鼻咽部的开口常处于闭合状态,在吞咽、打哈欠时开放。咽鼓管的主要功能是调节鼓室内的压力,使之与外界大气压保持平衡,这对于维持鼓膜的正常位置、形状和振动性能有重要意义。咽鼓管因炎症阻塞后,鼓膜内空气被吸收,可造成鼓膜内陷并产生耳鸣,影响听力。

(三)声波传入内耳的途径

声波传入内耳的途径有气传导和骨传导两种,正常情况下,以气传导为主。

1. 气传导　声波经外耳道引起鼓膜振动,再经听骨链和前庭窗膜进入耳蜗,这一条声音传导的途径称为气传导,是声波传导的主要途径。此外,鼓膜的振动也可引起鼓室内空气的振动,再经圆窗传入耳蜗。但是这一气传导在正常情况下并不重要,只是当气传导途径的结构损坏时,如鼓膜穿孔、听骨链功能障碍时方可发挥一定的传音作用,但这时的听力大为降低。

2. 骨传导 声波直接引起颅骨的振动,进而引起颞骨骨质中的耳蜗内淋巴的振动,这种传导途径称为骨传导。骨传导的敏感性比气传导低得多,因此在正常听觉中所起的作用甚微。但是当鼓膜或中耳病变引起传音性耳聋时,气传导明显受损,而骨传导却不受影响,甚至相对增强;当耳蜗病变引起感音性耳聋时,气传导和骨传导将同样受损。因此,临床上常通过检查患者气传导和骨传导受损的情况,判断听觉障碍的病变部位和性质。

(四)内耳耳蜗的功能

内耳包括耳蜗和前庭器官两部分,感音装置位于耳蜗内。耳蜗是一形似蜗牛壳的骨管,其内被斜行的前庭膜和横行的基底膜分隔为三个腔,分别为前庭阶、蜗管和鼓阶。三个管道中充满淋巴液,其中前庭阶和鼓阶中为外淋巴,蜗管中为内淋巴。声音感受器(亦称螺旋器或柯蒂器)(图9-7)位于基底膜上,内有毛细胞和支持细胞。毛细胞是听觉的感受器细胞,其与耳蜗神经相连,毛细胞表面有纤毛,称为听毛。听毛上方为盖膜,盖膜悬浮于内淋巴中。

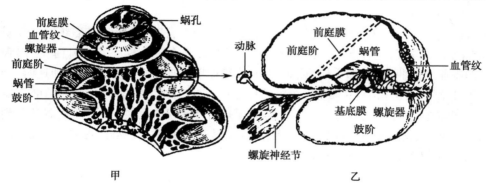

图 9-7 耳蜗及耳蜗管的横断面示意图
甲图:耳蜗纵形剖面;乙图:耳蜗管的横断面

1. 耳蜗的感音换能作用 声波无论从前庭窗或圆窗传入内耳,都可以通过外淋巴、内淋巴的振动而引起基底膜的振动,基底膜振动时,使毛细胞和盖膜之间的相对位置发生改变,毛细胞受到刺激而兴奋,把声波振动的机械能转变为生物电能。

2. 耳蜗对声音的初步分析 耳蜗对声音进行初步分析的原理通常用行波学说解释。该学说认为,声波传入内耳引起基底膜振动,随后以波浪的方式沿基底膜向耳蜗顶部传播,就像人在抖动一条绸缎,形成行波向远端传播一样。声波频率不同时,行波传播的远近和最大振幅出现的部位也不同。声波振动频率越低,行波传播越远,最大振幅出现的部位越靠近耳蜗顶部;声波振动频率越高,行波传播越近,最大振幅出现的部位越靠近耳蜗底部。简而言之,耳蜗顶部感受低频声波,耳蜗底部感受高频声波。基底膜不同部位的毛细胞受到刺激,经相应的听神经纤维传入大脑皮质听觉中枢的不同部位,就可产生不同音调的感觉。

二、内耳的位置觉和运动觉功能

人生活在外界环境中,必须保持正常的姿势,这是人进行各种活动的必要条件。其中前庭器官的作用最为重要,它由内耳中的三个半规管、椭圆囊和球囊组成,是人体对自身运动状态和头在空间位置的感受器,在保持身体的平衡中占有重要地位。

(一)椭圆囊和球囊的功能

椭圆囊和球囊是膜质的小囊,囊内各有一囊斑,囊斑上有感受性毛细胞,毛细胞顶部的纤毛插入耳石膜,毛细胞的底部基底膜有感觉神经末梢。当头部在空间位置改变或身体作直线变速运动时,由于重力对耳石的作用方向改变,使耳石膜与毛细胞之间空间位置发生改变,牵拉毛细胞使毛细胞兴奋,冲动沿前庭神经传入中枢,产生关于头部空间位置的感觉和直线变速运动的感觉,同时引起姿势反射,维持身体平衡。

(二)半规管的功能

两侧内耳各有上、外、后三条互相垂直的半规管,分别代表空间的三个平面。每个半规管与椭圆囊连接处都有一个膨大的部分,称为壶腹,壶腹内有一块隆起的结构,称为壶腹嵴,其中也有感受性毛细胞,能感受旋转变速运动。当躯体做旋转变速运动时,内淋巴由于惯性作用而受到冲击,使毛细胞的纤毛向一侧倒;旋转停止时,内淋巴又由于惯性作用,使顶部纤毛向相反方向弯曲。这些信息经前庭神经传入中枢,引起眼震颤和姿势反射,以维持姿势平衡。同时冲动上传至大脑皮层,引起旋转感觉。

(三)前庭反应

来自前庭器官的传入冲动,除引起运动觉和位置觉外,还可引起各种姿势调节反射和自主性神经功能的改变,这种现象称为前庭反应。例如,当人乘电梯突然上升时,会出现肢体的伸肌抑制而腿屈曲;当电梯突然下降时伸肌收缩而肢体伸直。当汽车突然加速时,会有颈背肌紧张性增强而出现后仰的姿势,车突然停止时又出现相反的情况。这都是前庭器官的姿势反射,其意义在于维持机体一定的姿势和保持身体平衡。另外,如果前庭器官受到过强或过长的刺激,或刺激未过量而前庭功能过敏时,常会引起恶心、呕吐、眩晕、皮肤苍白等现象,称为前庭自主神经反应,严重时可导致晕船、晕车。

第四节 其他感觉器官

病例

1896 年发表的一项研究结果考察了在梦中各种感官体验出现的频率,结果显示,视觉体验在梦中占优势,听觉体验位居第二,而触觉、嗅觉和味觉体验的出现频率相当低。

请问:1. 嗅觉、味觉和皮肤感受器感觉是如何产生的?

2. 为什么触觉、嗅觉和味觉的体验不如视觉、听觉强烈?

一、嗅觉器官

嗅觉的感受器位于上鼻道及鼻中隔后上部的嗅上皮中,两侧总面积约 $5cm^2$。嗅细胞分布于嗅上皮中,是嗅觉的感受器细胞。每个嗅细胞的顶部有 6~8 条短而细的纤毛,底端是由无髓纤维组成的嗅丝,穿过筛骨直接进入嗅球。

嗅觉感受器的适宜刺激是空气中的化学物质,物质分子被嗅上皮部分的黏液吸收,扩散到嗅细胞的纤毛,与纤毛表面膜上的特异性受体结合,这种结合可通过细胞膜的信号传导途径将细胞外的信号转化为细胞内信号,引起感受器细胞去极化,并以电紧张方式扩散至感受器细胞的轴丘处,产生动作电位,动作电位沿轴突传向嗅球,进而传向更高级的嗅觉中枢,引起嗅觉。

人类可以辨别的气味约 2000 ~ 4000 种。目前认为,人类拥有大约 1000 种嗅感受器细胞。研究发现,嗅觉具有群体编码的特性。每个嗅感受器细胞与不同嗅质的结合程度不同,一个嗅感受器细胞可对多种嗅质起反应,而一个嗅质又可激活多种嗅感受器细胞。尽管嗅感受器细胞只有 1000 种,但可以产生大量的组合,形成大量的气味模式,这就是人们能够辨别和记忆几千种不同气味的基础。另外,虽然嗅感受器细胞可对多种气味起反应,但敏感度不同。例如,某嗅感受器细胞对气味 A 有强烈反应,而对气味 B 只有微弱的反应。通常把人对气味的敏感程度称为嗅敏度。人类对不同气味物质的嗅觉阈值不同。另外,即使是同一个人,其嗅敏度的变动范围也很大。有些疾病可明显影响人的嗅敏度,例如感冒、鼻炎等。嗅觉的另一个明显特点是适应较快,当某种气味突然出现时,可引起明显的嗅觉,如果这种气味的物质继续存在,感觉便很快减弱,甚至消失。

二、味觉器官

味觉的感受器是味蕾,主要分布在舌背部的表面和舌缘,口腔和咽部黏膜的表面也有散在的味蕾存在。分布在人的舌部的味蕾约 5000 个,每一个味蕾都由味细胞、支持细胞和基底细胞组成。味细胞的顶端有纤毛,称味毛,是味觉感受的关键部位。味细胞的更新率很高,平均每 10 天更新一次。

舌表面不同部位对不同味刺激敏感程度不一样,一般是舌尖部对甜味比较敏感,舌两侧对酸味比较敏感,而舌两侧的前部则对咸味比较敏感,软腭和舌根部对苦味比较敏感。味觉的敏感度往往受食物或刺激物本身温度的影响,在 20 ~ 30℃之间,味觉的敏感度最高。

尽管化学物质的种类是无限的,而且味道也是千变万化。但是,我们却似乎只能分辨出四种或五种基本的味道,即酸、甜、苦、咸,第五种是"鲜味"。不同物质的味道与它们的分子结构有关。通常氯化钠能引起典型的咸味;氢离子是引起酸味的关键因素,有机酸的味道也与它们带负电的酸根有关;甜觉的引起与葡萄糖的主体结构有关;而奎宁和一些有毒植物的生物碱结构能引起典型的苦味;"鲜味"是指谷氨酸钠所产生的味道。引起各种味觉的物质的种类繁多,目前对其换能机制尚不十分清楚。味感受器没有轴突,味细胞产生的感受器电位通过突触传递引起感觉神经末梢产生动作电位,传向味觉中枢,中枢可能通过来自传导四种基本味觉的专一通路上神经信号的不同组合来认知基本味觉以外的各种味觉。味觉感受器也是一种快适应感受器,某种味质长时间刺激时,味觉的敏感度就迅速降低。

三、皮肤的感觉功能

皮肤内分布着多种感受器,能产生多种感觉。一般认为皮肤感觉主要有四种,即由对皮肤的机械刺激引起的触、压觉,由温度刺激引起的温度觉即冷觉和热觉,以及由伤害性刺激引起的痛觉。

(一)触、压觉

给皮肤施以触、压等机械刺激所引起的感觉,分别称为触觉和压觉。由于两者在性质上类似,可统称为触、压觉。触点和压点在皮肤表面的分布密度以及大脑皮层对应的感受区域面积与该部为对触-压觉的敏感程度呈正相关。人触-压觉感受器在鼻、口唇和指尖分布密度最高,腹、胸部次之,手腕、足等处最低;与其相应,触-压觉的阈值也是鼻、口唇和指尖处最低,而腕、足部位最高。

触-压觉感受器一般是游离神经末梢、毛囊感受器或带有附属结构的小体。不同的附属结构可能决定它们对触、压刺激的敏感性或适应出现的快慢。触-压觉感受器的适宜刺激是机械刺激。机械刺激引起感觉神经末梢变形,导致钠离子内流,产生感受器电位,当感受器电位使神经纤维去极化达阈电位时,就产生动作电位,传入大脑皮层感觉区,产生触、压觉。

(二)温度觉

冷觉和热觉合称温度觉,分别由冷热两种感受器的兴奋所引起。皮肤上分布着冷点和热点。其分布密度远比触、压点低。如用40℃的温度刺激皮肤时,可找到皮肤的热点;15℃的温度刺激可找到冷点。皮肤的温度感觉受皮肤的基础温度、温度的变化速度以及被刺激的皮肤范围等因素的影响。在25~40℃之间,皮肤温度越高,热觉的阈值越低;反之,皮肤温度越低,冷觉的阈值越低。在30~36℃之间,温度感觉产生适应。36℃以上或30℃以下,即使皮肤温度没有变化,也常常会有热或冷的感觉。另外,某些化学物质亦可引起温度感觉,如给皮肤上涂抹薄荷油会产生冷感;将钙剂注入静脉会有温热感觉。

(三)痛觉

痛觉由可能损伤或已经造成皮肤损伤的各种性质的伤害性刺激引起,它们除引起痛的感觉外,常伴有强烈的情绪反应。

本章小结

感觉是客观事物在人脑中的主观反应。感受器具有适宜刺激、换能作用、编码作用和适应现象的特性。视觉器官包括折光系统和感光系统。折光系统包括角膜、房水、晶状体、玻璃体。正常眼看远物时不需调节,看近物时需要晶状体变凸、瞳孔缩小、眼球会聚。视网膜上有视锥细胞和视杆细胞。视锥细胞可以感受强光,产生色觉和精细视觉,视杆细胞可以感受弱光,产生模糊视觉。耳的主要功能是听觉,外界声波通过气传导和骨传导传入内耳。气传导声波依次经过外耳道、鼓膜、听骨链、前庭窗传入内耳耳蜗,是声波传入内耳的主要途径。前庭器官有感受头部空间位置觉和运动觉,使人保持正常姿势和身体平衡。

(潘建萍)

 目标测试

A₁ 型题

1. 视近物时的主要调节形式是

    A. 瞳孔缩小   B. 晶状体变凸   C. 双眼会聚

    D. 瞳孔扩大   E. 晶状体扁平

2. 眼视远物时,物体成像在视网膜之前,这种折光异常的类型是

A. 近视   B. 远视   C. 散光

D. 老视   E. 近视加散光

3. 近视眼产生的原因多半是由于

    A. 眼球前后径过长,或折光系统折光力过强

    B. 眼球前后径过短,或折光系统折光力过弱

    C. 角膜表面不呈正球面

    D. 晶状体曲率径过大

    E. 瞳孔过小

4. 瞳孔对光反射的中枢在

    A. 大脑   B. 延髓   C. 中脑   D. 脑桥   E. 脊髓

5. 视杆系统

    A. 对光敏感度高,有色觉,分辨力弱   B. 对光敏感度低,有色觉,分辨力弱

    C. 对光敏感度高,无色觉,分辨力弱   D. 对光敏感度低,无色觉,分辨力高

    E. 对光敏感度低,有色觉,分辨力高

6. 视紫红质的合成需要

    A. 维生素 A   B. 维生素 B   C. 维生素 C

    D. 维生素 D   E. 维生素 E

7. 视野范围最大的颜色是

    A. 绿色   B. 红色   C. 黑色

    D. 白色   E. 黄色

8. 正常人耳能听到的声波频率范围是

    A. 20 ~ 200HZ   B. 20 ~ 2000HZ   C. 20 ~ 20000HZ

    D. 200 ~ 20000HZ   E. 200 ~ 2000HZ

9. 声音传入内耳的主要途径是

    A. 骨传导   B. 外耳→鼓膜→听骨链→前庭窗→内耳

    C. 外耳→鼓膜→鼓室空气→圆窗→内耳   D. 外耳→鼓膜→听骨链→圆窗→内耳

    E. 颅骨→耳蜗

10. 半规管的适应刺激是

    A. 头部的空间位置变化   B. 直线变速运动   C. 旋转匀速运动

    D. 旋转变速运动   E. 躯体空间位置

第十章 神经系统

学习目标

1. 掌握:突触定义及突触传递的过程;丘脑及其感觉投射系统的功能;痛觉感受器及内脏痛的特点,常见内脏疾病牵涉痛的部位;牵张反射及脊休克;小脑的功能;自主神经的递质及其受体。

2. 熟悉:神经纤维传导兴奋的特征;反射中枢兴奋传布的特征;各种感觉代表区的部位及体表感觉代表区投射特点;脑干对肌紧张的调节;大脑皮层运动区对躯体运动调节的特点;自主神经的功能;觉醒与睡眠。

3. 了解:神经元的结构;神经递质的分类;中枢神经元的联系方式;中枢抑制的类型及结构基础;脊髓和脑干的感觉传导通路;基底神经节对躯体运动的调节;自主神经系统的结构和功能特点;各级中枢对内脏活动的调节;条件反射及人类大脑皮层活动的特征;学习与记忆;大脑皮层的电活动。

　　神经系统是人体结构和功能最为复杂的系统。神经系统由中枢神经系统和周围神经系统两个部分组成,中枢神经系统包括脑和脊髓,周围神经系统由附于脑和脊髓的周围神经组成。神经系统具有感觉分析功能;调节躯体运动、内脏器官活动的功能;还具有语言、思维、学习、记忆等高级功能。神经系统在人体功能活动调节中起主导作用,不仅可以控制和调节人体其它系统的活动,使各系统、器官功能活动相互协调,使人体成为有机的整体,还可以使人体更好地适应内外环境的变化,维持生命活动的正常进行,使人体与外环境协调统一。

第一节　神经元和突触

病例

　　患者,女性,32 岁,因"右前臂刀砍伤 20 分钟"就诊。体查:体温 36.5℃,脉搏 75 次/分,呼吸 18 次/分,血压 136/78mmHg;右前臂见一长约 10cm 创口,边缘整齐,深度约 0.5cm,无污染,见少量活动性出血。门诊医生拟行清创缝合术。

　　请问:1. 缝合前需要给患者止痛吗?
　　　　　2. 缝合前止痛可采取什么措施? 为什么?

　　各级中枢神经系统内存在着大量形态、功能各异的神经元,神经元与神经元之间存在着复杂而特殊的联系,但它们之间并没有原生质相连,而只是彼此靠近而发生接触,并经接触部位实现信息传递。

一、神经元

神经元又称为神经细胞,人类中枢神经系统中约含100多亿个神经元,它是神经系统结构和功能的基本单位。神经元具有接受和整合信息,产生并传递信息的功能。

神经元由胞体和突起两部分组成(图10-1)。胞体形态多样,如呈圆形、梭形等,直径约 $3 \sim 15 \mu m$;胞体细微结构有细胞膜、细胞质、细胞核、细胞器、尼氏体、神经原纤维;胞体具有接受和整合信息的功能。突起由树突和轴突构成。树突较短,可反复分支、数量较多,具有接受信息的功能;轴突通常只有一个,直径 $0.2 \sim 20 \mu m$,长度可达 1m 左右,轴突始段是动作电位首先产生的部位,轴突可发出侧支,具有传导信息的功能。

二、神经纤维

轴突和感觉神经元的长树突外面被神经膜或髓鞘包裹而形成的结构称为神经纤维。周围神经纤维的神经膜或髓鞘由施万细胞构成,而中枢神经系统内神经纤维的神经膜或髓鞘由少突胶质细胞构成。

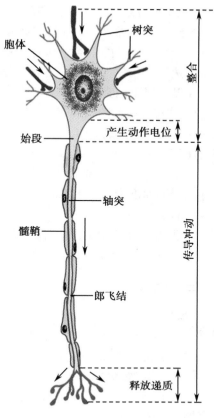

图 10-1 神经元结构与功能示意图

根据神经纤维是否有髓鞘包裹,将神经纤维分为无髓神经纤维和有髓神经纤维两类。无髓神经纤维仅有神经膜包裹;有髓神经纤维有神经膜和髓鞘包裹,其相邻两髓鞘间的部位称郎飞结,神经冲动可在郎飞结间呈跳跃式传导。

(一)神经纤维的功能

神经纤维主要功能是传导兴奋。神经纤维上传导的兴奋或动作电位称为神经冲动。此外,神经纤维还具有轴浆运输的功能,通过轴浆运输实现物质的运输,从而维持神经元结构和功能的完整性。

(二)神经纤维传导兴奋的特征

1. 完整性 神经纤维组织结构和生理功能的完整性是其具有传导兴奋功能的基本条件,即神经纤维只有在结构和功能上完整时才能正常传导兴奋。如果神经纤维受损伤、低温及药物的影响,其传导兴奋的功能均可受阻。

2. 绝缘性 大量神经纤维聚积成束共同构成神经干,神经干内各条神经纤维同时传导频率、方向不同的兴奋时基本上不会相互干扰。绝缘性的产生与局部电流在细胞外液中发生短路有关。

3. 双向性 神经纤维任一点受到有效刺激时,受刺激部位产生的兴奋可同时沿神经纤维向两端传导。

4. 相对不疲劳性 实验中,将高频率的有效电刺激连续作用于神经纤维,在 $9 \sim 12$ 小时内神经纤维始终保持传导兴奋的能力,相对于突触传递表现出不易发生疲劳。

（三）神经纤维传导兴奋的速度

神经纤维传导兴奋的速度是指单位时间内兴奋在神经纤维上传导的距离。哺乳动物神经纤维传导兴奋的速度在 $0.3 \sim 120 m/s$ 之间。神经纤维传导兴奋的速度与以下因素有关：

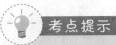

考点提示

神经纤维传导兴奋的特征

1. 结构　一般神经纤维直径越大，传导兴奋速度越快，神经纤维总直径与轴索直径之比为 5:3 时，传导兴奋速度最快。因兴奋能在郎飞结间呈跳跃式传导，有髓神经纤维传导兴奋的速度较无髓神经纤维传导快，在一定范围内髓鞘越厚传导速度越快。

2. 种类　神经纤维种类不同，传导速度各异，如传导本体感觉和躯体运动的神经纤维传导兴奋的速度为 $70 \sim 120 m/s$，传导痛觉、温度觉、触-压觉的神经纤维传导兴奋的速度为 $12 \sim 30 m/s$。

3. 温度　在一定范围内，温度越高传导速度越快。

4. 物种　高等动物神经纤维传导兴奋的速度较低等动物快。

三、突触

1897 年英国神经生理学家 Sherrington 提出突触的概念，即突触是指神经元与神经元之间、神经元与效应器细胞之间相互接触并传递信息的部位所形成的特殊结构。神经系统中存在的突触是神经元之间传递信息的结构基础，主要有化学性突触、电突触。

（一）化学性突触

1. 定向突触　即经典突触，突触前神经元轴突末梢释放的神经递质仅作用于范围局限的突触后膜上相应的受体。

（1）突触的分类：根据突触发生部位不同，将突触主要分为轴-树突触、轴-体突触、轴-轴突触三类（图 10-2）。

（2）突触的基本结构：经典突触由突触前膜、突触间隙和突触后膜三部分组成（图 10-3）。神经元轴突末梢分支末端膨大呈球状，称为突触小体。突触小体内充满轴浆，轴浆中有许多囊泡，囊泡内储存有高浓度的神经递质，递质的类型与突触的性质有关。突触小体面向突触后神经元一侧的细胞膜称为突触前膜；突触后神经元面向突触前膜一侧的细胞膜称为突触后膜，突触后膜上分布有大量离子通道及能与神经递质发生特异性结合的受体；突触前膜和突触后膜之间约有 $20 \sim 40 nm$ 的间隙称为突触间隙，间隙内充满组织液。

（3）突触传递的过程：突触前神经元产生的兴奋通过突触传递使突触后膜产生去极化或超极化，引起突触后神经元兴奋或抑制的过程称为经典突触传递，又称为定向突触传递。经典突触传递包括电-化学-电三个环节。突触前神经元兴奋时，兴奋很快传导至轴突末梢及突触小体，突触前膜发生去极化，去极化达一定水平时，突触前膜上的钙通道开放，组织液中 Ca^{2+} 经钙通道转运至突触小体内，使轴浆内 Ca^{2+} 浓度升高。进入轴浆内的 Ca^{2+} 促使囊泡向突触前膜移动，囊泡膜与突触前膜接触、融合、破裂，囊泡内兴奋性或抑制性神经递质通过出胞作用释放入突触间隙中，神经递质经突触间隙扩散并抵达突触后膜，与突触后膜上特异性受体结合，引起突触后膜上某些离子通道开放，突触后膜对某些离子通透性增大，离子发生跨膜流动，使突触后膜发生去极化或超极化，进而引起突触后神经元兴奋、兴奋性增高或抑制。

兴奋经突触传递后，根据其引起突触后神经元反应形式的不同，将突触分为兴奋性突触和抑制性突触两类。突触前神经元兴奋经突触传递引起突触后神经元兴奋或兴奋性增高，该突触称为兴奋性突触；突触前神经元兴奋经突触传递后引起突触后神经元抑制，该突触称为抑制性突触(表10-1)。

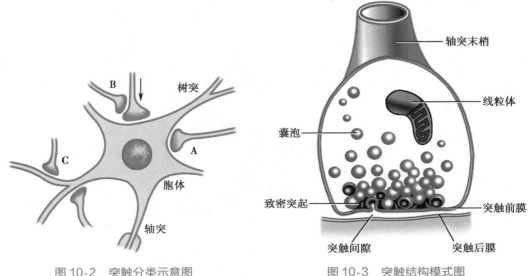

图 10-2　突触分类示意图
A. 轴-体突触；B. 轴-轴突触；
C. 轴-树突触

图 10-3　突触结构模式图

表 10-1　兴奋性突触与抑制性突触比较

项目	兴奋性突触	抑制性突触
突触前神经元	兴奋性神经元	抑制性神经元
神经递质	兴奋性神经递质	抑制性神经递质
离子基础	Na^+内流、K^+外流	Cl^-内流、K^+外流
突触后膜电位变化	去极化	超极化
突触后神经元	兴奋或兴奋性增高	兴奋性降低

突触后膜产生去极化或超极化时可产生兴奋性突触后电位或抑制性突触后电位。

1) 兴奋性突触后电位：兴奋性神经递质与突触后膜上特异性受体结合，突触后膜上钠通道、钾通道开放，即突触后膜对 Na^+ 和 K^+，尤其是 Na^+ 通透性增加，引起 Na^+ 内流和 K^+ 外流，由于 Na^+ 内流大于 K^+ 外流，突触后膜发生局部去极化电位变化，这种电位变化称为兴奋性突触后电位(EPSP)。兴奋性突触后电位属于局部电位，多个兴奋性突触后电位总和达阈电位水平时，突触后神经元产生兴奋即在轴突起始部产生动作电位，兴奋可传导至整个神经元；若兴奋性突触后电位总和未达到阈电位水平，突触后神经元不产生动作电位，此时，膜电位与阈电位水平距离减小，突触后神经元兴奋性增高，更容易产生兴奋(图10-4)。

考点提示

突触传递的过程；突触后电位产生的离子基础

2) 抑制性突触后电位：抑制性神经递质与突触后膜上特异性受体结合后，突触后膜上氯通道、钾通道开放,即突触后膜对 Cl⁻ 和 K⁺,尤其是 Cl⁻ 通透性增加,引起 Cl⁻ 内流和 K⁺ 外流,由于 Cl⁻ 内流大于 K⁺ 外流,突触后膜发生局部超极化电位变化,这种电位变化称为抑制性突触后电位(IPSP)。抑制性突触后电位亦是局部电位,能使突触后神经元膜电位与阈电位水平距离增大,突触后神经元兴奋性降低而出现抑制(图 10-5)。

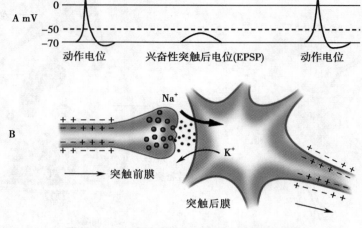

图 10-4　兴奋性突触后电位产生机制示意图
A. 电位变化;B. 突触传递

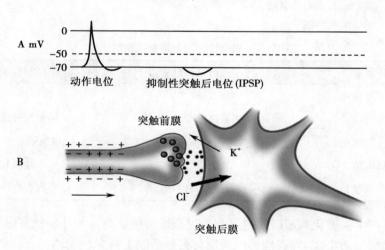

图 10-5　抑制性突触后电位产生机制示意图
A. 电位变化;B. 突触传递

2. 非定向突触　非定向突触无特殊的突触后膜结构,突触前神经元轴突末梢释放的神经递质扩散至距离较远、范围较广的突触后效应细胞或神经元细胞膜上相应受体。兴奋经非定向突触进行传递的过程称为非定向突触传递,又称非突触性化学传递。肾上腺素能神经元轴突末梢有许多分支,分支上每隔一定距离出现一个膨大,该膨大称为曲张体。曲张体沿分支抵达效应细胞附近,其内含有大量囊泡,囊泡内含有去甲肾上腺素。当兴奋传导至曲张体时,去甲肾上腺素从曲张体释放,经扩散后与效应细胞膜上相应受体结合,效应细胞产生生理效应。

（二）电突触

电突触传递的结构基础是缝隙连接。由于缝隙连接处电阻低，局部电流和兴奋性突触后电位能以电紧张扩布形式从一个神经元传递到另一个神经元。电突触传递具有双向性、速度快的特点。

四、神经递质

神经递质是指由神经元合成并经轴突分支末梢处释放，能传递信息的特殊化学物质。根据化学结构不同，可分为胆碱类递质（乙酰胆碱）、单胺类递质（去甲肾上腺素、肾上腺素、多巴胺、5-羟色胺、组胺）、氨基酸类递质（谷氨酸、门冬氨酸、甘氨酸、γ-氨基丁酸）、肽类递质（P物质、阿片肽）、嘌呤类（腺苷、ATP）等；根据存在部位的不同，可分为中枢神经递质和外周神经递质；根据作用的不同，可分为兴奋性神经递质和抑制性神经递质。

第二节　反射活动的一般规律

反射活动是神经系统活动的基本方式。反射的结构基础和基本单位是反射弧。反射弧五个组成部分中，反射中枢结构、功能最为复杂。虽然每个反射各有特点，但不同的反射活动又具有共同的规律。本节重点介绍中枢神经系统反射活动的一般规律。

一、中枢神经元的联系方式

中枢神经元之间存在着广泛而复杂的联系，不同联系方式将产生不同兴奋传递效应，目前认为神经元之间的联系方式主要有单线式、辐散式、聚合式、链锁式、环式联系（图10-6）。

（一）单线式联系

单线式联系指一个神经元轴突末梢仅与另一个神经元发生突触联系。真正单线式联系很少见。例如一个视锥细胞只与一个双极细胞发生突触联系，这一双极细胞又只与一个神经节细胞形成突触联系。

（二）辐散式联系

辐散式联系指一个神经元经轴突分支同时与多个神经元建立突触联系，这种联系能使一个神经元的兴奋引起多个神经元同时兴奋或抑制。该联系方式多存在于感觉传导途径上。

（三）聚合式联系

聚合式联系指多个神经元的轴突末梢与同一个神经元建立突触联系，这种联系能使多个神经元的兴奋或抑制经突触传递后总和或整合到同一神经元。该联系方式多存在于运动传导途径上。

（四）链锁式和环式联系

辐散式联系与聚合式联系同时存在时形成链锁式

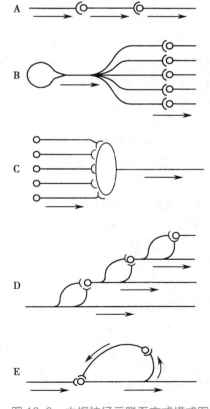

图10-6　中枢神经元联系方式模式图
A. 单线式联系；B. 辐散式联系；C. 聚合式联系；D. 链锁式联系；E. 环式联系

联系或环式联系。兴奋通过链锁式联系时能在空间上扩大作用范围;环式联系是指一个神经元经过轴突侧支与中间神经发生突触联系,中间神经元反过来再与该神经元发生突触联系,构成闭合环路。如果中间神经元是兴奋性神经元,兴奋通过环式联系传递时能使兴奋效应增强即产生正反馈效应;如果中间神经元是抑制性神经元,兴奋通过环式联系传递时能使兴奋效应及时终止即产生负反馈效应。

二、反射中枢

反射中枢是由中枢神经系统中参与某一反射的神经元聚集在一起而构成的结构。在结构与功能上反射中枢均是反射弧中最为复杂的部分,兴奋在反射中枢传递具有一定的特征。

(一)单向传递

兴奋经化学性突触传递时,兴奋只能由突触前神经元向突触后神经元传递的现象称为单向传递。单向传递由突触结构特点所决定,因为神经递质由突触前神经元轴突末梢释放,而与神经递质相结合的受体分布在突触后膜。这种定向传递保证了兴奋按指定的通路传导,确保神经系统活动有规律地进行。

(二)突触延搁

兴奋经化学性突触传递过程中,必须经历囊泡移动、融合,递质的释放、扩散以及与突触后膜相应受体结合,离子通道开放等环节,因此兴奋通过突触传递所需时间较长,这一现象称为突触延搁,又称中枢延搁。反射中枢突触越多,反射时间越长。

(三)总和

突触后膜产生的兴奋性突触后电位或抑制性突触后电位均为局部电位,可以产生总和。例如一个兴奋性突触传递的单一神经冲动,一般不能引起突触后神经元产生兴奋;当一个兴奋性突触连续传递神经冲动或多个兴奋性突触同时传递神经冲动时,突触后膜上产生多个兴奋性突触后电位,经总和(包括时间性总和和空间性总和)后达到阈电位水平时,突触后神经元产生兴奋。

(四)兴奋节律的改变

在反射活动中,突触前神经元与突触后神经元产生兴奋的频率并不一致,说明兴奋通过反射中枢内突触传递后,其兴奋节律发生了改变。这是因为突触后神经元常同时接受多个突触前神经元的突触传递,且其自身状态也可能不同。因此,突触后神经元产生兴奋的节律与神经元之间的联系方式及神经元本身功能状态有关。

(五)后放

在反射活动中,对突触前神经元的刺激停止后,突触后神经仍能继续发放冲动,并持续一定时间,这种现象称为后放。环式联系是后放产生的结构基础,传入冲动经环式联系反复传递反馈,使传出冲动的发放时间延长。

(六)对内环境变化敏感

反射中枢活动中,化学性突触传递最易受内环境变化的影响,如缺 O_2、CO_2 过多、麻醉剂均可作用于突触传递的某些环节,改变突触传递的能力。

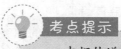

考点提示

中枢传递兴奋的特征

(七)易疲劳性

实验中,采用频率较高的有效刺激连续作用于神经纤维,在较长时间内神经纤维产生兴奋的频率不会降低,而同样刺激作用于突触前神经元,在较短时间内突触后神经元产生兴奋的频率将会逐渐降低,说明化学性突触相对于神经纤维容易发生疲劳。易疲劳性的产生可能与突触前神经元递质耗竭有关。

三、中枢抑制

中枢抑制是中枢神经系统内反射活动表现形式之一,它可发生在突触前,也可发生在突触后。根据抑制现象发生部位的不同,将中枢抑制分为突触前抑制和突触后抑制两类(表10-2)。

(一)突触前抑制

通过改变突触前膜的活动而使突触后神经元产生抑制,称为突触前抑制。其结构基础是轴-轴突触;产生的机制是突触前膜释放兴奋性递质减少。突触前抑制广泛存在于中枢神经系统中,多见于感觉传导途径内,对感觉传入活动起调节作用。

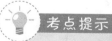

考点提示

突触前抑制的结构基础与产生机制

表 10-2　突触前抑制和突触后抑制比较

项目	突触前抑制	突触后抑制
性质	去极化抑制	超极化抑制
突触前神经元	兴奋性神经元	抑制性神经元
突触联系方式	轴-轴突触	轴-树突触或轴-体突触
递质释放	兴奋性递质释放减少	释放抑制性递质
突触后电位变化	产生 EPSP,但幅度减小	产生 IPSP
生理意义	参与感觉调节	参与运动调节

(二)突触后抑制

通过突触后膜产生抑制性突触后电位而发生的抑制称为突触后抑制。需要通过抑制性中间神经元来发挥作用。兴奋性神经元必须先兴奋抑制性中间神经元,由后者释放抑制性递质,引起突触后膜产生抑制性突触后电位,突触后神经元产生抑制。根据抑制性中间神经元联系方式,将突触后抑制分为传入侧支性抑制和回返性抑制。

1. 传入侧支性抑制　传入神经纤维兴奋一个中枢神经元的同时,经侧支兴奋一个抑制性中间神经元,由抑制性中间神经元抑制另一个中枢神经元的现象称为传入侧支性抑制(图10-7)。例如,快速而短暂牵拉肱二头肌肌腱,肌梭产生兴奋,兴奋沿传入神经纤维抵达脊髓灰质前角,兴奋支配肱二头肌的运动神经元,引起肱二头肌收缩,同时兴奋沿侧支抵达脊髓,兴奋抑制性中间神经元,抑制支配肱三头肌的运动神经元,使肱三头肌舒张。

2. 回返性抑制　中枢神经元兴奋时,兴奋沿轴突传出的同时,兴奋沿轴突侧支抵达一个抑制性中间神经元,引起抑制性中间神经元兴奋,该抑制性中间神经元轴突折返抵达发出兴奋的中枢神经元并发生突触联系,通过释放抑制性神经递质使发出兴奋的神经元及同一中枢的其他神经元受到抑制,称为回返性抑制(图10-8)。回返性抑制产生的结构基础是神经元之间的环式联系,其意义在于使发出兴奋的神经元及同类其他运动神经元活动及时终止。例如,脊髓灰质前角运动神经元兴奋时,其传出兴奋沿轴突抵达所支配的骨骼肌,引起骨骼肌兴奋和收缩,同时兴奋沿侧支引起闰绍细胞兴奋,该闰绍细胞轴突折返至发出兴奋的脊髓灰质前角运动神经元,释放的抑制性神经递质为甘氨酸,引起发出兴奋的脊髓灰质前角运动神经元及同类其他运动神经元产生抑制。

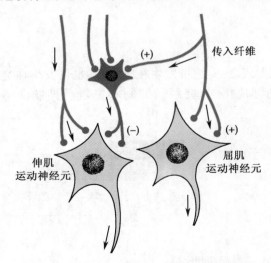

图 10-7　传入侧支性抑制示意图
黑色星状细胞为抑制性中间神经元
（＋）兴奋；（－）抑制

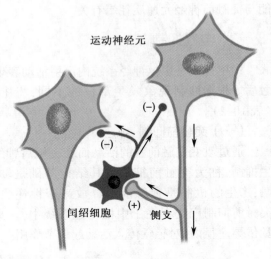

图 10-8　回返性抑制示意图
黑色星状细胞为抑制性中间神经元
（＋）兴奋；（－）抑制

第三节　神经系统的感觉分析功能

 病例

　　患者，男性，42 岁，因"右下肢发作性麻木 1 年"就诊，1 年前，无明显诱因出现右踇趾麻木，逐渐扩散至整个右下肢。查体：生命体征平稳，心、肺、腹无异常；双下肢无畸形、水肿及运动障碍，右下肢浅感觉消失，深感觉正常；膝反射、跟腱反射无亢进或减弱。

　　请问：1. 若考虑大脑皮质病变所致，病变应该位于大脑皮质的哪个部位？
　　　　　2. 若患者同时伴有左下肢感觉障碍，病变应该位于哪个部位？

　　感觉分析功能是人体神经系统重要的生理功能之一，其形成有赖于感受器、相应感觉传导通路及感觉中枢几个部分协调统一的活动。某些感受器接受到内、外环境变化的刺激后，将刺激信号转变为传入神经冲动，神经冲动沿相应传导通路抵达各级感觉中枢，经感觉中枢整合后产生相应的感觉，可同时出现相应的反射活动。

一、脊髓和脑干的感觉传导功能

（一）躯干、四肢浅感觉

　　躯干、四肢浅感觉（痛觉、温度觉、粗略触-压觉）传入纤维经脊神经后根进入同侧脊髓后角并更换神经元，第二级神经元发出的神经纤维交叉至对侧，在脊髓前外侧部上行，形成脊髓丘脑前束和脊髓丘脑侧束，其中，脊髓丘脑前束传导粗略触-压觉，脊髓丘脑侧束传导痛觉及温度觉。脊髓丘脑前束和脊髓丘脑侧束经脑干后抵达丘脑的特异性感觉接替核及非特异性投射核。脊髓半离断损伤时，出现离断同侧深感觉障碍，对侧浅感觉障碍。

（二）躯干、四肢深感觉及精细触-压觉

躯干、四肢深感觉及精细触-压觉传入纤维经脊神经后根进入脊髓后角，先在同侧脊髓后索内上行，形成薄束和楔束，抵达延髓下部的薄束核和楔束核并更换神经元，第二级神经元再发出神经纤维交叉至对侧，并上行形成内侧丘系，止于丘脑的腹后外侧核。

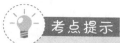

（三）头面部感觉

头面部感觉经三叉神经根传入脑干，其中，痛觉和温度觉主要由三叉神经脊束核更换神经元，触-压觉及本体感觉主要由三叉神经脑桥核更换神经元，第二级神经元发出神经纤维交叉至对侧，形成三叉丘系，与脊髓丘脑束伴行，抵达丘脑腹后内侧核。

（四）特殊感觉

听觉经听神经进入脑干并上行抵达耳蜗神经核，更换神经元后绝大部分纤维交叉到对侧橄榄核，再次更换神经元后形成外侧丘系，小部分纤维不交叉，沿同侧外侧丘系上行，外侧丘系上行抵达内侧膝状体；味觉经面神经及舌咽神经感觉纤维进入脑干并上行抵达孤束核上部；视觉、嗅觉不经脑干传导。

二、丘脑及其感觉投射系统

根据丘脑各部分向大脑皮层投射特征的不同，将感觉投射系统分为特异性投射系统和非特异性投射系统。

（一）特异性感觉投射系统

特异性感觉投射系统是指丘脑特异性感觉接替核及其投射到大脑皮层特定区域的感觉通路。各种感觉（除嗅觉外）经一定的传导路径上传，到达丘脑特异性感觉接替核，交换神经元后投射到大脑皮层特定区域，产生特定感觉。该感觉投射系统中，每一

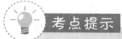

种感觉的传导投射系统都是专一的，感受器与大脑皮层的感觉区有点对点的投射关系。其主要功能是引起特定感觉和激发大脑皮层发出相应的传出冲动。

（二）非特异性感觉投射系统

非特异性感觉投射系统是指丘脑非特异性感觉接替核及其投射到大脑皮层广泛区域的感觉通路。各种感觉传入纤维经过脑干时，发出侧支与脑干网状结构神经元发生突触联系，并通过多次更换神经元后到达丘脑，在丘脑非特异性感觉接替核交换神经元后，再弥散地投射到大脑皮层广泛的区域。非特异性投射系统没有专一性，可传导多种感觉，是各种感觉的共同上行传导途径，缺乏点对点的投射。该感觉投射系统不产生特定感觉，其主要功能是维持和改变大脑皮层的兴奋状态，使人体保持觉醒。

动物实验中，刺激脑干网状结构，动物被唤醒，切断脑干网状结构，动物出现类似睡眠的现象，该实验表明脑干网状结构中存在上行唤醒功能的系统，这一系统被称为脑干网状结构上行激动系统。该系统存在多突触联系，易受药物的影响，如巴比妥类药物可阻断脑干网状结构上行激动系统而发挥镇静催眠作用。如果该系统受损，病人将出现昏睡状态。

两个感觉投射系统结构与功能特点不同（表10-3），但它们之间却存在密切的联系。非特异性感觉投射系统上传冲动来自特异性感觉传入通路，而非特异性感觉投射系统保持人

体觉醒状态,使特异性感觉投射系统能更好地发挥作用。

表10-3 特异性感觉投射系统与非特异性感觉投射系统比较

项目	特异性投射系统	非特异性投射系统
突触联系	较少	较多
传导途径	专一	各种感觉共同上行通路
投射关系	点对点投射	弥散性投射
投射区域	特定而局限	广泛
主要功能	产生特定感觉,并激发大脑皮层发放传出冲动	维持和改变大脑皮层的兴奋状态,使人体保持觉醒

三、大脑皮层的感觉分析功能

分析各种感觉的最高级中枢位于大脑皮层,其接受各种感觉传入冲动并进行精细的分析和整合,产生感觉,同时,发出相应传出冲动。大脑皮层中接受感觉传入冲动投射的特定区域称为感觉代表区。不同的感觉代表区接受不同感觉传入冲动的投射,因此不同的感觉代表区具有不同的感觉分析功能。

(一)体表感觉区

1. 第一体表感觉区　大脑皮层中央后回是最主要的体表感觉代表区,即第一体感区,其感觉投射具有以下规律。

(1)交叉投射:躯体体表感觉传入冲动向大脑皮层投射呈交叉性投射,即左侧颈部、躯干和肢体体表感觉投射至右侧大脑皮层中央后回,右侧颈部、躯干和肢体体表感觉投射至左侧大脑皮层中央后回,但头面部体表感觉投射呈双侧性投射,即左或右侧头面部体表感觉传入冲动可投射至左右两侧大脑皮层中央后回。

(2)倒置分布:不同部位躯体体表感觉在大脑皮层中央后回的投射区域呈倒置分布,即下肢和躯干、上肢、头面部体表感觉分别投射至大脑皮层中央后回的顶部、中间部及底部,但头面部代表区内部的投射呈正立性。

(3)投射区域大小与不同体表部位感觉分辨精细程度呈正相关:体表感觉分辨愈精细的部位在中央后回投射区域愈大,如口唇、拇指、示指投射区域较大,而躯干投射区域比较小(图10-9)。

2. 第二体表感觉区　中央前回底部延伸到脑岛之间的区域存在第二体表感觉区。躯体体表感觉在第二体表感觉区的投射呈双侧性、正立性。第二体表感觉区受损时不产生明显的感觉障碍。

(二)其他感觉区

内脏感觉区混杂在第一体表感觉区中。第二体表感觉区、运动辅助区、边缘系统也接受内脏感觉的投射。本体感觉区位于皮层中央前回。视觉区位于枕叶距状裂的上、下缘,视觉器官传入冲动的投射具有部分交叉性质。听觉区位于颞叶的颞横回与颞上回,听觉器官传入冲动的投射呈双侧性。味觉区位于中央后回头面部感觉区下侧。嗅觉区位于边缘皮质前底部。

四、痛觉

痛觉是机体受到伤害性刺激时所产生的一种复杂的主观感觉。当器官、组织中分布的

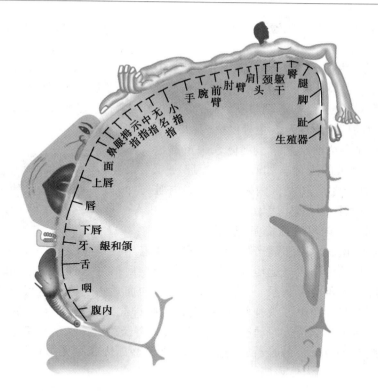

图 10-9 人大脑皮层体表感觉区示意图

痛觉感受器受刺激而产生兴奋时,兴奋沿感觉传入纤维抵达大脑皮层感觉代表区,经感觉代表区整合处理而产生痛觉。痛觉作为机体遭遇危险的警报信号,可唤起警觉,对机体具有保护作用。痛觉产生时表现为疼痛,往往是许多疾病的共同症状,认识疼痛产生的原因和规律,对于疾病的诊断和治疗具有重要意义。

(一)痛觉感受器

痛觉感受器是广泛分布于各器官、组织中的游离神经末梢。它的一个重要特征是没有适宜刺激,任何性质的刺激只要达到一定强度,即可成为伤害性刺激,引起痛觉感受器兴奋。痛觉感受器的另一个特征是不易产生适应现象,从而使痛觉能够成为机体受到伤害性刺激时的报警信号。当组织细胞受损时,可释放致痛物质,如 K^+、H^+、缓激肽、前列腺素、组胺、5-羟色胺等,这些物质都能使痛觉感受器兴奋或痛觉感受器兴奋性增高,引起痛觉或痛觉过敏。

(二)痛觉的分类

痛觉可分为体表痛觉、深部痛觉和内脏痛觉。

1. 体表痛觉 当伤害性刺激作用于体表时所引起的痛觉称为体表痛觉。体表痛觉传入纤维类别不同,传导感觉冲动速度各异,因此,当伤害性刺激作用于皮肤时,可出现两种不同性质的痛觉,即快痛和慢痛。快痛是皮肤受到伤害性刺激时立即发生的尖锐的"刺痛",发生和消失迅速,感觉清晰,定位准确,对刺激的性质分辨力强,一般不伴有情绪反应;慢痛表现为"烧灼痛",发生缓慢,一般在受刺激后 0.5 ~ 1.0 秒发生,持续时间较长,定位不准确,常伴有不愉快的情绪反应和其它系统功能的改变。

2. 深部痛觉 人体深部组织如肌肉、肌腱、韧带、骨骼、骨膜受伤害性刺激时所引起的痛觉称为深部痛觉。一般表现为定位不准确的慢痛,可伴有自主神经反应,如恶心、血压、呼吸等改变。

3. 内脏痛觉　内脏受伤害性刺激时所引起的痛觉称为内脏痛觉。内脏痛觉的特点:①主要表现为慢痛,一般发生缓慢、持续时间较长。②定位不准确,对刺激的分辨能力差。③中空内脏器官对切割、烧灼等刺激不敏感,而对机械性牵拉、痉挛、缺血、炎症等刺激敏感。④常伴有不愉快的情绪反应及自主神经反应,并可伴有牵涉痛。

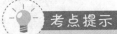

考点提示

内脏痛觉的特点;牵涉痛及部位

牵涉痛是指某些内脏疾病常引起体表一定部位发生疼痛或痛觉过敏的现象。如心绞痛、心肌梗死患者常感到心前区、左肩和左臂内侧疼痛等。内脏器官牵涉痛的部位比较固定(表10-4),因此,当内脏器官牵涉痛部位出现疼痛或痛觉过敏时,应高度警惕相应内脏器官疾病。牵涉痛产生的原因目前普遍用会聚-投射理论进行解释。某一内脏器官及其牵涉痛部位体表痛觉传入纤维经同一脊髓后根进入脊髓后角,并与脊髓后角内同一第二级神经元发生会聚联系。当内脏器官分布的痛觉感受器产生兴奋时,兴奋经痛觉传入纤维传导至脊髓后角第二级神经元,引起第二级神经元兴奋,此时,兴奋的第二级神经元对牵涉痛部位体表痛觉传入冲动产生易化作用,兴奋经感觉传入通路抵达感觉代表区,感觉代表区无法判断兴奋来自内脏器官还是体表,由于感觉代表区更习惯识别体表的传入兴奋,因而常将内脏痛误判为体表痛。

表10-4　常见内脏疾病牵涉痛的部位

患病器官	牵涉痛部位
心脏	心前区、左肩和左臂内侧
肝、胆	右肩背部
胃、胰	左上腹、肩胛间
阑尾	上腹部、脐周围
肾、输尿管	腹股沟区

内脏疾病引起体腔壁浆膜受刺激或邻近部位的骨骼肌痉挛而产生的疼痛,称为体腔壁痛。体腔壁痛属于特殊的内脏痛,如胸膜炎、腹膜炎时引起的胸痛、腹痛。

 知识链接

感觉障碍

感觉障碍是神经系统疾病中常见的症状之一,它是指人脑对客观事物个别属性反映过程中出现困难和异常的变态心理现象。常见的感觉障碍有:①感觉过敏。即对外界刺激的感受能力异常增高,轻刺激引起强烈感觉。②感觉减退和感觉缺失。感觉通路被破坏或抑制时,人体对外界刺激的感受能力异常下降。③感觉倒错。对外界刺激的性质产生错误的感觉,如非疼痛刺激诱发出疼痛或冷刺激引起热觉。④感觉异常(内感性不适)。无外界刺激而发生的异常感觉,如酸痛、麻木、痒、针刺感、电击感及蚁行感等。

第四节 神经系统对躯体运动的调节

病例

　　患者,男性,45岁,20分钟前因车祸急诊入院,查体:意识清晰,颈部以下皮肤无汗;体温36.5℃、脉搏80次/分、呼吸20次/分、血压88/52mmHg,心、肺及腹部无异常体征;颈部以下肌张力下降,四肢瘫痪,肌力0级,膝反射及跟腱反射消失。

　　请问:1. 该患者应考虑哪个部位受损?
　　　　　2. 该患者出现的是脊休克还是去大脑僵直?
　　　　　3. 如果患者仅有右下肢瘫痪,右侧膝反射及跟腱反射亢进,巴宾斯基征阳性,考虑大脑皮层受损,其受损部位在哪里?

　　骨骼肌附着于骨,在神经系统的调节下进行收缩和舒张,牵引骨改变位置和角度产生的运动,称为躯体运动。神经系统对躯体运动的调节是通过神经系统对骨骼肌活动的调节来实现的。从脊髓至大脑皮层的各级中枢对躯体运动均有直接或间接的调节功能。

一、脊髓对躯体运动的调节

　　脊髓是调节躯体运动的初级中枢。脊髓对躯体运动的调节依赖于脊髓灰质前角运动神经元。运动神经元通过参与牵张反射、屈肌反射和对侧伸肌反射等来实现脊髓对躯体运动的调节。

(一)脊髓运动神经元

　　脊髓灰质前角运动神经元主要分为α运动神经元和γ运动神经元两类。α运动神经元数量多、体积较大,可接受各级高位运动中枢的信息,亦可接受来自肌肉及关节等处的信息。α运动神经元支配梭外肌,其轴突末梢在梭外肌内反复分支,每一分支支配一条肌纤维。把一个α运动神经元及其所支配的全部骨骼肌纤维组成的功能单位称为运动单位。运动单位大小各异,如支配眼外肌的一个α运动神经元支配6~12根肌纤维,而支配腓肠肌的一个α运动神经元可支配2000根肌纤维。当一个α运动神经元兴奋时,引起其支配的所有梭外肌纤维收缩。运动神经切断后可出现所支配的肌肉萎缩,是因为失去了神经的营养作用。

　　γ运动神经元数量少、体积较小,兴奋性较高。γ运动神经元支配梭内肌,调节肌梭对牵拉刺激的敏感性。

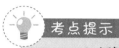
考点提示

γ运动神经元的功能

(二)牵张反射

　　牵张反射是指有运动神经支配的骨骼肌受到外力牵拉伸长时,被牵的骨骼肌产生收缩的反射。

　　1. 牵张反射反射弧　牵张反射属于单突触反射,其反射弧比较简单。感受器是肌肉中梭形状的肌梭,与梭外肌平行排列,可感受肌肉长度的变化;传入神经纤维有两种,即 I_a 类传入纤维和Ⅱ类传入纤维;反射中枢位于脊髓;传出神经纤维来自α运动神经元;效应器是一般骨骼肌纤维即梭外肌。当骨骼肌受牵拉时,肌梭被拉长,传入纤维末梢发生变形而引起传入冲动增加,支配同一骨骼肌的α运动神经元兴奋,传出神经的冲动引起梭外肌收缩,表现为骨骼肌收缩,完成牵张反射(图 10-10)。

2. 牵张反射的类型 牵张反射分为肌紧张和腱反射两种类型。

(1)肌紧张:肌紧张是指缓慢、持续牵拉肌腱时引起的牵张反射,表现为被牵拉的肌肉发生微弱而持续的收缩,不产生明显的运动。肌紧张是维持躯体姿势最基本的反射活动,是产生随意运动的基础。例如,人处于直立姿势时,颈部及腰部椎间关节、髋关节、膝关节在重力作用下趋向于屈曲,使颈部、腰骶部及下肢伸肌受到缓慢而持续的牵拉,被牵拉的伸肌收缩、肌紧张增强,从而维持人体直立姿势。

(2)腱反射:腱反射是指快速、短暂地牵拉肌腱时引起的牵张反射,表现为被牵拉的肌肉产生快速、短暂的收缩,产生明显的运动。例如,叩击髌骨下缘的股四头肌肌腱,可引起股四头肌收缩,膝关节伸展,称为膝反射(图 10-11)。临床上要求掌握的腱反射有肱二头肌反射、肱三头肌反射、膝反射和跟腱反射(表 10-5)。

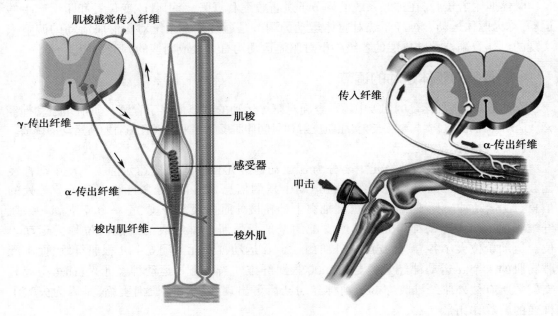

图 10-10 牵张反射弧示意图　　　　　　　图 10-11 膝反射示意图

表 10-5 常见的腱反射

反射名称	传入神经	反射中枢	传出神经	效应器	检查方法	正常表现
肱二头肌反射	肌皮神经	颈髓 5~6 节段	肌皮神经	肱二头肌	叩击肱二头肌肌腱	肘关节屈曲
肱三头肌反射	桡神经	颈髓 7~8 节段	桡神经	肱三头肌	叩击肱三头肌肌腱	肘关节伸展
膝反射	股神经	腰髓 2~4 节段	股神经	股四头肌	叩击股四头肌肌腱	膝关节伸展
跟腱反射	胫神经	骶髓 1~2 节段	胫神经	腓肠肌	叩击跟腱	踝关节跖屈

通过牵张反射检查,可以了解神经系统的某些功能状态或病变部位。腱反射和肌紧张增强或亢进提示高位中枢病变,腱反射和肌紧张减弱或消失则提示病变位于反射弧部分。

(三)屈肌反射和对侧伸肌反射

当一侧肢体皮肤受到伤害性刺激时,同侧肢体的屈肌收缩而伸肌舒张,肢体产生屈曲的反射活动称为屈肌反射。屈肌反射使躯体躲避伤害性刺激,具有一定保护意义。当一侧肢体皮肤受到严重的伤害性刺激时,发生屈肌反射的同时,对侧肢体伸肌收缩,肢体伸直称为对侧伸肌反射,其意义在于维持姿势和身体平衡。

(四)脊休克

脊髓除能完成躯体运动调节外,还能完成一些内脏反射,脊髓的功能活动在很大程度上受到高位中枢的调控。当脊髓与高位中枢之间断离后,横断面以下躯体和内脏反射活动暂时丧失而进入无反应状态,这一现象称为脊休克。主要表现为横断面以下脊髓所支配的区域出现躯体和内脏反射减弱或消失,如肌紧张降低或消失、外周血管扩张,血压下降,发汗反射消失,排便反射和排尿反射减弱或消失等。脊休克发生后,各种躯体和内脏反射可在一定程度上逐渐恢复。一般低等动物恢复较高等动物快,如蛙经数分钟即可恢复,狗经数天后可恢复,而人出现脊休克时,需数周至数月反射才能恢复;简单、原始的反射较复杂、高级的反射恢复早,如腱反射恢复较对侧伸肌反射恢复早;断面以下躯体知觉和随意运动能力永久丧失。

二、脑干对肌紧张的调节

脑干位于脊髓和高级中枢之间,联系脊髓和高级中枢的感觉传入纤维及运动传出纤维均通过脑干,因此,脑干在脊髓与高级中枢之间起纽带作用。脑干通过调节肌紧张来实现对躯体运动的调节。

(一)脑干网状结构的抑制区和易化区

实验证明,脑干网状结构中存在抑制和加强肌紧张的区域。脑干网状结构中能加强肌紧张的区域称为易化区,分布于延髓网状结构的背外侧部、脑桥被盖、中脑中央灰质及被盖;脑干网状结构中能减弱肌紧张的区域称为抑制区,分布于延髓网状结构腹内侧部(图10-12)。

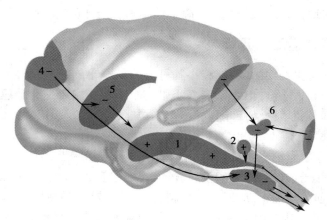

图 10-12 脑干网状结构易化区与抑制区示意图
1. 易化区;2. 前庭核;3. 抑制区;4. 大脑皮层;5. 尾状核;6. 小脑

脑干网状结构抑制区本身没有自发活动,只有在大脑皮层运动区、纹状体、小脑等高位中枢的作用下才能充分发挥减弱肌紧张的效应。

在高位中枢的调控下,脑干网状结构易化区和抑制区的活动相对保持平衡(易化区的作用略占优势），以维持正常的肌紧张。如果平衡被打破，将导致肌紧张增强或减弱。

（二）去大脑僵直

实验发现，在动物中脑的上、下丘之间切断脑干，将会导致伸肌紧张过强的现象，这一现象称为去大脑僵直。其表现为四肢伸直，头尾昂起，脊柱挺硬，呈角弓反张状。在上、下丘之间切断脑干时，大

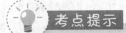

考点提示

去大脑僵直产生的原因及表现

脑皮层运动区、纹状体等高位中枢与脑干网状结构抑制区联系被切断，使抑制区活动减弱，而易化区活动相对增强，易化区作用占明显优势，出现伸肌紧张增强。在人类中脑疾病时，也会出现去大脑僵直，表现为头后仰，上下肢伸直僵硬，上臂内旋，手指屈曲。

三、基底神经节对躯体运动的调节

基底神经节又称为基底核，包括纹状体、屏状核和杏仁体。其中，纹状体由尾状核和豆状核构成，豆状核分为壳核和苍白球。其中尾状核和壳核称为新纹状体，而苍白球称为旧纹状体。纹状体属于锥体外系，在躯体运动调节中具有重要的作用。通过动物实验和对基底神经节疾病患者的观察，发现基底神经节与随意运动的产生和稳定、肌紧张的调节、本体感觉传入信息的处理等有关。

考点提示

帕金森病出现震颤麻痹的原因

基底神经节受损时将会出现两类不同临床表现的疾病：一类是表现为运动过多而肌紧张降低的疾病，如舞蹈病，因纹状体内乙酰胆碱递质系统功能减弱，黑质多巴胺递质系统功能亢进所致，其主要表现为面部及肢体快速、不规则、无目的、不对称的不自主运动，伴肌紧张减弱。另一类是表现为运动过少而肌紧张增强的疾病，如震颤麻痹（帕金森病），因双侧黑质病变引起多巴胺递质系统功能受损，而纹状体内乙酰胆碱递质系统功能亢进所致，其主要表现为随意运动减少、全身肌紧张增强、面部表情呆板、静止性震颤、步态慌张、动作缓慢等。

四、小脑对躯体运动的调节

根据小脑传入、传出纤维的联系，将小脑可分为前庭小脑、脊髓小脑和皮层小脑。从进化角度，可将小脑分为古小脑、旧小脑和新小脑。小脑功能主要是调节躯体运动，具体表现在维持身体平衡、调节肌紧张、协调随意运动三个方面。

（一）维持身体平衡

维持身体平衡主要是前庭小脑（古小脑）的功能。从结构上，前庭小脑主要由绒球小结叶构成。前庭小脑接受前庭核纤维的投射，传出纤维在前庭神经核内更换神经元，再经前庭脊髓束抵达脊髓灰质前角的运动神经元，控制躯干和四肢近端的肌肉活动。此外，前庭小脑还可调节眼外肌的活动，从而协调头部运动时眼的凝视运动。前庭小脑受损或受压时，患者会出现躯体平衡失调，表现为行走时躯干重心不稳、步态紊乱不准确、易跌倒等，可伴有位置性眼球震颤。

（二）调节肌紧张

调节肌紧张主要是脊髓小脑（旧小脑）的功能。脊髓小脑对肌紧张的调节具有易化与抑制双重作用。易化作用由小脑前叶两侧部来完成，抑制作用由小脑前叶蚓部来完成。脊髓小脑对肌紧张的调节作用是分别通过对脑干网状结构易化区和抑制区的调节来实现的。在

进化过程中,抑制肌紧张的作用逐渐减弱,而易化肌紧张的作用则逐渐占优势。所以,脊髓小脑受损后可出现肌紧张降低,造成肌无力等症状。

（三）协调随意运动

协调随意运动主要是脊髓小脑后叶中间带及皮层小脑的功能。脊髓小脑后叶中间带接受脑桥纤维的投射,与大脑半球构成了与协调随意运动密切相关的环路联系。这种环路联系可以使随意动作的力量、方向等受到适当的控制,使动作稳定和准确。皮层小脑主要指小脑半球后叶的外侧部,可接受大脑皮层感觉区、运动区、联络区等传来的信息,并与大脑形成反馈环路,以纠正运动的偏差,协调随意运动,使运动能按照预定的目标准确进行。脊髓小脑受损时,出现随意运动不协调,表现为睁眼及闭眼时指鼻不准,快速轮替动作缓慢而不准确等。

皮层小脑（新小脑）是指小脑半球外侧部,主要参与设计随意运动和编制运动程序。在运动过程中,大脑皮层与小脑之间不断地进行联合活动,使运动逐步协调和熟练起来。临床上,小脑损伤的病人,随意运动的力量、方向及准确度将发生变化,动作不是过度就是不及,行走摇晃,醉酒步态。这种小脑损伤后的动作性协调障碍,称为小脑性共济失调。同时还可出现肌肉意向性震颤、肌张力减退和肌无力等症状。

五、大脑皮层对躯体运动的调节

大脑皮层是调节躯体运动的最高级中枢,能策划和发动随意运动。它产生的神经冲动经下行运动通路来实现对躯体运动的调节。

（一）大脑皮层运动区

大脑皮层运动区主要分布于中央前回和运动前区。该中枢对骨骼肌运动的调节有以下特点（图 10-13）。

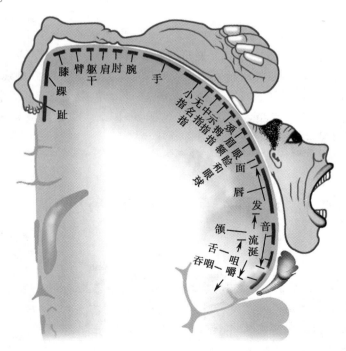

图 10-13 大脑皮层运动区示意图

1. **交叉支配** 一侧大脑皮层运动区支配对侧躯体的骨骼肌,即左侧大脑皮层运动区支配并调节右侧颈部、躯干和肢体骨骼肌运动,右侧大脑皮层运动区支配并调节左侧颈部、躯干和肢体骨骼肌运动。但大脑皮层运动区对头面部肌肉的支配主要是双侧性的。

2. **倒置分布** 调节躯体各部位的运动代表区在中央前回总体安排是倒置的,即下肢和躯干、上肢、头面部代表区分别位于中央前顶部、中间部和底部,但头面部运动区内部的安排是正立的。

3. **运动代表区的大小与运动的精细复杂程度呈正相关** 运动越精细、越复杂,运动代表区面积越大,如拇指的运动代表区面积较躯干运动代表区面积大。

(二)运动传导通路

大脑皮层通过下行运动传导通路来实现对躯体运动的调节。运动传导通路常分为锥体系和锥体外系两个系统。

锥体系是指皮层脊髓束和皮层脑干束。皮层脊髓束是由大脑皮层发出,经内囊、脑干下行到达脊髓灰质前角运动神经元的传导束;皮层脑干束是由大脑皮层发出,经内囊到达脑干运动神经核的传导束。大脑皮层的运动神经元常称为上运动神经元,脊髓灰质前角和脑神经运动核内的神经元常称为下运动神经元。锥体系的主要功能是传达大脑皮层运动区的指令。当皮质脊髓束受损时,可出现病理反射阳性,如巴宾斯基征阳性,表现为用钝头竹签沿足底外侧划向小趾根部转向内侧时,踇趾背伸,其余四趾呈扇形展开。

锥体外系是指起源于大脑皮层广泛区域的、锥体系以外的所有控制脊髓运动神经元活动的下行通路。锥体外系通路主要有皮质-新纹状体-背侧丘脑-皮质环路、新纹状体-黑质环路、苍白球-底丘脑环路、皮质-脑桥-小脑-皮质环路。锥体外系的主要功能是调节肌紧张和肌群的协调动作。抗精神病药可阻断新纹状体-黑质环路多巴胺受体,使锥体外系胆碱能神经功能相对亢进而出现锥体外系反应,如震颤麻痹、静坐不能、急性肌张力障碍。

 知识链接

关 于 瘫 痪

瘫痪是指随意运动功能的减低或丧失,表现为肌力减退。根据瘫痪部位及组合不同可将瘫痪分为:①单瘫:仅出现某一肢体瘫痪,多见于脊髓灰质炎;②偏瘫:为一侧上、下肢瘫痪,常伴同侧颅神经损害;③交叉性偏瘫:一侧上、下肢瘫痪,对侧颅神经损害;④截瘫:双侧下肢瘫痪,系脊髓横贯性损伤所致。

第五节　神经系统对内脏活动的调节

 病例

患者,女性,35岁,1小时前因误服有机磷农药致中毒而急诊入院。

请问:1. 有机磷农药中毒与哪种神经递质水解减少有关?

2. 这种神经递质可作用于哪些受体?

3. 患者可能出现哪些表现?

神经系统对内脏活动的调节是通过自主神经系统来完成的。自主神经系统又称为内脏神经系统,一般仅指其传出神经部分。根据结构、功能等方面的特点不同,自主神经可分为交感和副交感神经两部分(图 10-14)。

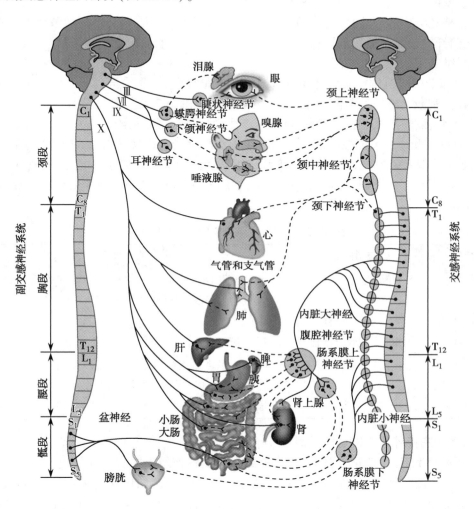

图 10-14　自主神经分布示意图

一、自主神经系统的结构和功能特点

(一)自主神经系统的结构特点

交感和副交感神经在中枢分布、节前和节后纤维分布及反应范围等方面具有不同特征。

1. 起源　交感神经起源于脊髓胸腰段($T_1 \sim L_3$)灰质侧角的中间外侧柱。副交感神经一部分起源于脑干的神经核,如迷走神经背核、疑核、上泌涎核、下泌涎核等;另一部分起源于脊髓骶段 2～4 节($S_{2\sim4}$),相当于侧角的灰质。

2. 节前纤维和节后纤维　自主神经从中枢发出后,一般不直接抵达效应器官,而是要通过自主神经节交换神经元。分布于自主神经中枢部位的神经元,称为节前神经元,而分布于自主神经节内的神经元,称为节后神经元。由节前神经元发出到自主神经节的神经纤维,称为节前纤维,由节后神经元发出并支配到效应器官的神经纤维,称为节后纤维。

交感神经节前纤维到达颈神经节、腹腔神经节及肠系膜神经节,并在神经节内交换神经元,节内神经元节发出节后纤维抵达所支配的效应器官。副交感神经节前纤维到达效应器官附近或壁内神经丛,交换神经元后再发出节后纤维抵达效应器官。

交感神经节离效应器官较远,因此前纤维短而节后纤维长;副交感神经节离效应器官较近,因此前纤维长而节后纤维短;除肾上腺髓质接受交感神经节前纤维支配外,其他脏器均由节后纤维支配。

3. 分布及效应范围　交感神经节后纤维分布非常广泛,几乎全身所有内脏器官都受其支配,因此,刺激交感神经节前纤维时,产生效应的范围较广泛。副交感神经节后纤维分布较局限,因此,刺激副交感神经节前纤维时,产生效应的范围较局限。

4. 双重支配　绝大多数内脏器官同时接受交感神经和副交感神经的支配,即自主神经对于内脏器官具有双重支配的特征。少数组织器官仅接受交感神经支配,如皮肤、内脏血管和骨骼肌内血管、一般的汗腺、竖毛肌、肾上腺髓质。交感神经与副交感神经结构比较见表10-6。

表 10-6　交感神经与副交感神经结构比较

特征	交感神经	副交感神经
起源	脊髓胸$_1$~腰$_3$节段	脑干的神经核(迷走神经背核、疑核、上泌涎核、下泌涎核、缩瞳核)、脊髓骶段2~4节
节前纤维	短、支配肾上腺髓质	长
节后纤维	长、支配效应器官	短、支配效应器官
分布	广泛	局限(皮肤和肌肉的血管、一般的汗腺、竖毛肌、肾脏、肾上腺髓质无副交感神经支配)
反应范围	广泛	局限

(二)自主神经系统的功能特点

1. 紧张性作用　安静状态下,交感神经和副交感神经不断有冲动传出,使所支配内脏器官处于一定的活动状态,称为自主神经的紧张性作用。例如切断心迷走神经,心率增快,提示心迷走神经通过紧张性作用对心脏起抑制作用;切断心交感神经,心率减慢,提示心交感神经通过紧张性作用对心脏起兴奋作用。

2. 相互拮抗　支配同一内脏器官的交感神经和副交感神经在功能上往往是相互拮抗的。例如心迷走神经对心脏起抑制作用,心交感神经则对心脏起兴奋作用;迷走神经能增强消化道的运动和消化腺的分泌,交感神经则抑制消化道的运动和消化腺的分泌。但支配同一器官的交感神经和副交感神之间在功能上亦可存在协同作用,例如交感神经和副交感神经均可促进唾液的分泌,交感神经促进唾液腺分泌少量黏稠的唾液,副交感神经促进唾液腺分泌大量稀薄的唾液。

3. 效应与器官功能状态有关　自主神经的作用可随效应器官功能状态不同而发生变化。例如:刺激交感神经可使有孕子宫平滑肌收缩,而使未孕子宫平滑肌舒张;刺激迷走神经可使收缩的幽门舒张,而使舒张的幽门收缩。

二、自主神经的功能

自主神经系统的功能主要在于调节心肌、平滑肌和腺体的功能活动(表10-7)。

表 10-7 自主神经的主要功能

器官	交感神经	副交感神经
循环器官	心率加快、心肌收缩力增强;皮肤及内脏血管收缩,骨骼肌血管收缩(胆碱能神经除外)	心率减慢、心肌收缩力减弱
呼吸器官	支气管平滑肌舒张	支气管平滑肌收缩
消化器官	分泌量少而黏稠的唾液,抑制胃肠运动,促进括约肌收缩;抑制胃液、胰液、胆汁的分泌	分泌量多而稀薄唾液,促进胃肠和胆囊运动;促进消化液的分泌
泌尿生殖器官	尿道内括约肌收缩,逼尿肌舒张;未孕子宫舒张,已孕子宫收缩	膀胱逼尿肌收缩,尿道括约肌舒张
眼	瞳孔开大	瞳孔缩小,泪腺分泌
皮肤	汗腺分泌,竖毛肌收缩	
内分泌	促进肾上腺髓质分泌	促进胰岛素分泌
代谢	促进肝糖原分解	

在内外环境急剧变化时,交感神经活动增强并伴肾上腺髓质分泌的增多,机体产生一系列适应性的反应,称为应急反应。此时,交感-肾上腺髓质系统作为一个整体参与反应。例如在剧烈运动、窒息、大量失血、剧痛、寒冷、惊恐等情况下,交感神经活动增强,肾上腺髓质分泌的增多,表现为支气管平滑肌舒张,呼吸加深加快,肺通气量增多;心跳加快加强,心输出量增多,外周阻力增大,血压升高;皮肤和腹腔内脏血管收缩,骨骼肌血管舒张,血液重新分配;代谢活动加强以提供充足的能量;中枢神经系统的兴奋性增高,提高机体反应的灵敏性。可见,交感神经活动的生理意义在于动员机体各器官的潜力,使机体迅速适应环境的急剧变化。

安静状态下,副交感神经的活动相对占优势,常伴有胰岛素分泌增多,称为迷走-胰岛素系统。这一系统活动的意义主要在于保护机体、促进消化吸收、积蓄能量,加强排泄和生殖功能,保证机体安静时基本生命活动的正常进行。

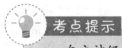

考点提示

自主神经的功能

三、自主神经的递质及其受体

(一)自主神经的递质

自主神经的递质是自主神经对内脏器官活动调节的物质基础。自主神经递质主要有乙酰胆碱和去甲肾上腺素。

根据自主神经纤维末梢所释放递质种类的不同,可将自主神经纤维分为胆碱能纤维和肾上腺素能纤维两类。胆碱能纤维是指末梢释放乙酰胆碱的神经纤维,包括所有交感神经和副交感神经节前纤维、绝大部分副交感神经节后纤维、少数交感神经节后纤维(如支配汗腺的纤维和支配骨骼肌的舒血管纤维),以及支配骨骼肌的运动神经纤维。肾上腺素能纤维是指末梢释放去甲肾上腺素的神经纤维。绝大部分交感神经节后纤维属于肾上腺素能纤维。

（二）自主神经的受体

根据与受体发生特异性结合的神经递质不同,可将自主神经的受体分为胆碱能受体和肾上腺素能受体。

1. 胆碱能受体　能与乙酰胆碱发生特异性结合的受体称为胆碱能受体,可分为毒蕈碱受体和烟碱受体两类(表10-8)。

（1）毒蕈碱受体（M受体）:能与毒蕈碱发生特异性结合并发挥生理效应的胆碱能受体,称为毒蕈碱受体,有五种亚型。M受体激活时所产生的效应称为毒蕈碱样作用,简称M样作用,表现为支气管和胃肠道平滑肌以及膀胱逼尿肌收缩;心脏活动抑制;瞳孔括约肌收缩,瞳孔缩小;消化腺、汗腺分泌增多等。阿托品能阻断M受体,减弱或消除引起的M样作用。

（2）烟碱受体（N受体）:能与烟碱发生特异性结合并发挥生理效应的胆碱能受体,称为烟碱受体。烟碱受体分为两个亚型,即N_1受体和N_2受体。N_1受体分布于自主神经节节后神经元细胞膜上,乙酰胆碱能激活N_1受体,引起节后神经元纤维的兴奋;N_2受体分布于神经-肌肉接头处运动终板膜上,乙酰胆碱能激活N_2受体,引起骨骼肌兴奋并收缩。筒箭毒碱能阻断N受体,美加明、六烃季铵选择性地阻断N_1受体,琥珀胆碱、十烃季铵选择性地阻断N_2受体。

有机磷酸酯类农药可抑制胆碱酯酶活性,使乙酰胆碱水解减少,引起乙酰胆碱蓄积,乙酰胆碱激活M受体和N受体,出现意识障碍、呼吸困难、恶心、呕吐、腹痛、大小便失禁、肌束抽搐、震颤等临床表现。

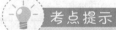

考点提示

自主神经受体分布及激动效应

2. 肾上腺素能受体　能与肾上腺素、去甲肾上腺素结合的受体称为肾上腺素能受体,可分为α受体和β受体。

（1）α受体:α受体有α_1和α_2受体两种亚型,α_1受体主要分布于大多数内脏器官平滑肌和腺体,α_2受体主要分布于突触前膜。肾上腺素和去甲肾上腺素与α受体结合后产生的效应以兴奋效应为主。如血管平滑肌收缩、有孕子宫收缩、虹膜辐射状肌收缩、瞳孔开大等;但对小肠、腺体则为抑制效应,使小肠平滑肌舒张、腺体分泌减少。酚妥拉明可阻断α受体。

（2）β受体:β受体有β_1、β_2和β_3受体三种亚型。β_1受体主要分布于心肌,与肾上腺素和去甲肾上腺素结合后产生兴奋效应,即心率加快,心肌收缩力增强等。β_2受体分布于支气管、胃、肠、子宫及许多血管平滑肌细胞膜上,肾上腺素和去甲肾上腺素与β_2受体结合后主要产生抑制效应,即冠状血管和骨骼肌血管平滑肌、支气管平滑肌舒张。β_3受体主要分布于脂肪组织,与脂肪分解有关。普萘洛尔能阻断β_1、β_2受体,美托洛尔、阿替洛尔可选择性阻断β_1受体,丁氧胺可选择性阻断β_2受体。

四、各级中枢对内脏活动的调节

在脊髓完成简单内脏反射的基础上,脑干、下丘脑和大脑皮层均参与内脏活动调节,确保内脏活动正常进行。

（一）脊髓

脊髓既是调节躯体运动的初级中枢,又是完成各种内脏反射活动的初级中枢。脊髓能完成的内脏活动反射有血管张力反射、排尿反射、排便反射、发汗反射等。脊髓对这些反射的调节功能不够完善,需在高位中枢的调控下内脏活动反射才能更加准确的完成。

表 10-8 自主神经的受体分布及效应

受体		分布	激动效应	阻断剂
胆碱能受体	M 受体	副交感神经节后纤维所支配的效应器细胞膜	瞳孔括约肌、睫状体肌收缩；心率减慢、心肌传导减慢及收缩力减弱；冠状血管、皮肤黏膜血管、骨骼肌血管、脑血管、唾液腺血管舒张；支气管、胃、小肠、胆道、子宫平滑肌以及膀胱逼尿肌收缩，括约肌舒张；支气管腺体、消化腺、汗腺分泌增加	阿托品
	N 受体 N₁ 受体	自主神经节节后神经元细胞膜	自主神经节后神经元兴奋	筒箭毒碱
	N₂ 受体	神经-肌肉接头处运动终板膜	骨骼肌兴奋收缩	
肾上腺素能受体	α 受体	大多数内脏平滑肌和腺体	虹膜辐射状肌收缩；心率加快、心肌传导加快和收缩力增强；冠状血管、皮肤黏膜血管、骨骼肌血管、脑血管、腹腔内脏血管、唾液腺血管舒张血管收缩；小肠平滑肌舒张；消化道括约肌、尿道括约肌、输尿管平滑肌、有孕子宫平滑肌及竖毛肌收缩；收缩；支气管腺体及消化腺体分泌减少，但唾液腺分泌增多	酚妥拉明
	β 受体 β₁ 受体	主要分布于心肌	心率加快，心肌传导加快、收缩力增强	普萘洛尔
	β₂ 受体	大多数内脏及部分血管平滑肌	睫状体肌舒张；冠状血管、骨骼肌血管、腹腔内脏血管舒张；支气管、胃、小肠、胆道、无孕子宫平滑肌及逼尿肌舒张；糖酵解加强	
	β₃ 受体	主要分布于脂肪组织	脂肪分解加强	

注：N₂ 受体不属于自主神经受体

（二）脑干

脑干不同部位对内脏活动有着不同的调节作用。延髓中还存在着心血管活动及呼吸的基本中枢，因此，延髓有"生命中枢"之称；延髓还存在吞咽、咳嗽、喷嚏、呕吐反射的中枢；延髓发出的自主神经支配并调节头面部腺体、心血管系统、呼吸系统及消化系统的活动。脑桥存在着呼吸调整中枢、角膜反射的中枢。中脑存在瞳孔对光反射的中枢。由此可见，脑干在调节内脏活动中起着重要的作用。

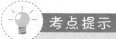

考点提示

脑干分布的中枢

（三）下丘脑

视前区-下丘脑前部存在体温调节中枢，能完成体温自主调节。下丘脑存在晶体渗透压感受器，其感受血浆晶体渗透压变化时，调节下丘脑视上核和室旁核对抗利尿激素的分泌，抗利尿激素作用于远曲小管和集合管，调节肾脏对水的排泄。当下丘脑的晶体渗透压感受器受刺激而兴奋以及血管紧张素Ⅱ刺激下丘脑时，均可引起渴觉。下丘脑存在摄食中枢和饱中枢，与人的摄食行为有关。下丘脑的视交叉上核可能与生物节律的控制有关。此外，下丘脑还与内分泌调节、性欲及情绪等生理功能有关。

（四）大脑皮层

大脑皮层的边缘叶连同与其密切联系的岛叶、颞极、眶回等皮层,以及杏仁核、隔区、下丘脑、丘脑前核等皮层下结构,统称为边缘系统,它是调节内脏活动的重要中枢。边缘系统受刺激时,某些内脏活动将发生改变,如刺激杏仁核时,可出现瞳孔扩大、咀嚼、心率减慢、胃运动增强、唾液及胃液分泌增多、排便等。因此边缘系统又称内脏脑。此外,边缘系统还与摄食行为、性行为、情绪反应、防御反应、记忆等活动有密切关系。大脑皮层的新皮层亦参与内脏活动的调节。

第六节　脑的高级功能

病例

患者,男性,40 岁,1 小时前因突然昏迷入院,查体:体温 36.0℃,脉搏 75 次/分,呼吸 20 次/分,血压 130/80mmHg;心、肺及腹部无异常体征,深、浅反射均消失。CT 提示额中回、额下回大面积梗死。

请问:1. 患者康复后可能出现哪些失语症?

　　　2. 这些失语症会有哪些表现?

大脑是神经系统中最为复杂的结构,除能产生感觉、调节躯体运动及内脏活动外,还能完成更复杂的高级功能。人脑的高级功能包括条件反射、语言、思维、学习与记忆等。

一、条件反射

神经系统通过反射活动来完成各种生理功能的调节。俄国生理学家巴甫洛夫将反射分为非条件反射和条件反射两类。非条件反射是指先天就有的、反射弧固定、数量有限的反射,如食物刺激口腔黏膜内感受器引起唾液分泌增多的反射。条件反射是指在非条件反射的基础上,通过人为训练或个体在生活过程中后天获得的反射,如"望梅止渴"、"画饼充饥"等反射。

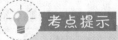

考点提示

常见的条件反射

巴甫洛夫在大量动物实验中总结出经典条件反射建立的规律。例如:给狗吃食物时,食物刺激口腔黏膜中的感受器,反射性引起唾液分泌增多,这一反射属于非条件反射。能引起非条件反射的刺激,称为非条件刺激,如实验中的食物。给狗听铃声而不给狗吃食物,铃声与食物无关,铃声不会引起狗的唾液分泌增多。不能引起非条件反射的刺激,称为无关刺激。如果每次给狗吃食物之前先出现一次铃声,然后再给吃食物,如此多次重复后,铃声即成为食物的信号,仅给狗听铃声,狗的唾液分泌就会增多,即建立了一个条件反射。能引起条件反射的信号,称条件刺激。可见,只要无关刺激与非条件刺激多次结合转变为条件刺激,就可以建立条件反射。通常把无关刺激与非条件刺激在时间上的多次结合过程,称为强化。如条件反射建立后,仅给条件刺激,而不给予非条件刺激的强化,已经建立的条件反射就会逐渐减弱或消失,这一现象称为条件反射的消退。

条件反射都是各种信号作为条件刺激而引起的。条件刺激大体上可分为两大类:一类是客观存在的具体事物,称为第一信号,如声、光、味等;另一类是具体事物的抽象名词,即语言和文字,称为第二信号。第二信号刺激种类和数目很多,当不同的信号刺激与非条件刺激多次结合即可引起数量几乎无限的条件反射,大大增加了机体活动的预见性、灵活性,提高机体对环境变化的适应能力。

二、人类大脑皮层活动的特征

(一)大脑皮层信号系统

人类大脑皮层中有能对第一信号和第二信号发生反应的功能系统,我们把能对第一信号发生反应的大脑皮层功能系统,称为第一信号系统;能对第二信号发生反应的大脑皮层功能系统,称为第二信号系统,它是人类所特有的,是人类区别于动物的主要特征。从医学角度看,因为第二信号系统可影响人体的生理功能和心理活动,作为医务工作者,不仅要重视药物、手术等治疗作用,还应注意语言、文字对病人的影响。临床工作实践表明,良好的语言、文字沟通对患者的生理、心理活动有着积极的影响,有利于健康的恢复;相反,则起消极作用,不仅影响康复,而且可能成为致病因素,给患者带来不良后果。

(二)大脑皮层语言功能

语言功能体现在人类对语言的听、说、读、写四个方面,它是人类进行沟通与交流、进行思维与推理的基础,是人类大脑皮层的高级功能之一。人类两侧大脑半球的功能是不对等的,一侧大脑皮层在语言功能上往往相对占优势,这一现象主要与后天生活实践有关,也与遗传有一定的关系。语言功能占相对优势的一侧大脑皮层,称为语言优势半球。90%以上惯用右手及60%以上惯用左手的成年人语言优势半球位于左侧。10~12岁前语言功能的左侧优势尚未牢固形成,如此时左侧大脑皮层受损,还可能在右侧大脑皮层建立语言中枢,以完成相应语言功能;成年以后,语言功能的左侧优势已完全建立,如有左侧大脑皮层受损,在右侧大脑皮层很难再建立起语言中枢而出现语言功能障碍即失语症。

人类大脑皮层额叶、顶叶、颞叶分布有能完成语言功能的语言中枢。不同部位的语言中枢可完成不同的语言功能。因此,大脑皮层某一语言中枢受损伤,将会导致相应的语言功能障碍(表10-9、图10-15)。

表10-9 大脑皮层的语言中枢部位及损伤后语言障碍

语言中枢	中枢部位	损伤后语言障碍
语言听觉中枢(听)	颞上回后部	感觉性失语症(听不懂别人谈话)
语言运动中枢(说)	额下回后部	运动性失语症(能发声,但不能进行口头表达)
语言视觉中枢(读)	角回	失读症(读不懂文字含义)
语言书写中枢(书)	额中回后部	失写症(丧失书写能力)

三、学习与记忆

学习是指人或动物获取新知识、新技能的过程。记忆是指将获取的新知识、新技能进行编码、储存和提取的过程。学习与记忆密不可分,学习是记忆的前提,记忆是学习的结果。没有学习与记忆,人或动物将难以改变自身行为和产生新的行为。

(一)学习

学习可分为非联合型学习和联合型学习两类。

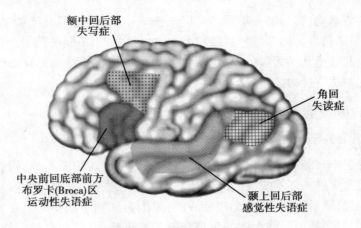

图 10-15　大脑皮层语言中枢

1. 非联合型学习　非联合型学习又称简单学习,只需单一刺激一次或多次作用即可完成,不需要在刺激和反应之间形成某种明确的联系。习惯化和敏感化属于此类学习。当一个不产生伤害性效应的刺激重复作用时,机体对该刺激的反应逐渐减弱的过程称为习惯化。例如人类对有规律而重复的噪音逐渐习惯而不产生反应的过程。敏感化是指人或动物受到某种强刺激作用后,对弱刺激的反应出现增强的现象。例如将同一伤害性刺激多次作用于动物,动物对非伤害性刺激也会产生较强烈的反应。

2. 联合型学习　联合型学习是指两个或多个事件在时间上很靠近地重复发生,最后在脑内逐渐形成联系的过程。条件反射的建立是联合型学习的典型例子。

(二)记忆

记忆的过程分为感觉性记忆、第一级记忆、第二级记忆和第三级记忆四个阶段。人类通过感觉器官获取信息后,信息在大脑皮层感觉区内暂时储存即信息进入感觉性记忆阶段。大脑对处于此阶段的记忆信息不进行加工处理,信息就会很快消失,一般保留时间不超过 1 秒;如果大脑在 1 秒内及时对信息进行加工处理,信息储存时间将会延长至数秒,甚至数分钟,即信息进入第一级记忆。被反复强化或运用的信息,将会在第一级记忆中循环,从而延长了信息保留的时间,并转入第二级记忆。第二级记忆中信息保留的时间较长,约为数分钟到数年,如果不受其他信息的干扰,第二级记忆中的信息将转入第三级记忆,此阶段储存的信息保留时间最长,甚至可终生不被遗忘,而成为永久性记忆。大量的信息通过感觉器官进入大脑,绝大部分会被遗忘,仅有 1% 的信息被长期储存记忆。

大脑是学习与记忆的物质基础,大脑结构或功能受损时将会引起学习与记忆障碍。如大脑皮层及皮层下脑区神经元及突触丢失,引起阿尔茨海默病,表现为进行性记忆障碍、认知障碍。

四、大脑皮层的电活动

大脑皮层神经元产生的生物电可经周围的组织及体液传递至体表,在头皮表面放置电极并通过导线连接脑电图记录仪,记录仪所描记出能反映大脑皮层生物电变化的曲线称为脑电图(EEG)(图 10-16)。

根据脑电活动的频率、振幅和生理特征,将脑电波分为 α、β、θ、δ 四种基本波形(表 10-10),脑电波产生的机制是大脑皮层神经元同时发生突触后电位同步总和。

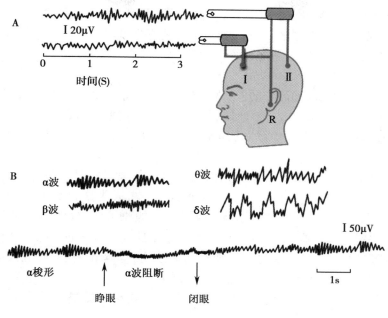

图 10-16 正常脑电图基本波形

表 10-10 脑电图基本波形比较

名称	频率（次/s）	振幅（μV）	人体的状态
α 波	8～13	20～100	安静、清醒、闭目
β 波	14～30	5～20	睁眼视物、接受其他刺激、做有意识活动
θ 波	4～7	100～150	困倦、睡眠
δ 波	0.5～3	20～200	婴儿、睡眠、麻醉、极度疲劳

　　脑电图基本波形可随年龄、生理状态不同而发生改变,如枕叶脑电波频率随年龄增长逐渐加快,幼儿期一般可见频率较低的 θ 波样波形,到青春期才开始出现成人型 α 波;睡眠时,脑电波出现高幅慢波,即脑电的同步化,觉醒时,脑电低幅快波即脑电的去同步化;体温、血糖处于较低水平时,α 波频率减慢。

　　某些病理情况下,脑电图可出现特征性改变,例如癫痫或皮层占位性病变（如肿瘤等）的患者,脑电图出现特征性的棘波、尖波或棘慢综合波。因此,利用脑电图波形改变的特点,结合临床资料,可诊断癫痫或确定肿瘤的部位。

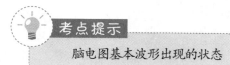

考点提示

脑电图基本波形出现的状态

五、觉醒与睡眠

　　觉醒和睡眠是人类正常的生理活动。只有在觉醒状态下,人类才能保持正常脑力和体力活动,从而利于人类充分认识世界和改造世界;睡眠可使人体的精力和体力得到恢复、促进生长发育,利于保持良好的觉醒状态,促进身心健康。

（一）觉醒

　　觉醒状态的维持与非特异性投射系统有直接关系。研究表明,刺激动物脑干网状结构可唤醒动物;在中脑头端切断网状结构后,动物出现昏睡现象。巴比妥类药物可阻断脑干网状结构上行激动系统而发挥催眠作用。此外,脑内还存在许多与觉醒有关的投射系统,如前脑基底部胆碱能系统、黑质多巴胺能系统等。

(二)睡眠

人类每天所需的睡眠时间因年龄、个体而不同,一般成人约需 7 ~ 9 小时,儿童需要的睡眠时间比成人长,新生儿约需 18 ~ 20 小时,而老年人所需时间较短,约 5 ~ 7 小时。

根据睡眠过程中脑电图、眼电图和肌电图的变化可将睡眠分为非快眼动睡眠和快眼动睡眠。

1. **非快眼动睡眠** 非快眼动睡眠分为四个连续的时期,即入睡期(Ⅰ期)、浅睡期(Ⅱ期)、中度睡眠期(Ⅲ期)、深度睡眠期(Ⅳ期)。在人类中度睡眠期和深度睡眠期合,称为慢波睡眠。此时,脑电波出现频率减慢、振幅增高、δ 波所占比例增加,即同步化慢波。在非快眼动睡眠阶段,骨骼肌反射活动及肌紧张逐渐减弱;视、听、嗅、触等感觉功能暂时逐渐减弱;伴有一系列自主神经功能改变,如瞳孔缩小、呼吸及心率减慢、血压下降、尿量减少、代谢降低、体温下降、发汗增强、胃液分泌增多而唾液分泌减少等;慢波睡眠期间生长素分泌明显增多,因此,慢波睡眠有利于促进机体生长发育、消除疲劳、恢复体力。

2. **快眼动睡眠** 快眼动睡眠又称为快波睡眠或异相睡眠,此时,脑电波出现低幅高频的快波,类似于觉醒时的不规则 β 波,即去同步化快波。在快眼动睡眠阶段,骨骼肌反射活动及肌紧张进一步减弱,肌肉几乎完全松弛;各种感觉进一步减退,唤醒阈提高;生长激素分泌减少;可出现间断的阵发性表现,如眼球快速运动、部分肢体抽动、心率加快、血压升高、呼吸加快而不规则等,做梦是快眼睡眠期间的特征之一;快波睡眠中,脑内蛋白质合成加快,促进脑和智力发育,有利于促进学习记忆和精力恢复。

成人睡眠过程是非快眼动睡眠与快眼动睡眠交替出现的过程。入睡时,一般先进入非快眼动睡眠,持续约 80 ~ 120 分钟,随后转入快眼动睡眠,快眼动睡眠持续约 20 ~ 30 分钟,又转入非快眼动睡眠。睡眠过程中,两种睡眠如此反复交替 4 ~ 5 次,越近睡眠的后期,快眼动睡眠持续时间越长。觉醒转为睡眠时,一般不直接进入快眼动睡眠,而是先进入非快眼动睡眠,但非快眼动睡眠和快眼动睡眠均可直接转入觉醒状态。

 知识链接

睡 眠 障 碍

睡眠障碍是指由生活方式、环境因素、躯体疾病及社会-心理因素等导致的睡眠功能障碍。其表现为睡眠与觉醒正常节律性交替紊乱或睡眠量不正常以及睡眠中出现异常行为,如嗜睡、昏睡、阵发性睡病、失眠、梦游症、梦呓、夜惊、梦魇、磨牙、不自主笑、肌肉或肢体不自主跳动等。

调查显示,成年人出现睡眠障碍的比例高达30%,多以睡眠质量下降为特征。长期睡眠障碍导致烦躁、抑郁、警觉和活动能力下降,自主神经功能紊乱、消化功能障碍等,甚至会降低免疫功能,影响身体健康及工作效率,使生活质量下降。国际精神卫生组织主办的全球睡眠和健康计划于 2001 年发起了一项全球性的活动,将每年的 3 月 21 日,即春季的第一天定为"世界睡眠日"。

本章小结

　　神经系统是调节机体功能最重要的系统,其基本单位是神经元,它具有产生和传导兴奋的功能。中枢神经系统中分布着大量的神经元,它们之间存在复杂而广泛的联系,使得兴奋在反射中枢内的传布具有独自的特征。

　　神经系统具有感觉分析功能。感觉冲动经脊髓或脑干传导到丘脑,再经特异性和非特异性感觉投射系统到达大脑皮层,大脑皮层进行整合处理后,产生特定感觉并维持和改变大脑皮层的兴奋状态。痛觉包括体表痛觉、深部痛觉及内脏痛觉。牵涉痛是指某些内脏疾病引起体表一定部位发生疼痛或痛觉过敏的现象。

　　神经系统有调节躯体运动的功能。脊髓是调节躯体运动的基本中枢,以牵张反射的形式来实现对躯体运动的调控;脑干经易化区及抑制区调节肌紧张;基底神经节与随意运动的产生和稳定、肌紧张的调节、本体感觉传入信息的处理等有关;小脑有维持身体平衡、调节肌紧张和协调随意运动的功能;大脑皮层是调节躯体运动的最高级中枢,它产生的神经冲动经下行运动通路来实现对躯体运动的调节。

　　自主神经包括交感神经和副交感神经,两者在结构及功能上具有各自的特点;自主神经系统的神经递质与相应受体结合后,实现对内脏活动的调节。

　　人脑除感觉分析功能、调节躯体运动和内脏活动外,还有更复杂的高级功能,如条件反射、学习与记忆、睡眠与觉醒等。

（陈显智）

 目标测试

A₁ 型题

1. 神经元兴奋时,首先产生动作电位的部位是
   A. 胞体 　　　　　　　　B. 树突 　　　　　　　　C. 树突始段
   D. 轴突 　　　　　　　　E. 轴突始段

2. 关于神经纤维传导兴奋的速度叙述**不正确**的是
   A. 一般神经纤维直径越大,传导兴奋速度越快
   B. 神经纤维总直径与轴索直径之比为 5:3 时,传导兴奋速度最快
   C. 有髓神经纤维传导兴奋的速度较无髓神经纤维传导慢
   D. 一定范围内,温度越高传导速度越快
   E. 兴奋能在郎飞结间呈跳跃式传导

3. 动作电位到达突触前膜引起递质释放与哪种离子的跨膜移动有关
   A. K^+外流 　　　　　　B. Ca^{2+}外流 　　　　　C. Ca^{2+}内流
   D. Na^+外流 　　　　　E. Na^+内流

4. 兴奋性突触后电位是突触后膜对哪种离子的通透性增加而引起的
   A. K^+和Ca^{2+},尤其是K^+ 　　　　　　　　B. Na^+和K^+,尤其是K^+
   C. Na^+和K^+,尤其是Na^+ 　　　　　　　　D. Na^+和Ca^{2+},尤其是Na^+
   E. Cl^-

5. 兴奋性或抑制性突触后电位是
    A. 动作电位　　　　　B. 静息电位　　　　　C. 后电位
    D. 阈电位　　　　　　E. 局部电位

6. 肾上腺素能神经元的轴突末梢分支上有大量曲张体,是递质释放部位,当神经冲动抵达曲张体时,递质释放通过弥散达效应细胞,使效应细胞发生反应,这种传递方式称为
    A. 自分泌　　　　　　B. 旁分泌　　　　　　C. 近距分泌
    D. 突触性化学传递　　E. 非突触性化学传递

7. 反射时的长短主要取决于
    A. 刺激的性质　　　　B. 刺激的强度　　　　C. 感受器的敏感度
    D. 神经的传导速度　　E. 反射中枢突触的多少

8. 突触前抑制是由于突触前膜
    A. 产生超极化　　　　B. 释放抑制性递质　　C. 递质耗竭
    D. 兴奋性递质释放减少　E. 产生抑制性突触后电位

9. 痛觉和温度觉传导通路的第二级神经元是
    A. 丘脑腹后外侧核　　B. 脊髓后角细胞　　　C. 延髓薄束核与楔核
    D. 脊髓前角细胞　　　E. 后根神经节

10. 外伤引起脊髓半离断,其感觉障碍特点为
    A. 离断侧深感觉障碍,对侧浅感觉障碍
    B. 离断侧浅感觉障碍,对侧深感觉障碍
    C. 离断侧深感觉、浅感觉均障碍
    D. 离断侧深感觉障碍,对侧浅感觉正常
    E. 离断侧浅感觉障碍,对侧深感觉正常

11. **不经**丘脑神经核团更换神经的感觉是
    A. 视觉　　　　　　　B. 听觉　　　　　　　C. 味觉
    D. 嗅觉　　　　　　　E. 体表感觉

12. 丘脑特异投射系统的主要作用是
    A. 协调肌紧张　　　　B. 维持觉醒　　　　　C. 调节内脏功能
    D. 引起特定感觉　　　E. 引起牵涉痛

13. 脑干网状结构上行激动系统是
    A. 具有上行唤醒作用的功能系统　　B. 通过丘脑特异性投射系统而发挥作用
    C. 单突触接替的系统　　　　　　　D. 阻止巴比妥类药物发挥作用的系统
    E. 与感觉无关的中枢神经系统

14. 下列刺激中哪项**不易**引起内脏痛
    A. 切割　　　　　　　B. 牵拉　　　　　　　C. 缺血
    D. 痉挛　　　　　　　E. 炎症

15. 心脏缺血时,牵涉痛通常发生在
    A. 心前区、左肩和左上臂　　B. 左上腹和肩胛间　　C. 左肩胛和右肩胛
    D. 上腹部和脐周围区　　　　E. 下腹部和腹股沟区

16. 切断运动神经后,其所支配的肌肉萎缩,是因为失去神经的
    A. 传导作用　　　　　B. 支持作用　　　　　C. 允许作用

    D. 营养作用   E. 支配作用

17. 脊髓前角 γ 运动神经元的作用是
    A. 使梭外肌收缩   B. 维持肌紧张   C. 使腱器官兴奋
    D. 负反馈抑制牵张反射   E. 调节肌梭对牵拉刺激的敏感性

18. 肌梭属于
    A. 感受器   B. 传入神经   C. 神经中枢
    D. 传出神经   E. 效应器

19. 维持姿势的最基本反射是
    A. 屈肌反射   B. 对侧伸肌反射   C. 腱反射
    D. 肌紧张反射   E. 翻正反射

20. 有关腱反射的叙述,正确的是
    A. 是单突触反射   B. 感受器是腱器官   C. 缓慢牵拉肌腱而产生
    D. 屈肌和伸肌同时收缩   E. 是维持姿势的基本反射

21. 某人在意外事故中脊髓受损,丧失横断面以下一切躯体与内脏反射活动,但数周后屈肌反射,腱反射等反射开始逐渐恢复。这表明该患者在受伤当时出现了
    A. 脑震荡   B. 脑水肿   C. 脊休克
    D. 脊髓水肿   E. 疼痛性休克

22. 出现随意运动减少、全身肌紧张增强、面部表情呆板、静止性震颤、步态慌张、动作缓慢,应考虑哪个部位的病变
    A. 黑质   B. 红核   C. 小脑
    D. 纹状体   E. 苍白球

23. 帕金森病患者出现震颤麻痹的主要原因是
    A. 前庭小脑神经元病变所致   B. 红核神经元病变所致
    C. 纹状体神经元病变所致   D. 多巴神经递质系统功能受损
    E. 乙酰胆碱递质功能受损

24. 交感神经兴奋可引起
    A. 瞳孔缩小   B. 逼尿肌收缩   C. 肠蠕动增强
    D. 心率加快   E. 支气管平滑肌收缩

25. 支配汗腺的交感神经节后纤维末梢释放的递质是
    A. 肾上腺素   B. 去甲肾上腺素   C. 乙酰胆碱
    D. 多巴胺   E. 5-羟色胺

26. 交感舒血管纤维末梢释放的递质是
    A. 肾上腺素   B. 去甲肾上腺素   C. 乙酰胆碱
    D. 多巴胺   E. 5-羟色胺

27. 交感缩血管纤维末梢释放的递质是
    A. 肾上腺素   B. 去甲肾上腺素   C. 乙酰胆碱
    D. 多巴胺   E. 5-羟色胺

28. 自主神经节节后神经元细胞膜上的受体是
    A. α 受体   B. β_1 受体   C. β_2受体
    D. M 受体   E. N_1 受体

29. 引起支气管平滑肌舒张的肾上腺素能受体为
    A. α 受体
    B. β_1 受体
    C. β_2 受体
    D. M 受体
    E. N_1 受体

30. 去甲肾上腺素激活 α 受体后引起舒张效应的部位是
    A. 冠状血管
    B. 皮肤黏膜血管
    C. 脑血管
    D. 小肠平滑肌
    E. 竖毛肌

31. 激活后能促进糖酵解代谢的主要受体是
    A. α_1 受体
    B. α_2 受体
    C. β_1 受体
    D. β_2 受体
    E. β_3 受体

32. 激活后能促进脂肪分解代谢的主要受体是
    A. α_1 受体
    B. α_2 受体
    C. β_1 受体
    D. β_2 受体
    E. β_3 受体

33. 脑内具有生命中枢之称的部位是
    A. 延髓
    B. 脑桥
    C. 中脑
    D. 下丘脑
    E. 大脑皮层

34. 瞳孔对光反射的中枢位于
    A. 延髓
    B. 脑桥
    C. 中脑
    D. 下丘脑
    E. 大脑皮层

35. 神经系统实现其调节功能的基本的方式是
    A. 兴奋和抑制
    B. 正反馈和负反馈
    C. 躯体反射和内脏反射
    D. 条件反射和非条件反射
    E. 神经内分泌调节和神经免疫调节

36. 下列属于条件反射的是
    A. 咀嚼、吞咽食物引起胃液分泌增多
    B. 异物接触眼球引起眼睑闭合
    C. 叩击股四头肌肌腱引起小腿前伸
    D. 强光刺激视网膜引起瞳孔缩小
    E. 闻到食物香味引起唾液分泌

37. 人类区别于动物的最主要的特征是
    A. 能形成条件反射
    B. 有第一信号系统
    C. 有学习记忆能力
    D. 有第一和第二信号系统
    E. 对环境适应能力大

38. 一般优势半球指的是下列哪项占优势的一侧半球
    A. 重量
    B. 运动功能
    C. 感觉功能
    D. 语言活动功能
    E. 皮层沟回数

39. 正常人白天工作时出现的脑电波应为
    A. α 波
    B. β 波
    C. γ 波
    D. θ 波
    E. δ 波

40. 以下哪一项**不是**快波睡眠的特征
    A. 唤醒阈提高
    B. 生长激素分泌明显增强
    C. 脑电波呈去同步化快波
    D. 眼球出现快速运动
    E. 促进精力的恢复

第十一章 内 分 泌

在机体的功能调节中,除神经系统发挥主体作用外,内分泌系统在组织细胞的新陈代谢和机体的生长、发育、生殖等过程及维持机体内环境稳态方面均发挥了重要作用。

第一节 概 述

一、内分泌系统和激素

内分泌系统由内分泌腺、分散于某些器官组织中的内分泌细胞和兼有内分泌功能的非内分泌细胞共同组成,是调节机体功能的重要系统之一。人体内主要的内分泌腺有:垂体、甲状腺、甲状旁腺、胸腺、胰岛、肾上腺、性腺、松果体等。某些器官组织中还散在分布一些"专职"的内分泌细胞,如胃肠道及胎盘等;而某些器官如脑、心、肝、肾等则存在一些非内分泌细胞,除自身的特定功能外,兼有内分泌功能。

内分泌腺、散在的内分泌细胞和兼有内分泌功能的非内分泌细胞均可分泌一些具有生物活性的化学物质,即激素。1902 年,英国生理学家 Bayliis 和 Starlling 首先发现人类第一种激素即促胰液素。此后,不断有新的激素被发现,目前已经发现的激素有 100 多种。

按其化学本质可将激素分为含氮类激素和类固醇激素两大类。

1. 含氮类激素 包括蛋白质与肽类激素、氨基酸衍生物(胺类)激素,如甲状腺激素、肾上腺素和去甲肾上腺素、下丘脑调节肽、胰岛素、降钙素、胃肠激素等。这类激素易被消化液中的酶所破坏,故不宜口服。

2. 类固醇激素 主要包括肾上腺皮质分泌的激素和性腺分泌的激素,如醛固酮、皮质醇、雄激素、雌激素和孕激素等。该类激素不易被消化酶破坏,可口服。

内分泌系统对机体的调节作用是通过其分泌的激素来实现的。其作用可概括为:①调节新陈代谢。②调节水、电解质平衡,维持内环境稳态。③促进各组织器官的正常生长、发育和功能活动。④参与应激反应。⑤调节生殖器官发育成熟和生殖活动等。

二、激素作用的一般特征

人体内的激素种类繁多,作用各异,但不同激素在发挥调节作用的过程中,均表现出一些共同的特征。

1. **特异性**　激素有选择性地作用于某些特定的器官、组织和细胞,称之为激素作用的特异性。被激素选择性作用的特定器官、组织和细胞分别称为该激素的靶器官、靶组织和靶细胞。激素的这一特征与其特异结合的靶细胞相应受体的分布有关。

2. **高效能性**　激素是体内高效能生物活性物质。正常情况下,激素在血液中含量甚微,但其作用却十分显著。当激素与受体结合后,可引起细胞内一系列效应,经逐级放大,可产生效能极高的生物放大效应。因此,体内某激素水平稍有升高或降低,均可引起该激素所调节的器官功能出现异常。

3. **信息传递作用**　激素在发挥作用的过程中,并不能增加靶细胞新的功能,也不提供额外能量,仅将其所携带的信息传送到靶细胞,继而影响靶细胞原有的生理生化过程,使靶细胞固有的功能活动增强或减弱,从而实现内分泌系统对机体功能的调节。

4. **相互作用**　激素在发挥作用时,彼此间可相互影响,主要表现有:①协同作用:如生长素、胰高血糖素均可升高血糖。②拮抗作用:胰岛素降低血糖、胰高血糖素升高血糖。③允许作用:有些激素虽然不能直接对某器官、组织和细胞发挥作用,但其存在

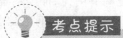

考点提示

激素的概念、分类及作用特点

却是使其他激素发挥作用的必要条件,这种现象称为激素的允许作用。如糖皮质激素对心肌和血管平滑肌无直接收缩作用,但只有它的存在,儿茶酚胺类激素才能充分发挥其对心血管活动的调节作用。

三、激素作用的机制

(一)含氮类激素的作用机制—第二信使学说

第二信使学说认为:激素携带着内分泌腺或内分泌细胞传给它的信息,随血液循环到达靶器官或靶细胞,与细胞膜上特异性受体结合后,可激活细胞膜上鸟苷酸调节蛋白,继而激活腺苷酸环化酶,在 Mg^{2+} 参与下,使 ATP 转变为环-磷酸腺苷(cAMP),cAMP 可激活细胞内蛋白激酶系统,使蛋白质磷酸化或脱磷酸化,从而引起细胞内特有的生物学效应,如肌细胞收缩、腺细胞分泌等。cAMP 发挥作用后,即被细胞内磷酸二酯酶水解为 5'-AMP 而失活(图 11-1)。

在含氮类激素的作用过程中,激素将信息传至靶细胞,再由 cAMP 将信息在细胞内传递。故将激素称为第一信使,cAMP 称为第二信使。

(二)类固醇激素的作用机制—基因调节学说

类固醇激素透过靶细胞膜进入细胞内,在细胞内与胞质受体结合形成激素-胞质受体复合物,后者发生变构,进入细胞核内与核受体结合形成激素-核受体复合物,激素-核受体复合物再与染色体的非组蛋白的特异位点结合,启动或抑制该部位的 DNA 转录,生成新的

mRNA,诱导相应蛋白质(酶)合成而产生生物效应(图11-2)。

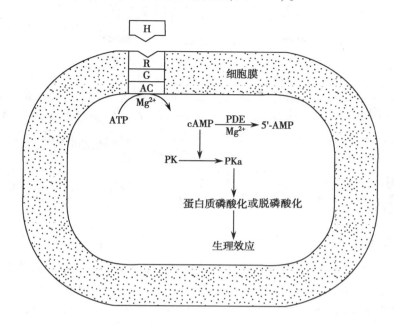

图 11-1 含氮激素的作用机制示意图

H:激素;R:受体;AC:腺苷酸环化酶;PDE:磷酸二酯酶;

Pka:活化蛋白激酶;cAMP:环-磷酸腺苷;G:鸟苷酸调节蛋白

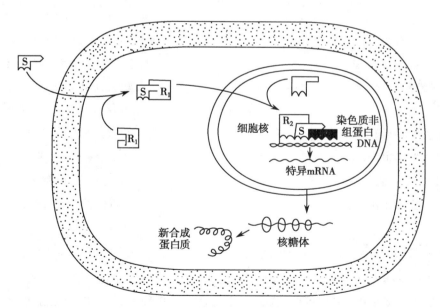

图 11-2 类固醇激素的作用机制示意图

S:激素;R_1:胞质受体;R_2:核受体

第二节 下丘脑与垂体

病例

> 某女,17 岁,身高 203cm、体重 98kg。出生在某县一个普通农民家庭,上有两个哥哥,身高分别为约 167cm、171cm,父亲身高约 168cm,母亲身高约 153cm,爷爷奶奶和外公外婆身高无异常。该女出生时与普通小孩无异,从 5 岁起,她的身高和体重便快速增长,明显高于同龄人。
>
> 请问:1. 初步考虑该女患何种疾病?
>
> 　　　2. 重点应该检查哪个器官?

一、下丘脑的内分泌功能

下丘脑作为中枢神经系统的重要部位,除发挥神经调节作用外,其某些部位的神经元还具有内分泌功能,如下丘脑内侧基底部促垂体区的小细胞肽能神经元分泌 9 种下丘脑调节肽(表 11-1),下丘脑室旁核和视上核的大细胞肽能神经元合成血管升压素和催产素。

表 11-1 下丘脑调节肽及其作用

名称	缩写	主要作用
促甲状腺激素释放激素	TRH	促进腺垂体分泌促甲状腺激素
促肾上腺皮质激素释放激素	CRH	促进腺垂体分泌促肾上腺皮质激素
促性腺激素释放激素	GnRH	促进腺垂体分泌黄体生成素、卵泡刺激素
生长激素释放激素	GHRH	促进腺垂体分泌生长激素
生长抑素	GHRIH	抑制腺垂体分泌生长激素
催乳素释放因子	PRF	促进腺垂体分泌催乳素
催乳素释放抑制激素	PIH	抑制腺垂体分泌催乳素
促黑激素释放因子	MRF	促进腺垂体分泌促黑激素
促黑激素释放抑制因子	MIF	抑制腺垂体分泌促黑激素

二、下丘脑与垂体的功能联系

下丘脑与垂体在功能上联系密切,可视为是一个下丘脑-垂体功能单位(图 11-3)。下丘脑内侧基底部促垂体区的小细胞肽能神经元分泌的 9 种下丘脑调节肽,由垂体门脉系统运送到腺垂体,调节腺垂体激素的合成与分泌,构成下丘脑-腺垂体系统;下丘脑室旁核和视上核的大细胞肽能神经元合成血管升压素和催产素,经下丘脑垂体束的轴浆运输到达并储存于神经垂体,构成下丘脑-神经垂体系统。

三、腺垂体

腺垂体是人体内极其重要的内分泌腺，共分泌 7 种激素：生长激素（GH）、催乳素（PRL）、促甲状腺激素（TSH）、促肾上腺皮质激素（ACTH）、促黑激素（MSH）、卵泡刺激素（FSH）、黄体生成素（LH）。

（一）生长激素

生长激素是腺垂体中含量最多的激素，具有显著的种属特异性，非人类生长激素对人类无效。近年来，利用 DNA 重组技术已能大量生产生长激素，供临床使用。生长激素的主要生理作用有：

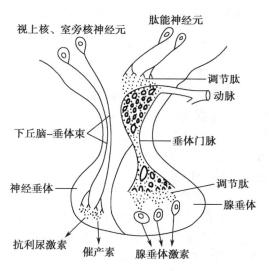

图 11-3　下丘脑与垂体功能联系示意图

1. 促进机体生长　生长激素能促进机体各组织器官的生长，尤其是对骨骼、肌肉及内脏器官的作用最为显著，是调节机体生长的关键激素。实验证明，人幼年时期如果缺乏生长激素，将出现生长停滞，身材矮小，但智力正常，称为侏儒症；如果幼年时生长激素分泌过多，长骨不断增长，则导致巨人症。成年后如果生长激素分泌过多，因骨骺已钙化闭合，长骨不再增长，但可使病人面部和肢端呈现肥大，内脏器官如肝、肾等也增大，称为肢端肥大症。

2. 调节物质代谢

（1）蛋白质代谢：生长激素能促进氨基酸进入细胞，并可加速 DNA 和 RNA 的合成，从而促进蛋白质合成，抑制蛋白质分解。

（2）糖代谢：生长激素可抑制外周组织摄取和利用葡萄糖，减少葡萄糖的消耗，使血糖升高。

（3）脂肪代谢：生长激素能加速脂肪的分解，增强脂肪酸氧化，使组织的脂肪含量减少。由于脂肪分解为机体提供了能量，所减少了糖的利用，故血糖升高。因此，生长激素分泌过量可导致"垂体性糖尿病"。

（二）催乳素

催乳素（PRL）的作用主要有：①对乳腺的作用：可促进乳腺发育，引起并维持泌乳；②对性腺的作用：可促进排卵，促进黄体生成并分泌孕激素和雌激素。

（三）促黑激素

促黑激素（MSH）又称黑素细胞刺激素，可促进皮肤、虹膜及毛发等处色素层的黑素细胞合成黑色素，使皮肤、虹膜和毛发等颜色变深。

（四）促激素

腺垂体分泌促甲状腺激素（TSH）、促肾上腺皮质激素（ACTH）和促性腺激素。促性腺激素包括卵泡刺激素（FSH）和黄体生成素（LH）。这些激素对各自的靶腺均有促分泌和促增生双重作用，故统称为促激素。这些促激素分别与下丘脑及靶腺构成了三个功能轴，即下丘脑-腺垂体-甲状腺轴、下丘脑-腺垂体-肾上腺皮质轴、下丘脑-腺垂体-性腺轴。靶腺激素还可通过反馈联系分

> 考点提示
>
> 腺垂体激素及其作用

别对腺垂体和下丘脑起调节作用,从而使血中各相关激素的浓度保持相对稳定。

四、神经垂体

(一)血管升压素

生理情况下,血浆中的血管升压素(VP)浓度很低,几乎没有升压作用,主要是抗利尿作用,故又称抗利尿激素(ADH)。大剂量的 VP 可引起皮肤、肌肉和内脏的血管收缩,使血压升高。在失血时,VP 释放量明显增多,具有缩血管作用,对提升和维持动脉血压起重要作用。临床上主要将大剂量 VP 作为内脏出血时的紧急止血剂来使用。

考点提示

神经垂体激素及其作用

(二)催产素

催产素又称缩宫素(OXT)。催产素的主要作用是使子宫平滑肌和乳腺肌上皮细胞收缩。催产素对妊娠子宫的作用较强,而对非孕子宫的作用较弱。临床上可将催产素用于引产及产后出血的止血。催产素能使哺乳期乳腺导管的肌上皮细胞收缩,促使乳汁排出。

第三节 甲 状 腺

病例

某男,48 岁,某市事业单位干部。因两年来食欲明显增强,身体日渐消瘦,多汗,感觉疲倦而到医院就诊。查体:体温 36.5℃,心率 123 次/分,呼吸 15 次/分,血压 156/62mmHg。

请问:1. 初步判断该男患了何种疾病?

2. 重点应该检查哪个器官?

甲状腺是人体最大的内分泌腺,主要由甲状腺腺泡构成。甲状腺腺泡上皮细胞能合成甲状腺激素(TH);甲状腺 C 细胞合成降钙素。

一、甲状腺激素的合成过程

甲状腺激素合成的主要原料是碘和甲状腺球蛋白。碘主要来源于食物,甲状腺球蛋白由腺泡上皮细胞合成。甲状腺激素合成可归为如下三个基本环节:

1. **甲状腺腺泡上皮细胞聚碘与碘的活化** 人体从饮食中摄入的碘,其中 1/3 被甲状腺摄取。腺泡上皮细胞能通过主动转运机制选择性聚集摄取的碘,甲状腺内的 I⁻ 浓度是血清 I⁻ 浓度的 30 倍,说明甲状腺具有很强的聚碘能力。由腺泡上皮细胞摄取的碘并不能直接与酪氨酸结合,首先需要在过氧化酶作用下氧化成具有活性的碘,这一过程称为碘的活化。

2. **酪氨酸碘化** 经过氧化酶催化后,活化碘取代甲状腺球蛋白的酪氨酸残基上氢原子的过程称为酪氨酸碘化。活化碘迅速与甲状腺球蛋白分子中某些酪氨酸残基上的氢置换生成一碘酪氨酸(MIT)和二碘酪氨酸(DIT)。

3. **碘化酪氨酸缩合** 在过氧化酶催化下,同一甲状腺球蛋白分子内的 MIT 和 DIT 缩合成三碘甲腺原氨酸(T_3)、两个 DIT 缩合成四碘甲腺原氨酸(T_4)。甲状腺分泌的 T_4 比 T_3 多，但 T_3 的生物活性是 T_4 的 5 倍。

二、甲状腺激素的生理作用

甲状腺激素的作用十分广泛，其主要作用是促进能量代谢与物质代谢，促进生长发育。

（一）对代谢的影响

1. 能量代谢 甲状腺激素可提高大多数组织的耗氧量，具有显著的生热效应，使基础代谢率（BMR）增高。因此，甲状腺功能亢进的病人，因产热量增多而喜凉怕热，多汗，BMR 增高；反之，甲状腺功能减退的病人，因产热量减少而喜热畏寒，BMR 降低。

2. 物质代谢 甲状腺激素对三大营养物质的合成与分解均有影响。

（1）蛋白质代谢：生理剂量的甲状腺激素能促进蛋白质合成，有利于机体的生长发育。如果分泌过多，则加速蛋白质分解，特别是骨和骨骼肌的蛋白质分解，导致血钙升高、骨质疏松、肌肉消瘦和肌无力。如果分泌过少，则蛋白质合成障碍，这时，组织间的黏蛋白增多，结合大量的正离子和水分子，引起一种特殊的、指压不凹陷的水肿，称为黏液性水肿。

（2）糖代谢：甲状腺激素能促进小肠黏膜对葡萄糖的吸收，增强肝糖原分解，抑制肝糖原合成，并能增强肾上腺素、胰高血糖素、生长激素等升血糖作用，使血糖升高；同时也促进外周组织对葡萄糖的利用使血糖降低，但升高血糖的作用较强。因此，甲状腺功能亢进时常有血糖升高，甚至出现糖尿。

（3）脂肪代谢：甲状腺激素既能促进脂肪和胆固醇的合成，又能加速脂肪的动员、分解，促进胆固醇降解，但总的效应是分解大于合成。因此，甲状腺功能亢进者血中胆固醇含量低于正常；反之，甲状腺功能减退者血中胆固醇含量升高。

（二）对生长发育的影响

甲状腺激素是人体正常生长发育不可缺少的激素，特别是对脑和长骨的发育尤为重要。先天性甲状腺功能低下，可导致脑和长骨的发育明显障碍，表现为智力低下、身材矮小，称为呆小症（克汀病）。

（三）对神经系统的影响

甲状腺激素能提高中枢神经系统的兴奋性。因此，甲状腺功能亢进的病人，常有烦躁不安、多言多动、喜怒无常、手指震颤、失眠多梦等症状。甲状腺功能减退的病人则有行动迟缓、记忆减退、表情淡漠、少动嗜睡等表现。

（四）其他作用

甲状腺激素还可直接作用于心肌，使心脏活动增强。甲状腺功能亢进的病人，心肌收缩力增强，心率加快，心输出量增加，同时，由于组织耗氧量增多，致使小血管扩张，外周阻力下降，故血压变化的特点是收缩压升高，舒张压正常或稍低，脉压增大。

三、甲状腺功能的调节

甲状腺功能主要受下丘脑-腺垂体-甲状腺轴的调节，也受神经调节，还可根据碘的供应进行一定程度的自身调节。

（一）下丘脑-腺垂体-甲状腺轴的调节

下丘脑分泌的 TRH 通过垂体门脉系统，作用于腺垂体，促进 TSH 的合成和释放。TSH

作用于甲状腺,刺激甲状腺合成和分泌甲状腺激素并促进腺体增生。当血中甲状腺激素浓度升高时,可反馈性地抑制 TSH 和 TRH 的分泌,继而使甲状腺激素的释放减少。这种负反馈作用是体内甲状腺激素浓度维持生理水平的重要机制(图 11-4)。

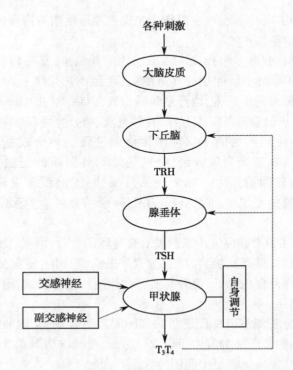

图 11-4　甲状腺激素分泌调节示意图

——→表示促进或刺激 ·····►表示抑制

(二)神经调节

甲状腺受交感和副交感神经双重支配,交感神经兴奋可促进甲状腺激素的合成与分泌;而副交感神经兴奋则抑制甲状腺激素的合成与分泌。

 知识链接

大脖子病——地方性甲状腺肿

在某些地区,由于土壤、水和食物中含碘量极少,致使该地区的相当一部分人长期从饮食中摄入的碘严重不足,使甲状腺合成、分泌甲状腺激素减少。血中甲状腺激素减少则对腺垂体的负反馈作用减弱甚至消失,使腺垂体合成分泌 TSH 增加,TSH 促进甲状腺腺体增生、肿大。甲状腺明显肿大者可压迫气管、食管或上腔静脉。少数婴幼儿因甲状腺功能减低,影响智力及生长发育。我国从 1994 年开始强制食盐加碘,有效地减少了地方性甲状腺肿的发生。

(三)甲状腺的自身调节

这是甲状腺本身对饮食中碘供应量增减的一种适应。当饮食中缺碘时,甲状腺摄取碘的能力增强,使甲状腺激素的合成与分泌不致因碘供应不足而减少。相反,当饮食中碘过多时,甲状腺对碘的摄取减少,甲状腺激素的合成也不致过多。这是一种有限度的、缓慢的自身调节机制。

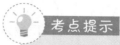

考点提示

甲状腺激素的生理作用

第四节 肾 上 腺

肾上腺由位于周边的皮质和中央的髓质两部分构成,两者在发生、结构及分泌的激素均不同,故肾上腺皮质和髓质实际上是两个独立的内分泌腺。

一、肾上腺皮质

肾上腺皮质由外向内分为球状带、束状带和网状带。肾上腺皮质球状带主要合成和分泌盐皮质激素,如醛固酮;束状带主要合成和分泌糖皮质激素,如皮质醇;网状带主要合成和分泌性激素,如雌二醇、脱氢表雄酮等。这些激素都属于类固醇衍生物,统称为类固醇激素或甾体激素。

(一)糖皮质激素的生理作用

糖皮质激素对糖、蛋白质、脂肪以及水盐代谢等方面均有重要作用。

1. 对物质代谢的作用

(1)糖代谢:糖皮质激素既能促进糖异生,增加肝糖原的储存,又可降低外周组织对胰岛素的反应性,抑制肝外组织对葡萄糖的摄取和利用,使血糖升高。因此,肾上腺皮质功能亢进时,糖皮质激素分泌过多,使血糖升高,甚至出现糖尿。相反,肾上腺皮质功能低下的病人,可以出现低血糖。

(2)蛋白质代谢:糖皮质激素促进肝外组织,特别是肌组织蛋白分解,抑制蛋白质的合成。当糖皮质激素分泌过多时,会出现肌肉萎缩、骨质疏松、皮肤变薄。若此时手术,则伤口愈合困难;婴幼儿则表现为生长减慢。

(3)脂肪代谢:糖皮质激素促进脂肪分解,增强脂肪酸在肝内的氧化过程,有利于糖异生作用。当肾上腺皮质功能亢进时,由于全身不同部位脂肪组织对糖皮质激素的敏感性不同,使体内脂肪重新分布:四肢皮下脂肪分解、躯干部位的脂肪合成增多,以致出现"满月脸"、"水牛背"而四肢消瘦的"向心性肥胖"的特殊体形。

2. 对水盐代谢的影响 糖皮质激素有一定保钠排钾的作用。此外,皮质醇还能降低入球小动脉阻力,增加肾血浆流量使肾小球滤过率增加,有利于水的排出。肾上腺皮质功能不全患者,排水能力降低,严重时可出现"水中毒"。

3. 在应激反应中的作用 当机体受到各种伤害性刺激(如创伤、疼痛、中毒、感染、缺氧、饥饿、寒冷及精神紧张等)时,血液中促肾上腺皮质激素浓度和糖皮质激素浓度急剧升高,产生一系列非特异性全身反应,称为应激反应。在应激反应中,下丘脑-腺垂体-肾上腺皮质系统功能增强,提高机体的生存能力和对应激刺激的耐受力。

应激反应中,血液中儿茶酚胺类激素的含量相应增加。β内啡肽、生长素、催乳素、胰高血糖素等分泌均增加,说明应激反应是多种激素参与,但以ACTH和糖皮质激素分泌增加为主,使机体抵抗力增强的非特异性全身反应。

4. 对各系统器官的作用

（1）对血细胞的影响：糖皮质激素能增强骨髓造血功能，使血液中红细胞、血小板数量增加。同时动员附着在血管壁边缘的中性粒细胞进入血液循环使中性粒细胞增加。抑制胸腺和淋巴组织细胞的有丝分裂，引起淋巴组织萎缩、使淋巴细胞和浆细胞减少。促进单核-吞噬细胞系统吞噬和分解嗜酸性粒细胞，使后者在血液中的数量减少。故糖皮质激素可用于贫血、血小板减少、嗜酸性粒细胞增多症、淋巴性白血病等治疗。

（2）对循环系统的影响：糖皮质激素对血管没有直接的收缩效应，但它能增强血管平滑肌对儿茶酚胺的敏感性（允许作用），有利于提高血管的张力和维持血压。另外，糖皮质激素可降低毛细血管壁的通透性，有利于维持血容量。

（3）对神经系统的影响：糖皮质激素能提高中枢神经系统兴奋性。当肾上腺皮质功能亢进时，病人常表现为烦躁不安、失眠、注意力不集中等。

（4）其他作用：糖皮质激素有促进胎儿肺泡表面活性物质的合成，增强骨骼肌的收缩力、抑制骨的形成，提高胃腺细胞对迷走神经及促胃液素的反应性、增加胃酸及胃蛋白酶原的分泌等多种作用。

大剂量糖皮质激素有抗炎、抗中毒、抗过敏和抗休克等效应。

（二）糖皮质激素分泌调节

1. 下丘脑-垂体-肾上腺皮质轴的调节　下丘脑促垂体区神经元合成、分泌的促肾上腺皮质激素释放激素（CRH），通过垂体门脉系统被运送到腺垂体，促进腺垂体分泌促肾上腺皮质激素（ACTH）增多，进而引起肾上腺皮质合成、分泌糖皮质激素增多。各种应激刺激通过多种途径最后汇集于下丘脑CRH神经元，促进CRH的分泌，引起下丘脑-垂体-肾上腺皮质轴活动增强，产生应激反应。

2. 反馈调节　当血中糖皮质激素浓度升高时，可反馈性地抑制下丘脑CRH神经元和腺垂体ACTH神经元，使CRH释放减少，ACTH合成及分泌受到抑制，这种反馈称为长反馈。ACTH还可反馈性地抑制CRH神经元的活动，称为短反馈（图11-5）。

长期大量应用糖皮质激素可通过长反馈抑制ACTH的合成与分泌，甚至造成肾上腺皮质萎缩，分泌功能停止。若突然停药，病人可因肾上腺皮质功能低下，引起肾上腺皮质危象，甚至危及生命。故应采取逐渐减量停药或间断给予ACTH的方法，以防止肾上腺皮质萎缩。

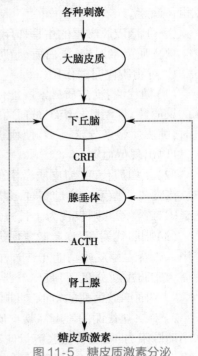

图 11-5　糖皮质激素分泌
调节示意图

二、肾上腺髓质

肾上腺髓质组织中含有嗜铬细胞，可分泌肾上腺素（E）和去甲肾上腺素（NE），它们均属儿茶酚胺类化合物，其中前者占80%，后者占20%。

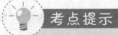

考点提示

糖皮质激素的生理作用

（一）肾上腺髓质激素的生理作用

肾上腺髓质激素的生理作用广泛而多样，而且两者的作用相似，现归纳和比较见表 11-2。

表 11-2 肾上腺素和去甲肾上腺素的主要生理作用

项目	肾上腺素	去甲肾上腺素
心脏	心率加快，心肌收缩力明显增强，心输出量增加	心率减慢（在体，降压反射的结果）
血管	皮肤、胃肠、肾血管收缩	冠状血管舒张（局部体液因素）
	冠状血管、骨骼肌血管舒张	其他血管均收缩
血压	升高（心输出量增加为主）	明显升高（外周阻力增大为主）
支气管平滑肌	舒张	稍舒张
括约肌	收缩	收缩
瞳孔	扩大（作用强）	扩大（作用弱）
内脏平滑肌	舒张（作用强）	舒张（作用弱）
血糖	升高（糖原分解，作用强）	升高（作用弱）
脂肪酸	升高（促进脂肪分解）	升高（作用强大）

当机体受到伤害性刺激时（如剧烈运动、焦虑、情绪激动、严寒、疼痛、失血、脱水、窒息等），交感神经兴奋，肾上腺髓质分泌的肾上腺素与去甲肾上腺素急剧增加，即交感-肾上腺髓质系统作为一个整体被动员起来的一种全身性反应，称为应急反应。表现为：中枢神经系统兴奋性提高，机体处于警觉状态，反应灵敏；支气管舒张，气流通畅，呼吸加快加深，肺通气量增加；心跳加快加强，心输出量增加，血压升高；内脏血管收缩，肌肉血管舒张，全身血流重新分配，保证重要器官的血液供应；肝糖原分解，血糖升高，脂肪分解，血中脂肪酸增多，保证能源物质的供应；组织耗氧量增加，产热量增多；汗腺分泌，散热增加等。

应急反应是以交感-肾上腺髓质系统活动加强为主，使血液中肾上腺髓质激素浓度明显升高，从而充分调动人体的贮备能力，以适应环境剧变化。而应激反应是以下丘脑-腺垂体-肾上腺皮质轴活动加强为主，使血液中 ACTH 和糖皮质激素浓度明显升高，以增加人体对伤害性刺激的耐受能力，提高生存能力。因此，机体的"应急"和"应激"既相互区别，又紧密联系。实际上，引起"应急反应"的各种刺激也是引起"应激反应"的刺激，两种反应同时发生，共同提高机体抵御伤害性刺激的能力。

（二）肾上腺髓质激素分泌的调节

1. 神经调节　肾上腺髓质接受交感神经节前纤维支配，交感神经兴奋时，其神经末梢释放乙酰胆碱，通过肾上腺髓质嗜铬细胞上胆碱能受体，促进肾上腺素和去甲肾上腺素的分泌。

2. 体液调节　ACTH 通过糖皮质激素间接刺激肾上腺髓质使髓质激素合成分泌增加，也可直接作用于髓质细胞，促进肾上腺素和去甲肾上腺素分泌。

3. 反馈调节　去甲肾上腺素合成达一定量时，可反馈抑制酪氨酸羟化酶（限速酶）的含量及活性，使合成减少；肾上腺素过多时反馈抑制限速酶的活性，使肾上腺素合成减少。

第五节 胰 岛

胰岛至少有五种内分泌细胞,其中有 A 细胞(占胰岛细胞的 20%,分泌胰高血糖素)、B 细胞(占胰岛细胞的 75%,分泌胰岛素)以及其它细胞。本节主要介绍胰岛素和胰高血糖素。

一、胰岛素

(一)胰岛素的生理作用

胰岛素是调节糖、脂肪、蛋白质代谢的重要激素之一。对机体能源物质的储存和人体生长发育具有重要作用。

1. **糖代谢** 胰岛素促进全身各组织对葡萄糖的摄取和利用,尤其是加速肝细胞和肌细胞摄取葡萄糖合成糖原并储存,促进葡萄糖转变为脂肪,抑制糖原的分解和糖异生,从而使血糖的去路增加,来源减少,血糖降低。胰岛素是调节血糖浓度的主要激素,当胰岛素缺乏时,血液中葡萄糖不能被细胞储存和利用,使血糖升高。当血糖超过肾糖阈时,出现糖尿。

2. **脂肪代谢** 胰岛素促进脂肪的合成与储存,抑制脂肪的分解,降低血中脂肪酸的浓度。当胰岛素缺乏时,脂肪代谢紊乱,分解加强,血脂升高,容易引起动脉硬化,造成心脑血管系统的严重疾患。脂肪酸增多在肝脏氧化生成大量酮体,可引起酮血症和酸中毒。

3. **蛋白质代谢** 胰岛素促进蛋白质合成,促进细胞对氨基酸的摄取和利用。抑制蛋白质的分解,抑制糖异生。有利于机体生长、发育。胰岛素促进机体生长的作用必须在生长激素存在的情况下,才能发挥效应。

此外,胰岛素还能促进钾离子进入细胞,使血钾降低。

知识链接

关于糖尿病

由于胰岛素分泌发生障碍或其生物作用减弱,使体内胰岛素绝对或者相对不足所导致的以慢性高血糖为特征的一系列代谢性疾病。临床主要表现为多饮、多尿、多食和体重下降("三多一少")。糖尿病的危害在于长期血糖增高,大血管、微血管受损并危及心、脑、肾、周围神经、眼睛、足等组织器官,导致慢性进行性病变,引起组织器官功能缺陷及衰竭。

(二)胰岛素分泌的调节

1. **血糖浓度** 血糖浓度是调节胰岛素分泌最重要的因素。血糖升高可直接刺激 B 细胞,胰岛素分泌增加;血糖浓度降低时,胰岛素分泌减少。通过这一反馈调节,使血糖维持在正常水平。

2. **体液调节** 促胃液素、促胰液素等胃肠激素均可促进胰岛素分泌。胰高血糖素、生长激素、糖皮质激素、甲状腺激素等均可通过升高血糖间接引起胰岛素分泌。胰高血糖素还可通过旁分泌直接刺激 B 细胞分泌胰岛素。肾上腺素抑制胰岛素的分泌。生长抑素则通过旁分泌作用抑制胰岛素的分泌。

3. 神经调节 迷走神经通过 M 受体直接促进胰岛素的分泌,通过刺激胃肠激素释放,间接促进胰岛素的分泌。交感神经通过 α 受体抑制胰岛素的分泌。

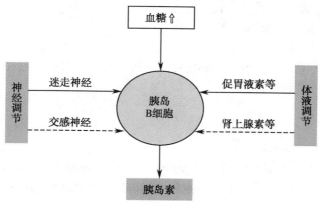

图 11-6 胰岛素分泌调节示意图
——→促进分泌 ━━▶抑制分泌

二、胰高血糖素

(一)胰高血糖素的生理作用

胰高血糖素具有很强的促进肝糖原分解及糖异生的作用,使血糖明显升高;促进脂肪的分解及脂肪酸的氧化,使血中酮体生成增多;促进蛋白质的分解并抑制其合成,使氨基酸迅速进入肝细胞,经糖异生转变为肝糖原。大剂量的胰高血糖素可使心肌细胞内的 cAMP 含量增加,心肌收缩力增强。

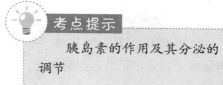

考点提示

胰岛素的作用及其分泌的调节

(二)胰高血糖素分泌的调节

血糖浓度是影响胰高血糖素分泌的重要因素。血糖浓度降低时,胰高血糖素分泌增加,反之则减少。胰岛素可通过降低血糖浓度间接刺激胰高血糖素的分泌。交感神经兴奋时,胰高血糖素分泌增加,迷走神经兴奋时,分泌减少。

第六节 调节钙、磷代谢的激素

甲状旁腺分泌甲状旁腺激素。甲状腺滤泡旁细胞(C 细胞)分泌降钙素。甲状旁腺激素和降钙素的主要靶器官是骨与肾。在体内,甲状旁腺激素、降钙素以及 1,25-二羟维生素 D_3 共同调节钙、磷代谢,维持血浆中钙、磷水平的相对恒定。

一、甲状旁腺激素

(一)甲状旁腺激素的生理作用

甲状旁腺激素(PTH)是调节血钙浓度最重要的激素,通过对骨和肾的作用使血钙升高,血磷降低。

1. 对骨的作用 破骨细胞能促进骨盐溶解,骨质吸收,磷酸钙从骨骼中释放入血,这是溶骨过程。甲状旁腺激素加强溶骨过程,动员骨钙入血,使血钙浓度升高,保持血钙浓度的相对稳定状态,对维持神经、肌肉等组织的正常兴奋性十分重要。

2. 对肾的作用 促进肾远曲小管对钙的重吸收,升高血钙,同时抑制近曲小管对磷的重吸收,使尿磷增多,血磷降低。

（二）甲状旁腺激素分泌的调节

甲状旁腺激素的分泌主要受血钙浓度变化的调节。血钙浓度升高,甲状旁腺激素分泌减少;血钙浓度降低,甲状旁腺激素分泌增加。这种负反馈调节是维持甲状旁腺激素分泌和血钙浓度相对稳定的重要机制。

二、降钙素

（一）降钙素的生理作用

降钙素（CT）的主要作用是降低血钙和血磷。它抑制原始骨细胞转化为破骨细胞,抑制破骨细胞的活动;增强成骨过程,使骨组织钙、磷沉积增加,释放减少,从而使血钙与血磷浓度降低。降钙素能抑制肾小管对钙、磷、钠、氯的重吸收,使这些离子从尿中排出增加。此外,降钙素还抑制小肠吸收钙和磷。

（二）降钙素分泌的调节

降钙素主要受血钙浓度的反馈性调节。血钙浓度升高时,降钙素分泌增多,反之则分泌减少。甲状旁腺激素通过升高血钙间接促进降钙素的分泌。

三、维生素 D_3

（一）维生素 D_3 的来源

维生素 D_3 又称胆钙化醇。人体内的胆钙化醇主要有两个来源。一是由皮肤中 7-脱氢胆固醇经日光中紫外线照射转化而来;二是食物中的胆钙化醇主要来自动物性食品,如肝、蛋、乳等。

胆钙化醇无生物活性,必须首先在肝内转化成有活性的 25-羟胆钙化醇（25-羟维生素 D_3, 25-OH-VD_3）,这是维生素 D_3 在血液中存在的主要形式。25-羟胆钙化醇在肾脏进一步转化成 1,25-二羟胆钙化醇,后者又称为 1,25-二羟维生素 D_3 [1,25-$(OH)_2$-VD_3]。1, 25-二羟维生素 D_3 生物学活性比 25-羟维生素 D_3 高 500~1000 倍。

（二）维生素 D_3 的主要生理作用

1,25-二羟维生素 D_3 的主要作用是升高血钙和血磷。它促进小肠上皮细胞对钙的吸收;既能动员骨钙入血,也促进骨盐沉着,是参与骨更新重建的重要因素。此外,1,25-二羟维生素 D_3 促进肾小管对钙和磷的重吸收,尿钙、尿磷排出量减少。若缺乏维生素 D_3,儿童可引起佝偻病,成人则导致骨质疏松症。

（三）维生素 D_3 生成的调节

血钙和血磷浓度降低是促进 1,25-二羟维生素 D_3 生成的主要因素。1,25-二羟维生素 D_3 具有自身负反馈调节作用,甲状旁腺激素可促进 1,25-二羟维生素 D_3 生成。催乳素、生长素也能促进 1,25-二羟维生素 D_3 的生成,而糖皮质激素则抑制其生成。

本章小结

　　由内分泌系统分泌的具有生物活性的化学物质称为激素,其具有特异性、高效能性、信息传递和相互作用的一般特征。激素对机体的新陈代谢,生长、发育、生殖等过程以及在维持机体内环境的稳态中发挥重要作用。

　　腺垂体是人体内极其重要的内分泌腺,共合成、分泌七种激素。尤其是生长激素,对促进机体生长发育极为重要。

　　甲状腺分泌的甲状腺激素对机体具有广泛的生理作用,对能量代谢、物质代谢和生长发育的作用尤为显著;肾上腺皮质分泌的糖皮质激素除在物质代谢、应激反应方面发挥重要作用外,对许多器官系统也有影响;肾上腺髓质分泌的儿茶酚胺类化合物的生理作用广泛,其中肾上腺素的强心作用和去甲肾上腺素的缩血管作用更为突出;胰岛素是促进三大营养物质合成的重要激素,是体内唯一能降低血糖的激素。

(卓庆安)

 目标测试

A₁ 型题

1. 生长激素对物质代谢的作用是
    A. 抑制氨基酸进入细胞　　B. 抑制蛋白质的合成　　C. 促进蛋白质的合成
    D. 生理水平抑制糖的利用　　E. 过量时血糖降低

2. 有关生长激素的作用正确的是
    A. 促进生长,特别是骨骼和肌肉的生长　B. 促进生长,特别是骨骼和神经系统
    C. 抑制脂肪的分解　　　　　　　　　　D. 抑制氨基酸结合于软骨
    E. 刺激肾脏产生生长素介质

3. 有关神经垂体的叙述,正确的是
    A. 释放抗利尿激素和催产素　　　　　B. 分泌生长激素和催产素
    C. 分泌抗利尿素和催乳素　　　　　　D. 受腺垂体激素的调节
    E. 神经冲动传来时,生长激素分泌增加

4. 抗利尿激素的主要作用是
    A. 使血管舒张、血压降低　　　　　B. 增加肾远曲小管和集合管对水的重吸收
    C. 使肾小管重吸收减少　　　　　　D. 促进远曲小管和集合管重吸收钠
    E. 促进钾的排出

5. 甲状腺腺泡上皮细胞合成和分泌
    A. 甲状旁腺素　B. 甲状腺激素　C. 降钙素　　D. 胆钙化醇　　E. 氢化可的松

6. 有关去甲肾上腺素的叙述,正确的是
    A. 使机体耗氧量和产热量增加　　　B. 过量时促进蛋白质合成
    C. 强心　　　　　　　　　　　　　D. 过量时胆固醇升高
    E. 收缩血管、升高血压

7. 对神经系统的发育起重要作用的主要激素是
    A. 生长激素　B. 甲状腺激素　C. 肾上腺素　D. 糖皮质激素　E. 甲状旁腺素

8. 甲状腺激素对生长发育有重要影响的器官是
    A. 内脏　　　　　　　B. 肌肉　　　　　　　C. 皮肤
    D. 脑和内脏　　　　　E. 骨骼和神经系统

9. 能使机体产热量增加、提高基础代谢率最重要的激素是
    A. 甲状腺激素　　　　B. 肾上腺素　　　　　C. 生长激素
    D. 去甲肾上腺素　　　E. 胰岛素

10. 甲状旁腺素的作用是
    A. 升高血钙,降低血磷　　　B. 降低血钙,升高血磷　　　C. 升高血钙,降低血钠
    D. 降低血钙,升高血钠　　　E. 升高血钠,降低血磷

11. 有降低血钙作用的激素是
    A. 肾上腺素　　　　　B. 降钙素　　　　　　C. 去甲肾上腺素
    D. 胰岛素　　　　　　E. 甲状旁腺素

12. 胰岛素的作用是
    A. 抑制蛋白质的合成　　　B. 促进脂肪的分解　　　C. 增加血糖的来源
    D. 减少血糖去路　　　　　E. 促进糖原、脂肪、蛋白质的合成

13. 能降低血糖浓度的激素是
    A. 甲状腺激素　　　　B. 醛固酮　　　　　　C. 糖皮质激素
    D. 胰岛素　　　　　　E. 肾上腺素

14. 胰岛素对脂肪和蛋白质代谢的作用是
    A. 促进蛋白质合成　　　B. 减少脂肪的贮存　　　C. 抑制 DNA、RNA 的合成
    D. 促进脂肪的分解　　　E. 减少氨基酸进入细胞

15. 调节胰岛素分泌的最重要的因素是
    A. 血氨基酸浓度　　　B. 血脂浓度　　　　　C. 血糖浓度
    D. 血生长素浓度　　　E. 血皮质醇浓度

16. 肾上腺素的作用是使
    A. 血糖浓度降低　　　B. 胃肠运动加快　　　C. 全身血管收缩
    D. 冠状血流量减少　　E. 支气管平滑肌舒张

17. 肾上腺素升高血压的主要作用是通过
    A. 增加心输出量　　　B. 静脉收缩　　　　　C. 皮肤小动脉收缩
    D. 增加总外周阻力　　E. 冠状血流增加

18. 去甲肾上腺素的升高血压作用主要是增加
    A. 心率　　　　B. 心排出量　　　　C. 搏出量　　　D. 外周阻力　　　E. 冠状血流量

19. 盐皮质激素的主要作用是
    A. 保钾排钠　　B. 保钠排钾　　　C. 升高血糖　　　D. 升高血钙　　　E. 升高血磷

20. 促进远曲小管和集合管保钠排钾的激素是
    A. 糖皮质激素　　B. 抗利尿激素　　C. 醛固酮　　　D. 甲状腺激素　　E. 甲状旁腺素

21. 有关糖皮质激素的叙述,正确的是
    A. 使肝外蛋白质合成　　　　　　　　　　　B. 抗胰岛素作用使血糖降低
    C. 四肢脂肪合成增加　　　　　　　　　　　D. 使淋巴细胞增多
    E. 可诱发或加剧胃溃疡

第十二章 生 殖

学习目标

1. 掌握:卵巢的功能;月经周期。
2. 熟悉:睾丸的功能。
3. 了解:睾丸功能的调节;受精、着床、妊娠的维持、分娩。

生命发展进程中,青春期后生物体已发育成熟,具有产生与自身相似的子代个体的功能,这种功能称为生殖。它对种族的繁衍、遗传信息的传递、物种的进化起着重要作用,也是区别于非生物的基本特征之一。高等动物的生殖是通过两性生殖器官的活动实现的,包括生殖细胞(精子和卵子)的形成、交配与受精、着床、胚胎发育以及分娩等环节。人类的生殖不仅是生物学行为,同时还与政治、经济、文化、伦理及环境等有关,具有特殊的社会效应。1994 年的国际人口与发展大会上,提出一个全球性奋斗目标"2015 年人人享有生殖保健"。因此,学习生殖生理的基本知识,对科学指导临床工作和普及生殖健康具有十分重要的意义。

第一节 男 性 生 殖

病例

患者,男,32 岁。结婚 6 年半,夫妻性生活正常且未避孕,但妻子一直未能怀孕,遂就诊。女方妇科检查正常。男方进行精液常规检查,结果:灰白色,量 3.5ml,黏稠度(+ +),液化时间 1.5 小时,活动力一般,活动率 45%,精子数 348 万/ml,白细胞(+)。

请问:1. 该患的诊断是什么?
2. 你能说出女方不能怀孕的原因吗?

生殖器官包括主性器官和附性器官。能够产生生殖细胞的器官为主性器官(即性腺),其余的生殖器官为附性器官。男性的主性器官是睾丸。附性器官包括附睾、输精管、前列腺、精囊、尿道球腺和阴茎等。

一、睾丸的功能

睾丸主要由生精小管和间质细胞组成,具有生成精子和分泌雄激素的功能。

（一）睾丸的生精作用

精子在生精小管内生成。生精小管的管壁由生精细胞和支持细胞构成,最原始的生精细胞为精原细胞。从青春期开始,在腺垂体促性腺激素的作用下,精原细胞可发育为成熟精子,其分化过程如下:精原细胞→初级精母细胞→次级精母细胞→精子细胞→精子。在生精小管的管壁中,由基膜到腔面按序排列镶嵌在支持细胞之间的是不同发育阶段的生精细胞;精子形成后,游离于生精小管管腔内(图12-1)。整个生精过程约需两个半月,其间,各阶段生精细胞均受到支持细胞的支持、保护和营养作用。生精细胞增殖十分活跃,但其对某些理化因素很敏感,如放射线、吸烟、酗酒等均可导致精子畸形或功能障碍。此外,精子的生成还需要适宜的温度,阴囊内温度较腹腔内低2℃左右,适宜精子的生成。若由于某种原因睾丸停留在腹腔或腹股沟管内而未下降入阴囊,称为隐睾症,这将引起生精功能障碍而致男性不育。

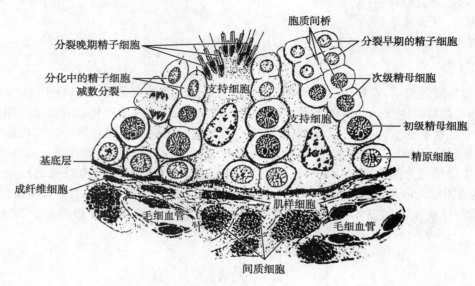

图 12-1　睾丸生精小管生精过程

精子形似蝌蚪,分头、尾两部分,头的前部覆盖有顶体,顶体内含有多种水解酶,在受精过程中起着重要作用;尾细长,可使精子运动。新生的精子虽然外形已经成熟但还不具备运动和受精能力,必须借助生精小管外周类肌细胞的收缩送至附睾储存并继

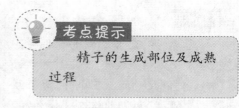

考点提示

精子的生成部位及成熟过程

续发育,方可获得运动能力但仍无受精能力。精子只有在女性生殖管道,经子宫和输卵管分泌物的作用,才能获得受精能力。

精子与附睾、精囊、前列腺和尿道球腺的分泌物共同形成精液,在性高潮时射出体外。正常男性每次射出精液3～6ml,每毫升精液含精子2000万～4亿个,少于2000万个时,不易使卵子受精。此外,精液中至少有50%以上的精子形态和运动能力正常时,才可能受精。

（二）睾丸的内分泌功能

1. **雄激素**　睾丸的间质细胞能分泌雄激素,主要为睾酮,其主要生理作用:①影响胚胎分化,可诱导含 Y 染色体的胚胎向男性分化。②促进男性生殖器官的生长发育并维持正常功能及性欲。③促进男性副性征的出现并维持其正常状态。④维持生精作用。⑤促进蛋白质的合成,尤其是肌肉和生殖器官的蛋白质合成,同时还能促进骨骼生长和红细胞生成等。

2. 抑制素　睾丸的支持细胞能分泌抑制素,它能抑制腺垂体合成和分泌 FSH。

二、睾丸功能的调节

下丘脑、腺垂体、睾丸三者在功能上有密切的联系,构成下丘脑-腺垂体-睾丸轴。睾丸的生精作用和内分泌功能均受其调节,同时睾丸分泌的激素又对下丘脑-腺垂体进行负反馈调节, 从而维持生精和激素分泌的稳态 (图 12-2)。此外,在睾丸的生精细胞、支持细胞和间质细胞之间还存在复杂的局部调节机制。

从青春期开始,下丘脑分泌的促性腺激素释放激素(GnRH)分泌增加,经垂体门脉系统作用于腺垂体,使其合成和分泌 FSH 和 LH。FSH 可启动并促进生精功能;LH 可刺激间质细胞分泌睾酮,而睾酮具有维持生精的作用。故生精过程受 FSH 和睾酮的双重调控。当血

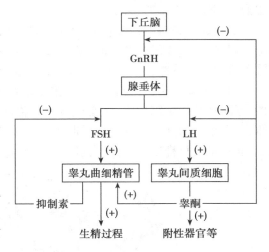

图 12-2　下丘脑-腺垂体-睾丸功能调节示意图

中睾酮增多达一定浓度时,通过负反馈抑制腺垂体 LH 和下丘脑 GnRH 的分泌,维持一定水平的睾酮浓度。FSH 可促使支持细胞分泌抑制素,而抑制素又可通过负反馈调节对腺垂体 FSH 的分泌进行抑制,保证睾丸生精功能的正常进行。

第二节　女　性　生　殖

 病例

　　女孩,7 岁,由其母亲领到医院就诊。母亲诉说女儿的乳房开始发育,阴道有流血现象,家族其他女性成员在幼年时并未有该现象。医生向其母亲详细了解女孩的饮食情况后得知,该女孩非常喜欢洋快餐,每周至少去快餐店就餐 2 次。此外,家长平时经常给女孩买补品及反季水果等以补充营养。

　　请问:1. 女性体内的哪种激素可使乳房发育、阴道流血?
　　　　　2. 对该女孩的诊断是什么?
　　　　　3. 应该如何预防此类现象的发生?

女性的主性器官是卵巢,具有生卵和内分泌功能;附性器官包括输卵管、子宫、阴道、外阴等,承担接纳精子、促进精卵结合并孕育新个体的任务。

一、卵巢的功能

（一）生卵作用

卵子由卵巢内的原始卵泡发育而成。新生儿卵巢内约有 200 万个未发育的原始卵泡；进入青春期后原始卵泡减少到 30 万 ~ 40 万个，在腺垂体促性腺激素的作用下，部分静止的原始卵泡开始发育，其过程为：原始卵泡→生长卵泡→成熟卵泡。除妊娠外，卵巢内每月有 15 ~ 20 个原始卵泡同时生长发育，但一般只有一个发育为优势卵泡并成熟排卵，其余的则退化为不同发育阶段的闭锁卵泡。正常女性一生平均能排出 400 ~ 500 个卵子。

发育成熟的卵泡在 LH 分泌高峰的影响下，由卵巢内向其表面移动，卵泡壁破裂，卵母细胞连同透明带、放射冠及卵泡液等一起排至腹腔的过程，称为排卵。排出的卵子随即被输卵管伞拾取送入输卵管。排卵后，残存的卵泡壁塌陷，残余的卵泡细胞增殖，形成一个富含血管的内分泌细胞团，称为黄体。若排出的卵子未受孕，则黄体在排卵后第 9 ~ 10 天开始变性，逐渐被结缔组织替代，转变成白体。若排出的卵子受精成功，则黄体继续发育为妊娠黄体，一直维持到妊娠 12 周，然后退化为白体（图 12-3）。两侧卵巢交替排卵，大约每 28 天一次，通常每次只排出一个卵子，排出双卵或多卵较少见。

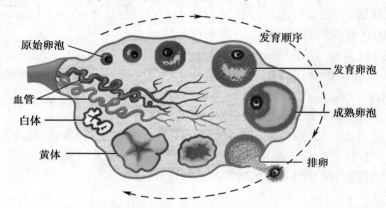

图 12-3 卵泡的发育示意图

（二）内分泌功能

卵巢主要分泌雌激素和孕激素，此外，还可分泌抑制素和少量雄激素。

1. **雌激素的生理作用** 雌激素（E）由卵泡期内的卵泡内膜细胞和颗粒细胞所分泌，包括雌二醇、雌酮和雌三醇，以雌二醇活性最强。具体作用：①促进卵泡发育，诱导排卵前 LH 峰的出现促使排卵。②使子宫内膜发生增生期变化，血管和腺体增生，但不分泌。③促进输卵管的运动，有利于精子和卵子的运行。④刺激阴道上皮细胞增生、角化并合成大量糖原，其分解产物使阴道分泌物呈酸性，增强阴道抗菌能力。⑤促进副性征的出现。⑥对代谢的影响：促进蛋白质合成，特别是促进生殖器官的细胞增殖与分化；促进骨的成熟及骨骺的愈合；促进肾小管对水和 Na^+ 的重吸收。

2. **孕激素的生理作用** 孕激素（P）由黄体期的黄体细胞分泌，以孕酮生物活性最强。孕激素的生理作用是为受精卵着床做准备并维持妊娠。具体作用：①在雌激素作用的基础上，使子宫内膜进一步增

> **考点提示**
>
> 雌激素与孕激素的生理作用

生,并出现分泌期的改变,为受精卵的生存和着床提供适宜的环境。②抑制子宫和输卵管运动,利于安胎。③促进乳腺腺泡发育,为分娩后泌乳做准备。④具有产热作用。女性基础体温在排卵日最低,排卵后可升高 0.5℃。

二、月经周期

(一)月经周期

女性自青春期起,除妊娠期外,在卵巢分泌激素的影响下,子宫内膜功能层发生周期性剥脱,出现每月一次的阴道流血现象,称为月经。月经的周期性变化,称为月经周期。月经周期的长短有个体差异,可为 20～40 天,平均 28 天。第一次月经一般在 12～14 岁时出现,50 岁左右月经周期停止。根据卵巢激素的周期性分泌和子宫内膜的周期性变化,可将月经周期分为三期。

1. 增生期(又称排卵前期或卵泡期) 从月经结束直至排卵止,即月经周期第 5～14 天。此期,卵泡发育并分泌雌激素。在雌激素的作用下,子宫内膜增生变厚,血管、腺体增生,但腺体不分泌。此期末,卵巢内有一个卵泡发育成熟并排卵。

2. 分泌期(又称排卵后期或黄体期) 从排卵结束到下次月经前,即月经周期第 15～28 天。此期,卵巢排卵后形成的黄体可分泌大量孕激素与雌激素,使子宫内膜进一步增生变厚,血管扩张,腺体迂曲并分泌黏液,子宫内膜变得松软并富含营养物

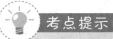

考点提示

月经周期的分期及其特点

质,为受精卵的着床和发育做好准备。在此期内,若受孕,黄体发育成妊娠黄体,继续分泌孕激素和雌激素。若未受孕,黄体则退化,进入月经期。

3. 月经期 从月经开始到出血停止,即月经周期第 1～4 天。此期,由于黄体萎缩退化,孕激素与雌激素水平急剧下降,子宫内膜失去这两种激素的支持使其功能层的螺旋小动脉痉挛,导致内膜脱落、出血,即月经来潮。月经期出血量一般为 50～100ml。月经期内应注意经期卫生,以免因子宫内膜脱落形成创面而引发感染。

(二)月经周期形成的机制

月经周期是子宫内膜在卵巢分泌激素的影响下发生的周期性活动,它受到下丘脑-腺垂体-卵巢轴的调控(图 12-4)。

1. 增生期 青春期开始,女性下丘脑分泌 GnRH 增多,经垂体门脉系统作用于腺垂体,使其分泌 FSH 和 LH。FSH 促进卵泡发育的同时与 LH 配合,促使卵泡分泌雌激素,子宫内膜呈增生期变化。排卵前一天雌激素分泌达高峰,通过正反馈作用使 GnRH 分泌进一步增多,进而 FSH 和 LH 分泌增加,以 LH 尤为明显,产生 LH 峰,诱发排卵。

2. 分泌期和月经期 排卵后黄体生成,在 LH 作用下黄体分泌大量的孕激素和雌激素,使子宫内膜呈分泌期变化。此时血中的孕激素和雌激素浓度水平很高,通过负反馈作用抑制了 GnRH、LH 和 FSH 的分泌。若卵子未受精,则黄体萎缩,孕激素和雌激素浓度水平急剧下降,一方面子宫内膜脱落、出血形成月经;另一方面解除对下丘脑-腺垂体的反馈抑制,又一批卵泡在 FSH 的作用下发育,新的月经周期开始了。

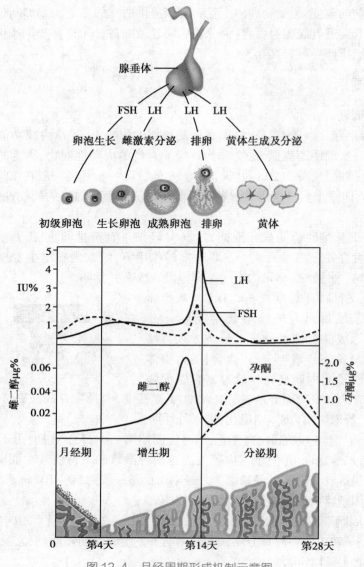

图 12-4　月经周期形成机制示意图

 知识链接

功能失调性子宫出血

　　功能失调性子宫出血简称功血,为妇科的常见病。主要是由于神经内分泌失调引起的异常子宫出血,为非器质性疾病,一般分为无排卵型和排卵型两大类。无排卵型多见,占功血的 80% ～90%,常发生在青春期及更年期。表现为月经周期紊乱,经期长短不一,出血量时多时少,甚至大量出血。有时先有数周或数月停经,然后发生阴道不规则流血,持续 2～3 周或更长时间,不易自止。有排卵型功血常发生在生育年龄,出血有周期性,有排卵但黄体功能不足,或萎缩不全,出现月经周期缩短、经期延长、血量多或月经前后淋漓出血,常发生在产后、流产后,与内分泌功能尚未完全恢复有关。

第三节 妊 娠

病例

患者,女性,30 岁。结婚 7 年,夫妻性生活正常且未避孕,但一直未育,月经周期不规则(22～36 天)。夫妻双方均进行了检查。结果:常规生理检查未见异常。患者丈夫精子数量、活力和形态均正常。女性盆腔超声显示,女性外生殖器形态、子宫和卵巢大小均正常。于是,医生让她自行测量基础体温并记录,1 个月后再复诊。

请问:1. 你对该患者的诊断是什么?

2. 医生为什么让该患者自行监测基础体温 1 个月?

3. 从生理学角度考虑并解释该患者未孕的原因是什么?

妊娠是产生并孕育新个体的过程,包括受精、着床、妊娠的维持、胎儿的发育和分娩。

一、受精

精子与卵子结合形成受精卵的过程称为受精,通常发生在输卵管壶腹部。精液射入阴道后,精子除依靠自身运动外,还借助子宫、输卵管平滑肌的收缩及输卵管上皮细胞纤毛的定向摆动,才能到达受精部位。虽然一次射精进入阴道的精子可达数亿个,但最后只有活动能力强的极少数精子才能到达受精部位,一般不足 200 个。在女性生殖管道内,精子能存活1～3 天,其受精能力一般可维持 24 小时。在精卵相遇接触的瞬间,精子顶体会释放出顶体酶,将卵子外周的放射冠及透明带溶解,随即精子进入卵子内部;雄性原核与雌性原核融合,形成受精卵(图 12-5)。当一个精子进入卵子后,卵子立即向其周围释放内容物,使之与透明带反应,封锁透明带,使其它精子难以再进入。

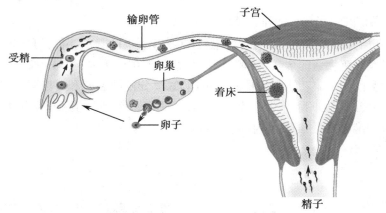

图 12-5 排卵、受精与着床示意图

受精的意义:①受精是新个体开始的标志。②受精使染色体数目恢复为 23 对,并使受精卵具有双亲的遗传物质。③受精决定性别。

二、着床

着床又称植入,是胚泡植入子宫内膜的过程。受精卵一边进行细胞分裂,一边由输卵管壶腹向子宫腔移动,大约4天后抵达子宫腔。此时受精卵已经形成胚泡,约在排卵后第8天,胚泡被子宫内膜识别并吸附。胚泡可分泌一种蛋白酶,溶解与胚泡接触的子宫内膜,使胚泡进入子宫内膜功能层。随着胚泡的植入,缺口修复,大约在排卵后10～13天,胚泡完全被埋入子宫内膜。着床需2～5天,其关键在于胚泡与子宫内膜的同步发育。若影响子宫内膜与胚泡的同步,即可达到避孕的目的。如宫内放置节育环或服用避孕药物就是通过干扰胚泡植入而避孕的。

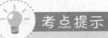

考点提示

干扰生殖的哪些环节可避孕

知识链接

试管婴儿技术

试管婴儿技术是将卵子与精子取出,由人工进行体外受精,并将培养好的胚胎植回母体,整个过程真正在试管内的时间只有2～6天而已。

1978年世界上第一个试管婴儿在英国诞生,是steptoe博士和Edowrds教授共同研究的成果,被誉为人类医学史上的神话,Edowrds教授也因此获得了2010年的诺贝尔医学奖。1992年比利时的Palermo医师在人类成功应用了卵浆内单精子注射,这项技术可以解决体外受精失败的问题,提高了试管婴儿的成功率,具有里程碑的意义。目前,试管婴儿技术已日趋成熟,它已成为不孕症夫妇求子的最受欢迎的辅助方式之一。

三、妊娠的维持

正常妊娠的维持依靠腺垂体、卵巢及胎盘分泌的各种激素的相互配合。受精前,体内雌激素和孕激素水平较高。受精后,通过负反馈抑制作用腺垂体分泌的LH减少,但黄体并不退化。约在受精后第6天,胚泡滋养层细胞开始分泌人绒毛膜促性腺激素(HCG),其作用与LH相似,可使黄体进一步发育成妊娠黄体,继续分泌大量的孕激素和雌激素,以满足妊娠的需要。妊娠12周时,妊娠黄体逐渐退化,此时胎盘的内分泌功能可代替妊娠黄体,继续分泌孕激素和雌激素,二者共同维持妊娠过程。由于整个妊娠期间血中雌激素、孕激素水平均较高,对下丘脑-腺垂体起很强的反馈抑制作用,导致卵泡不发育,卵巢不排卵。故妊娠期间既不来月经也不再受孕。

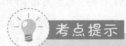

考点提示

妊娠期不来月经的原因

知识链接

尿妊娠试验

尿妊娠试验,俗称早早孕试验,它是通过检测尿中是否含有一定的HCG,来判定是否怀孕。正常非妊娠女性呈现阴性,妊娠女性则为阳性。受精后8～10天HCG就出现于孕妇血中,并由尿排出。随后在血和尿中的浓度逐渐升高,至妊娠8～10周达到高峰,接着逐渐下降,约至妊娠第12周达到低水平。一般在停经35天尿妊娠试验就会呈阳性反应。该试验灵敏度高,对早期妊娠诊断有重要意义,亦对异常妊娠、滋养细胞肿瘤等疾病的诊断、鉴别和病程观察等有一定价值。

四、分娩

从末次月经第一天算起,妊娠持续约 280 天。成熟胎儿及其附属物由子宫娩出母体外的复杂生理过程,称为分娩。分娩的方式主要有两种:自然阴道分娩和剖宫产分娩。

自然阴道分娩时,子宫对催产素更加敏感,产生了节律性的收缩,即宫缩。宫缩使胎儿压向宫颈,反射性引起催产素释放。催产素进一步加强宫缩。这种正反馈过程持续进行,直到胎儿娩出。自然阴道分娩是最为理想的分娩方式,不但产妇恢复快,而且胎儿经产道的挤压,获得良性刺激,对其呼吸系统、神经系统、感觉系统等发育大有益处,同时具有更强的抵抗力。

剖宫产分娩是指通过手术切开待产妇的腹壁及子宫取出胎儿的过程。它主要适用于骨产道异常(如骨盆狭小)、产力异常(如原发性或继发性宫缩乏力)、胎位异常(如横位、臀位足先露等)、胎儿因素(如胎儿窘迫、巨大儿等)等情况存在时,避免因阴道分娩而危及胎儿或母亲的性命或健康。近年来,剖宫产分娩替代自然阴道分娩呈上升趋势。世界卫生组织(WHO)建议,剖宫产分娩不应超过 15% ,以 5% ~10% 为宜。

随着科技的飞速发展,目前无痛分娩已广泛应用于临床。无痛分娩,不是整个产程无痛,而是通过各种方法使分娩时的疼痛减轻甚至消失,因此又叫分娩镇痛。目前的分娩镇痛方法包括非药物性镇痛和药物性镇痛两大类。非药物性镇痛包括精神安慰法、呼吸法、水中分娩等;药物性镇痛包括笑气吸入法、肌注镇痛药物法、椎管内分娩镇痛法等。椎管内分娩镇痛是迄今为止所有镇痛方法中镇痛效果最确切的方法,是真正意义上的“无痛分娩”。

本章小结

生殖是生命活动的基本特征之一,是生物体发育成熟后,具有产生与自身相似的子代个体的能力。

男性的主性器官是睾丸,具有生成精子和分泌雄激素的功能。雄激素的主要作用是促进男性附性器官的发育和副性征的出现,其功能主要受下丘脑-腺垂体-睾丸轴调控。女性的主性器官是卵巢,具有生卵和分泌雌激素与孕激素的功能。雌激素的主要作用是促进女性附性器官的发育和副性征的出现;孕激素的主要作用是为受精卵着床做准备并维持妊娠。

女性自青春期起,除妊娠期外,在卵巢分泌激素的影响下,子宫内膜功能层发生周期性剥脱,并呈现周期性变化,称为月经周期。月经周期分为增生期、分泌期和月经期三个时期。月经周期的形成主要受到下丘脑-腺垂体-卵巢轴的调控。

妊娠是产生并孕育新个体的过程,包括受精、着床、妊娠的维持、胎儿的发育和分娩。

(吕 昕)

目标测试

A₁ 型题

1. 关于睾丸的功能,下列**错误**的是
   A. 具有生精和内分泌两种功能
   B. 精子由生精小管内的精原细胞发育而成

C. 间质细胞合成和分泌雄激素

D. 睾酮可促进男性生殖器官的生长发育及第二性征的出现

E. 睾丸的生精功能与内分泌功能没有任何联系

2. 从精原细胞发育成为精子约需

    A. 1 个月   B. 2 个月   C. 2 个半月   D. 3 个月   E. 6 个月

3. 每毫升精液的精子数少于多少,不易使卵子受精

    A. 4 亿个   B. 2 亿个   C. 2000 万个   D. 20000 个   E. 2000 个

4. 一个正常的月经周期中两侧卵巢内发育成熟的卵泡有

    A. 1 个   B. 2 个   C. 15 个到 20 个

    D. 20 到 30 个   E. 30 以上

5. 黄体形成后分泌的激素是

    A. 黄体生成素   B. 雌激素   C. 孕激素

    D. 雌激素和孕激素   E. 雌激素、孕激素和黄体生成素

6. 分泌突然增加而诱发排卵的激素是

    A. 卵泡刺激素   B. 黄体生成素   C. 孕激素

    D. 雌激素   E. 催乳素

7. 月经的发生是由于

    A. 血液中雌激素和孕激素浓度升高

    B. 血液中雌激素浓度降低,孕激素的浓度升高

    C. 血液中雌激素和孕激素浓度降低

    D. FSH 和 LH 的浓度升高

    E. GnRH 分泌增多

8. 排卵后使基础体温升高 0.3~0.5℃的激素是

    A. 卵泡刺激素   B. 黄体生成素   C. 孕激素

    D. 雌激素   E. 催乳素

9. 受精通常发生在

    A. 卵巢   B. 子官   C. 输卵管壶腹

    D. 输卵管峡   E. 阴道

10. 结扎输卵管后将导致

    A. 无月经,无排卵   B. 无月经,有排卵   C. 有月经,无排卵

    D. 有月经,有排卵但不能受精   E. 有月经,有排卵并能受精

11. 妊娠黄体形成是由于

    A. LH 的作用   B. FSH 的作用

    C. 胎盘分泌的雌激素的作用   D. 胎盘分泌的孕激素的作用

    E. 胎盘分泌的 HCG 的作用

12. 妊娠期**不再**排卵的原因是

    A. 高浓度雌、孕激素的作用   B. FSH 的作用

    C. LH 的作用   D. GnRH 的作用

    E. HCG 的作用

第十三章 人体几个重要阶段的生理特征

任何生物体都要经历出生、生长发育、成熟、衰老和死亡。这是生命现象发展不可违背的自然规律。

第一节 青 春 期

 病例

男孩小强,15 岁。小时候就聪明乖巧。上初中以后,父母发现他整个人全变了。任何事情他都喜欢自作主张,对父母的建议不予理睬,有时还故意反着来,经常告诉父母他已经是大人了,再干涉他的主张,他就离家出走。现在父母每天看着小强的脸色生活,小强高兴了,全家人都高兴;小强生气了,全家人都惴惴不安,恐其负气离家出走。

请问:1. 小强为什么会有如此大的变化?

2. 如果你是小强的父母,你该怎么做?

青春期是指从副性征出现到生殖功能基本发育成熟、身高停止增长的时期,又称青少年期,是继婴儿期后的第二个生长高峰。所谓副性征(第二性征)是青春期后两性出现的一系列与性别有关的特征。男性表现为胡须生长、喉结突出、嗓音低沉、骨骼粗壮、肌肉发达等;女性表现为乳腺发育、骨盆宽大、臀部脂肪沉积、嗓音较高等。青春期是一个过渡、发展、反抗、担负相交融的时期。在这个由儿童走向成人的阶段里,其体格、性征、内分泌以及心理等方面都发生了巨大的变化;此时各组织器官由稚嫩走向成熟,由能力不足趋向功能健全,世界观、责任感及信念逐步形成。因此,青春期是人体生长发育过程中的一个重要阶段。

一、青春期的生理变化

青春期出现女性比男性早 2~3 年,女性一般从 11~12 岁到 17~18 岁,男性从 13~14 岁到 18~20 岁,但个体差异较大,也有种族差异。目前,对青春期的分期划分并没有统一的标准,有部分学者将其分为:①青春期早期:即第二性征开始出现之时,年龄为 11 ~ 13 岁。②青春期中期:以性器官及第二性征发育为主,年龄为 13 ~ 16 岁。③青春期晚期:生殖功能完全成熟、身高增长停止,年龄为 16 ~ 18 岁。

(一)男性青春期的生理变化

1. 全身发育　全身生长加速,身高的生长尤为明显。男性整个青春期时间平均为 4.9 年,身高增长约 25 ~ 30cm,其年生长速率可超过 10cm。

2. 生殖器官发育　在雄激素(主要为睾酮)的影响下,内、外生殖器均有明显的变化:男性睾丸和阴囊开始增大,阴囊变红,颜色加深,皮肤质地改变;阴茎变长增粗;前列腺开始活动。

3. 第二性征出现　除生殖器官以外,男性特有的征象表现出来,即胡须生长、阴毛出现、喉结突出、嗓音低沉、骨骼粗壮、肌肉发达等。

4. 遗精出现　遗精是无性交活动时的射精,是青春期男性常见的生理现象,约有80%未婚青年男性都出现过遗精。在睡眠做梦时发生的遗精称为梦遗;在清醒状态下发生的遗精称为滑精。

(二)女性青春期的生理变化

1. 全身发育　随着青春期的到来,全身生长迅速,逐步向成熟过渡。

2. 生殖器官发育　随着卵巢发育与性激素分泌的逐步增加,生殖器各部也有明显的变化。外生殖器从幼稚型变为成人型,阴阜隆起,大阴唇变肥厚,小阴唇变大且有色素沉着;阴道的长度及宽度增加,阴道黏膜变厚,出现皱襞;子宫增大,尤其子宫体明显增大,子宫体占子宫全长的2/3;输卵管变粗,弯曲度减少;卵巢增大,皮质内有不同发育阶段的卵泡,使表面稍呈凹凸不平。

3. 第二性征出现　此时女孩的音调变高,乳房丰满而隆起,出现腋毛及阴毛,骨盆横径的发育大于前后径的发育,胸、肩部的皮下脂肪增多,显现了女性特有的体态。

4. 月经来潮　月经初潮是青春期开始的一个重要标志。由于卵巢功能尚不健全,故初潮后月经周期也无一定规律,须经逐步调整才接近正常。

二、青春期的心理特点

青春期除了身体变化明显以外,心理变化也最为迅速而明显,男性与女性有共同的心理特点,但也存在明显的差异。

(一)智力方面

人体进入青春期后,视觉和听觉都有了突出的发展。因此,人体的反应能力强,观察事物快而准确,智力水平迅猛提高;对问题的精确性和概括性发展迅速;理解记忆逐渐增强;逐步从以形象思维为主向抽象逻辑思维过渡,表现在能根据事物的本质特征和内在联系进行比较恰当的判断、推理和论证。男性与女性相比,男性逻辑思维能力较强,而女性则形象思维能力较强。

(二)情感方面

常常表现出幼稚的感情冲动和短暂的不安定状态,孤独、忧伤、激动、喜悦、愤怒微妙地交织在一起,组成一个强烈、动摇和不协调的情感世界。这个时期的男女其情感由原来对亲人的挚爱之情,拓展到对同学、老师、明星、科学家和领袖人物的崇敬和追随;由爱自己到爱集体、爱家乡、爱人民、爱祖国,充分体现了社会性;他们的道德观也发生了变化,对成功人士、名人志士崇拜得五体投地,对坏人坏事疾恶如仇,追求公平公正。

青春期的女性情感十分丰富和强烈,遇事容易动感情,也容易激怒。此期的绝大部分女性善于表达感情,她们开始注意自身的面容和打扮,并且开始按着自己的道德标准和审美观点选择朋友。

青春期的男性情感在丰富和强烈中又含有深沉。他们的深沉表现在当某些需求得不到满足时,往往比女性更为压抑,不轻易在别人面前表露,一旦表露,常表现为直言不讳或逆反表达。

(三)情绪方面

情绪容易波动,表现为两极性,即有时心花怒放,阳光灿烂,满面春风;有时愁眉苦脸,阴云密布,痛不欲生,甚至暴跳如雷。

(四)兴趣方面

兴趣广泛,有强烈的求知欲和好奇心;热爱生活,积极向上,乐于参加各种创造性活动,尤其是竞争性、冒险性和趣味性的活动;富有理想,对未来充满美好的憧憬和幻想。

(五)意志方面

青春期男女由于身体成熟和思想发展的不平衡,在意志上都有受情绪的影响而波动的现象。女孩的行为有时容易受环境或他人的暗示;男孩随着自我意志的增强,往往不接受来自教师或家长的教育和帮助。

(六)性心理方面

性意识骤然增长。因生理上出现性发育加速,故青春期男女对性知识特别感兴趣,对异性有强烈的交往欲望,性的好奇感和神秘感与日俱增。

(七)矛盾心理

青春期具有典型的矛盾心理,具体表现在:①独立性和依赖性的矛盾;②成人感与幼稚感的矛盾;③渴求感与压抑感的矛盾;④自制性和冲动性的矛盾。

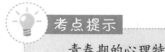

考点提示

青春期的心理特点

总之,应根据青春期男女的心理特点,加强教育和引导;同时要高度重视青春期卫生保健工作,从而保证其身心的健康发展。

第二节 更 年 期

 病例

　　李阿姨,50岁,某单位工程师。单位改革后提前退了休。在退休最初的半年时间里,她情绪很低落,总是靠看电视打发时间,很少走出家门。最近心烦、乏力明显,每日潮热出汗不止,衣被尽湿,失眠多梦,稍不顺心便大发脾气,于是到医院就诊。

　　请问:1. 你对李阿姨的诊断是什么?

　　　　　2. 你能解释李阿姨的各种表现吗?

更年期是指人体从性成熟期逐渐进入老年期的过渡时期,男性与女性均可出现。

一、更年期的生理变化

（一）男性更年期的生理变化

在医学界，"男性更年期"不是一个新名词。早在1939年，西方学者海勒就提出了"男性更年期"的概念，用于描述发生在中老年男性身上的不适症状。随着年龄的增长，伴随机体各系统、各器官的逐渐衰弱，中老年男性体内的雄激素水平也明显下降，因而会出现精神紧张、易于疲倦、失眠健忘、阵发性潮热、出汗、性欲下降和勃起功能障碍等表现，统称为"男性更年期综合征"。

（二）女性更年期的生理变化

女性更年期包括绝经前期、绝经期和绝经后期三个阶段。绝经是指月经完全停止一年以上。绝经的年龄范围在40~55岁之间。目前，我国城市妇女平均绝经年龄为49.5岁，农村妇女为47.5岁，美国妇女为51.4岁，近年来生理性绝经年龄有延后倾向。

1. 内分泌系统的变化　更年期的最早变化是卵巢功能衰退，然后才表现为下丘脑和腺垂体的功能退化。这个时期卵巢体积缩小，其重量仅为性成熟期女性卵巢的1/2~1/3。卵巢皮质变薄，原始卵泡几乎已消耗殆尽，遗留的少数卵泡对促性腺激素又不敏感，使得卵泡不能发育成熟，以致逐渐停止排卵。

月经紊乱是更年期女性最普遍、最突出的表现。绝经前70%的女性会出现月经周期不规则，月经持续时间及月经量不一。由于卵巢的萎缩，体内的雌激素越来越少，当不能引起子宫内膜变化时，月经就停止了，进入绝经期。

2. 神经系统的变化　由于雌激素的水平下降，导致更年期女性面部和颈胸部皮肤阵阵发红，潮热出汗。持续时间短则数秒，长则数分钟；轻者每日发作数次，重者十余次或更多。

3. 泌尿生殖系统的变化　外阴皮肤干皱，皮下脂肪变薄；阴道干燥，弹性减退；子宫缩小；乳房萎缩、下垂。尿道缩短，黏膜变薄，括约肌松弛，常有尿失禁，易发泌尿系统感染。

4. 心血管系统变化　除心悸外，其血胆固醇水平升高，各种脂蛋白增加，而高密度脂蛋白/低密度脂蛋白比值降低，可诱发动脉粥样硬化，故绝经后女性易罹患冠心病。

5. 运动系统变化　除关节肌肉酸痛外，雌激素水平的下降使其骨质疏松，易致骨折。

更年期女性约1/3能通过神经、内分泌系统进行自我调节，达到新的平衡而无自觉症状，2/3女性则可出现一系列性激素减少所致的症状，称为更年期综合征。更年期综合征的持续时间长短不一，一般2~5年，重者可达十余年。

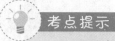

考点提示

女性更年期停经的原因

二、更年期的心理特点

无论男性还是女性，处于更年期时都常出现注意力不集中、记忆力减退、焦虑敏感、激动易怒、抑郁多疑、不能自我控制等心理特点。

应该强调的是，要正确认识更年期的生理变化和心理特点，某些生理和心理失调是暂时的。既不要不顾身心变化勉强行事，也不必谨小慎微、顾虑重重。只有给予其更多的关爱，使其精神愉快、情绪稳定才是顺利度过更年期的有效手段。

第三节 老 年 期

世界卫生组织(WHO)规定:发达国家65岁进入老年期,而我国等发展中国家60岁即进入老年期。按照联合国的标准,一个地区60岁以上老年人达到人口总数的10%或者65岁以上老年人达到人口总数的7%,即视为该地区进入老龄化社会。据全国第六次人口普查资料结果显示,我国60岁以上的老年人已达到人口总数的13.26%,其中65岁以上的老年人占人口总数的8.87%,说明我国已经进入老龄化社会。因此,揭示老年人生命活动规律,关注老年人健康,防治老年疾病,提高老年人生活质量,已成为不容忽视的重要课题。

一、老年期的生理变化

老年机体的细胞、组织、器官和系统的结构和功能逐渐衰退,且二者相互影响。结构改变主要体现在细胞萎缩、数量减少、组织纤维化和硬化,致使器官体积缩小、重量减轻。功能改变主要表现为脏器的储备功能和代偿功能衰退,对环境变化的适应能力、反应调节能力、机体的抵抗能力均降低。

(一)运动系统

老年人易发生骨折,其原因为:①老年人骨中有机质(骨胶原纤维)比例下降,无机质(碱性磷酸钙)含量相对增多,致使其骨韧性小而脆性大;②骨皮质变薄,骨小梁减少,易出现骨质疏松;③骨骼肌萎缩,肌腱僵硬,弹性下降,收缩力减弱,关节软骨磨损,关节囊硬化,导致关节活动障碍,易摔倒。此外,老年人椎间盘萎缩变薄,脊柱变短易弯曲,故老年人常出现弯腰驼背、下肢弯曲、身高降低等现象。

(二)心血管系统

1. 心脏 由于冠状动脉硬化、管腔变窄,使得心肌血液供应减少,心肌营养不良,心肌纤维不同程度萎缩,心肌纤维之间的结缔组织增生,致使心肌硬度增加而收缩力减弱,心输出量减少,心力储备降低,突然过重的心负荷,易引发心力衰竭;心肌ATP酶活性降低,心率变慢;心瓣膜硬化,柔韧性下降,可出现因瓣膜关闭不全而引起的血液返流。心的特殊传导细胞衰退,亦可使心功能随之改变。如窦房结内起搏细胞数量减少并变形,易出现心律失常;房室结、房室束及其分支的退化,易出现房室传导阻滞。

2. 血管 主要是脂类物质沉积于大动脉管壁,出现粥样硬化,其管壁弹性下降,管腔狭窄,对血压的缓冲作用减弱,引起收缩压升高,舒张压降低;但大多数老年人同时伴有小动脉粥样硬化,故其舒张压也升高。这样心收缩时后负荷增大,可引起心肌肥大,心室扩张。

(三)呼吸系统

老年人鼻黏膜萎缩,咽、喉淋巴系统退行性改变,细支气管管腔变窄,气道阻力增加,呼吸道分泌物不易排出,防御功能减退,易发生呼吸道感染。呼吸肌和膈肌逐渐萎缩,胸廓僵硬变形,肺组织萎缩,弹性下降,使得胸廓和肺扩张受限,顺应性降低,肺活量下降。肺泡扩大、融合,造成肺气肿,使呼吸膜面积减少,肺换气效率减低,动脉血氧饱和度下降,易引起气喘。

(四)消化系统

老年人口腔黏膜及牙龈萎缩,牙齿松动,甚至脱落,咀嚼困难,味觉减退。胃肠紧张性收缩减弱,可出现胃、肠下垂或扩张。胃肠蠕动缓慢、无力,使食物在胃肠内停留时间延长,易发酵产气(CO_2 等),易出现腹胀;水分吸收过多,粪便干硬,容易便秘。消化腺分泌的消化液减少,食物的消化、吸收功能降低,易出现消化不良。肝发生增龄性缩小,肝功能减退。胆囊收缩功能减弱,胆囊胆汁过度浓缩,胆固醇沉积,易引发胆石症和胆囊炎。

(五)泌尿系统

肾萎缩,肾单位数量减少,肾小球动脉硬化,肾血流量减少,肾小球滤过率下降。肾对尿的浓缩能力减退,膀胱肌萎缩,膀胱容量减小,括约肌萎缩,加之神经调控功能的改变,易引起尿频、尿失禁和夜尿增多等现象。老年男性常因前列腺增生肥大,挤压尿道,致使排尿不畅。

(六)内分泌与生殖系统

随着年龄的增长,下丘脑和垂体老化,导致老年人甲状腺、肾上腺皮质、胰岛等功能衰退,因此将下丘脑称为"老化钟"。生殖系统的改变主要是性腺萎缩,功能退化,附性器官和副性征逐渐退变。步入老年期前,有一段过渡时期,即更年期,更年期的生理变化详见本章第二节。

(七)感觉系统

老年人的视、听、嗅觉以及深、浅感觉等都不同程度减退,但以视觉和听觉功能减退为主要表现,即所谓的"耳聋眼花"。

眼球下陷,眼睑下垂,形成眼袋;晶状体弹性减退,睫状肌调节能力减弱,使近点随着年龄增长而逐渐远移,形成老视;晶状体及其包膜蛋白变性,出现浑浊,易发生白内障;房水重吸收障碍,易发生青光眼。

鼓膜增厚、变硬,弹性下降;听神经退变,听力减退。

鼻腔嗅区黏膜萎缩,嗅觉减退。

皮下脂肪减少,皮肤松弛变薄,出现皱纹;细胞内脂褐素沉积,出现老年斑;毛囊萎缩,毛发变灰白并脱落;皮肤退变并再生缓慢,对冷、热、痛、触觉等反应迟钝。

(八)神经系统

脑组织逐渐萎缩,脑回缩窄,脑沟增宽,侧脑室扩张,灰质色变深、变硬,脑细胞数量逐渐减少,脑重量减轻;脑血管动脉硬化,脑血流量减少,脑代谢水平降低,脑细胞功能衰退,故老年人可出现思维活动减慢,反应欠灵活,记忆力和认知能力减退。机体适应环境的能力及自稳调节能力减弱,容易出现各种疾病。

二、老年期的心理特点

步入老年期后,随着机体各器官功能的衰退和社会角色的改变,老年人的心理状态也随之发生变化。

(一)记忆和思维衰退

记忆过程分为识记、保持、回忆和再认四个阶段。老年人记忆衰退的特点是:识记较好,而保持、回忆和再认减退比较明显;近期记忆障碍,往事记忆清晰。接受新事物能力差,常常墨守成规。老年人想象力衰退,理想逐渐丧失,幻想越来越少,缺乏好奇心。思维敏捷性和创造性降低,注意力不易集中,但理解力和逻辑判断力一般并不减退。

(二)情绪改变

情绪容易发生明显变化:一方面对待一般刺激不敏感,表现冷漠,喜怒哀乐不易表露;另一方面在遇到重大刺激时,情绪反应很强烈,容易失控,易产生失落、孤独、自卑的感觉,情绪抑郁。

（三）性格和行为改变

反应能力下降，兴趣爱好渐失。老年人比青年人更易受疾病、心理和社会因素的影响，对健康的自信心下降，对子女或他人的依赖性增强，容易出现恐惧、焦虑、抑郁、情感不稳定等心理状态，表现为多疑、易怒、爱唠叨等。老年人行为比青年人更显个性化，多表现为固执、刚愎自用。

通常老年人心理的衰退，久之会使自己产生"老糊涂"、"老不中用"的心理压力，但也存在个体差异。有的人未老先衰，疾病缠身；而有的人古稀之年却精神矍铄，保持良好的心态。

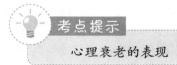

考点提示

心理衰老的表现

第四节　衰老与死亡

生命个体从出生经过生长发育成熟直到死亡的整个生存时间称为寿命。衡量人类寿命有两大指标：一是平均寿命又称平均期望寿命，是指一个国家或地区人口的平均存活年龄。2013 年世界卫生组织统计结果显示，截至 2011 年，中国人均寿命已达到 76 岁，高于同等发展水平国家。另一个是自然寿命，是指人类在进化过程中形成的相当稳定平均寿命的最高尺度，即寿命的极限。目前，根据性成熟期、生长期以及细胞分裂次数和周期的乘积三种方法进行科学测算，人类的自然寿命应该超过 100 岁。但实际上百岁老人并不多，主要是由于遗传、环境、生活水平和生活方式等诸多因素，促使机体发生疾病和提前衰老。因此，生理学的任务，就在于阐明发生衰老的机制及延缓衰老的有效途径，这对延长寿命具有重要意义。

一、衰老

（一）衰老的概念

衰老又称老化，是指机体随着年龄的增长而逐渐发生的一系列组织器官结构退化和生理机能衰退的过程。这是一切生物体在生命发展过程中的一个不可抗拒的阶段，属于生理性衰老。此外，因疾病或环境等其他因素影响而提前出现的与实际年龄不符的老化，则称为病理性衰老，也称早衰。

（二）衰老的发生机制

迄今为止，人们对发生衰老的原因提出的学说多达几百种，但仍未研究透彻。相信随着科学技术的飞速发展，在不久的将来，人们一定会揭开发生衰老的神秘面纱。

1. 遗传因素学说　遗传程序学说认为，每一种生物都有自己受遗传控制的"时间计划"，按照出生、生长、发育、成熟、衰老和死亡的先后、有序地进行。物种的基因组成不同，遗传程序上规定的"时间计划"亦不同，寿命的长短也就不同。遗传情报差错学说认为，随着年龄的增长，细胞在合成蛋白质时，可能有个别错误排列的氨基酸嵌入，或来自基因的情报出现了误差，在基因复制过程中便出现差错，使得细胞的结构与功能发生改变，导致细胞衰老。

2. 环境因素学说　最具代表性的是自由基学说。自由基是机体代谢过程中产生的活性很高的强氧化剂。它可使脂质发生过氧化，破坏生物膜并形成脂褐素，从而导致细胞衰老甚至死亡；自由基还可使 DNA 碱基变化，单链断裂，导致衰老。此外，营养、气候、经济收入、精神状态等因素也会影响衰老的进程。

3. 免疫学说 近年研究发现,免疫功能状态与衰老的发生关系密切。随着年龄的增长,胸腺萎缩等因素使机体的免疫功能不断降低,而自身免疫现象却增加,抗体对异常抗原的识别减弱,对异物的进攻误认为是正常的细胞或组织,导致机体的衰老和死亡。

还有部分学者认为,衰老是由于中枢神经系统和自主神经系统功能失调,使内环境的稳态破坏而发生衰老。除了以上几种学说外,还有"大分子交联学说"、"体细胞突变学说"、"核酸缺乏学说"等,从不同角度对衰老的发生加以阐述。

衰老是一个多因素综合的生理变化过程,它虽由先天遗传所决定,但如果注意后天的防治,衰老是可以延缓的。

（三）延缓衰老的途径

1. 积极合理用脑 从生理学角度而言,随着年龄的增长,大脑逐渐萎缩,功能逐渐退化。但科学家研究表明,神经细胞只有在不断的适宜刺激下才能保持其形态和功能的完整。衰老的神经细胞在新的环境刺激下也可以出现一定程度的新生。因此,延缓衰老的方法,不是消极地养老,而要经常读书看报,重视运用大脑的思维能力,保持脑细胞的活力。

2. 科学饮食调养 注意补充奶类、鱼类、瘦肉、豆类和多种维生素。应多吃新鲜的蔬菜、水果;限制盐、油、糖的摄入。在不超出全天总能量的基础上,每餐饮食应尽量做到荤素搭配、粗细搭配、干稀搭配、冷热搭配和酸碱搭配。

3. 保持健康心理 现代医学证明,健康心理、良好情绪能增强机体免疫力,减少疾病的发生。因此,只有心胸豁达,开朗乐观,保持稳定的情绪才有利于延年益寿。

4. 适度体力活动 生命在于运动。坚持科学合理的运动,可使各器官和系统得到功能锻炼,提高神经系统对躯体运动的调节能力,防止肌肉萎缩,关节硬化。

5. 良好的生活方式 有规律的生活利于身心健康,能延缓衰老。应尽量做到每天按时起床、按时活动、按时就餐、按时就寝;合理休息、睡眠充足、适度饮茶、戒烟限酒、控制嗜好等。

6. 积极防治疾病 虽然衰老是生理过程而不是疾病,但其又与疾病有着千丝万缕的联系。因此,要定期进行身体检查,无病早防,有病早治,促进康复,增进健康。

二、死亡

死亡是机体生命活动不可逆转的终结,是生命发展的必然规律。"人生自古谁无死"已成为不可抗拒的自然法则。

（一）死亡的分类

死亡分为生理性死亡和病理性死亡两种。生理性死亡是指机体各器官自然衰老所致的死亡,又称为老死或自然死;病理性死亡是指因疾病进行性恶化的结局。人类的死亡多为病理性死亡,真正的生理性死亡实为罕见。

（二）传统的死亡观念

不同的历史阶段和不同的国家,关于死亡的概念及判定死亡的标准是有差别的。长久以来,传统的死亡观念一直指导着我国的医疗和法律。

1. 濒死期 也称临终状态,其特征是脑干以上的神经中枢处于深度抑制状态,各系统的功能和代谢发生严重障碍,病人意识模糊或丧失,反应迟钝、血压下降、呼吸与心跳微弱。此期长短视病情而异,猝死者可未经历濒死期而直接进入死亡。

2. 临床死亡期 此时延髓以上的神经中枢处于深度抑制状态,其标志为:①呼吸停止;

②心跳停止;③瞳孔散大;④反射消失。但组织仍进行着微弱的代谢活动。临床死亡期一般持续 7 分钟左右,这一时间是不能作为界定能否复活的标准的。有时经过医护人员争分夺秒、积极有效的抢救,病人是可以"死而复生"的。

3. 生物学死亡期 这是传统观察并认定死亡的最后阶段。这个时期大脑及其它器官、系统相继发生不可逆性变化,尽管个别组织和器官仍有微弱的代谢活动,但整个机体已不可能"复活"。此期的标志是,逐渐出现尸冷、尸僵和尸斑等死后变化。由于尸冷、尸僵和尸斑程度有差异,法医常以此为据,来正确地判断死亡时间。

(三)新的死亡观念——脑死亡

随着医学的不断进步,加之有关伦理和法律的需要,人们对死亡有了新的认识。目前认为,死亡是机体作为一个整体的功能永久性停止。机体各种复杂的生命活动都要依靠神经与体液调节,而体液调节的发生还要间接依靠脑的调控,因此,脑是机体的主宰。当脑细胞死亡的数量达到或超过一定极限时,人的感知、思维、意识以及自主活动和基本生命中枢的功能将永久丧失。由此,医学界提出了脑死亡的概念,作为诊断人类死亡的依据。

要让社会舆论接受脑死亡的概念,关键在于建立一套准确预示全身死亡的临床标准。其判断标准如下:①不可逆性深昏迷和对外界刺激无反应性。②自主呼吸停止,进行 15 分钟人工呼吸仍无自主呼吸。③瞳孔散大或固定。④脑干神经反射消失(如瞳孔反射、角膜反射、咳嗽反射、吞咽反射等均消失)。⑤脑电波消失,脑电图处于零位。⑥脑血管造影证实脑血液循环完全停止。

脑死亡标准与传统的死亡判定标准有较大差别,因而在短时间内难以被普通群众接受。迄今为止,世界上仅有 30 多个国家通过了脑死亡立法,而大多数国家包括我国(除香港、台湾外)在内尚未从法律上认可脑死亡。

实施脑死亡标准体现了人类在生命意义等观念上的进步,有利于倡导科学、移风易俗,是人类文明进步的表现,也是社会认同科学观念的标志。

 本章小结

> 任何生物体都要经历出生、生长发育、成熟、衰老和死亡。
>
> 青春期是指从副性征出现到生殖功能基本发育成熟、身高停止增长的时期,此期人体的体格、性征、内分泌以及心理等方面都发生了巨大的变化。男性的副性征表现为胡须生长、阴毛出现、喉结突出、嗓音低沉、骨骼粗壮、肌肉发达等。女性的副性征表现为音调变高,乳房丰满而隆起,出现腋毛及阴毛,骨盆横径的发育大于前后径的发育,胸、肩部的皮下脂肪增多,显现了女性特有的体态。
>
> 更年期是人体从性成熟期逐渐进入老年期的过渡时期。由于体内性激素水平的明显下降,人体会出现易于疲倦、失眠健忘、阵发性潮热、女性月经失调、男性勃起功能障碍等表现;并伴有精神紧张、焦虑敏感、激动易怒、抑郁多疑,不能自我控制等心理特点。
>
> 随着年龄的增长,机体的组织器官结构退化、生理功能逐渐衰退表现为衰老。步入老年期还伴有记忆和思维衰退、情绪易失控、孤独等心理特点。
>
> 死亡是机体生命活动不可逆转的终结。

(吕 昕)

目标测试

A₁ 型题

1. 关于青春期的描述正确的是
   A. 全身发育速度缓慢　　　　　B. 生殖器官无明显变化　　　C. 无第二性征出现
   D. 男性早于女性 2~3 年出现　　E. 情绪不稳定,逆反

2. 关于副性征,错误的是
   A. 男性有喉结突出、嗓音低沉、骨骼粗壮等
   B. 青春期发育后出现
   C. 女性有音调变高,乳房丰满而隆起等
   D. 性激素可促进其出现
   E. 男性的骨盆横径的发育大于前后径的发育

3. 关于更年期的描述正确的是
   A. 男性无更年期
   B. 骨质疏松是更年期女性最普遍、最突出的表现
   C. 更年期女性体内雌激素水平无明显变化
   D. 常出现记忆力减退、焦虑敏感、激动易怒、抑郁多疑,不能自我控制
   E. 血胆固醇水平降低

4. 联合国提出的判断老龄化社会的标准
   A. 一个地区 60 岁以上老年人达到人口总数的 7% 或 65 岁以上老年人达到人口总数的 4%
   B. 一个地区 60 岁以上老年人达到人口总数的 10% 或 65 岁以上老年人达到人口总数的 7%
   C. 一个地区 60 岁以上老年人达到人口总数的 10% 或 65 岁以上老年人达到人口总数的 4%
   D. 一个地区 60 岁以上老年人达到人口总数的 7% 或 65 岁以上老年人达到人口总数的 10%
   E. 一个地区 60 岁或 65 岁以上老年人达到人口总数的 10%

5. 关于老年期的描述**错误**的是
   A. 老年人兴趣爱好广泛,情绪易激动
   B. 老年人适应能力降低
   C. 老年人抵抗能力减退
   D. 老年人组织器官结构和功能衰退
   E. 老年人近期记忆障碍,往事记忆清晰

6. 延缓衰老的途径**错误**的是
   A. 积极合理用脑　　　　　B. 健康的心理素质　　　C. 科学的饮食调养
   D. 减少劳动和运动　　　　E. 良好的生活方式

7. 脑死亡判断标准**错误**的是
   A. 自主呼吸停止,瞳孔散大或固定
   B. 不可逆性深昏迷和对外界刺激无反应性
   C. 脑干神经反射尚存
   D. 脑电波消失,脑电图处于零位
   E. 脑血管造影证实脑血液循环完全停止

实 验 指 导

实验1 反射弧的分析

【实验目的】

1. 学会分析反射弧的组成部分。

2. 学会证明反射弧的完整性与反射活动的关系。

【实验准备】

1. 动物 蟾蜍(或蛙)。

2. 器械 蛙类解剖手术器械、肌夹、烧杯、铁支柱、滤纸片、0.5%和1%硫酸溶液等。

3. 环境 安静、舒适、温暖、光线良好。

【实验学时】 2学时。

【实验方法与结果】

（一）实验方法

1. 制备脊蛙 取一蟾蜍,用布或纸裹住,左手握住蛙体与前肢,用示指压蛙头前端,使头前俯,躯干和后肢握在手里;右手持探针由头前端沿正中线向尾端触划,触及凹陷处即枕骨大孔;将探针尖端自枕骨大孔垂直刺入,再探入颅腔并向左右拨动破坏脑,用肌夹夹住下颌将蟾蜍悬挂在铁支柱上。

2. 观察项目

（1）用镊子夹一浸过0.5%硫酸液的滤纸片,平放在蟾蜍一侧后肢足趾上。待出现屈腿反射时,立即用清水洗净受刺激部位。以同样方式再刺激另一侧足趾。

（2）环绕右下腿切开皮肤,剥除切口以下皮肤。重复项目1,观察有无屈腿反射。再刺激左足趾,观察有无屈腿反射。

（3）取下脊蛙,俯卧蛙板上,在左大腿背面剪开皮肤,用玻璃针分离出坐骨神经并剪断,再将蛙挂起。重复项目1,观察有何反应。

（4）把浸有1%硫酸液的滤纸片平贴在动物腹部,观察动物的反应。

（5）将探针尽量探入椎管内,捣毁脊髓,再重复项目4,观察有无反应。

（二）实验结果

1. 用0.5%的硫酸液刺激蟾蜍的后肢足趾,当蟾蜍屈腿反射的反射弧完整时,屈腿反射存在。

2. 若屈腿反射反射弧的任何一个部分(如感受器、传入或传出神经、反射中枢等)被破坏,屈腿反射即消失。

【注意事项】

1. 用硫酸刺激蛙足趾时间只能几秒钟,以免损伤皮肤;每次浸入硫酸的面积应一致。

2. 每次用硫酸液刺激后,都要用清水立即洗净足趾,并用纱布拭干,以免硫酸被稀释。

3. 剥皮时,注意足趾的皮肤必须剥干净。

4. 必须在动物安静时给予刺激,这样所出现的结果才准确可靠。

(黄莉军)

实验2 坐骨神经-腓肠肌标本的制备

【实验目的】

1. 学会坐骨神经-腓肠肌标本的制备。

2. 学会神经-肌肉标本在实验中的应用。

【实验准备】

1. 动物 蟾蜍或蛙。

2. 器械 蛙类手术器械一套(粗剪刀、手术剪、眼科剪、镊子、金属探针、玻璃分针、蛙板、蛙钉)、锌铜弓、烧杯、培养皿、手术线、滴管、任氏液、污物缸等。

3. 环境 安静、舒适、温暖、光线良好。

【实验学时】 2学时。

【实验方法与结果】

(一)实验方法

1. 制备坐骨神经-腓肠肌标本

(1)破坏脑和脊髓:左手持蛙,使蛙背朝上,用拇指按压背部,示指下压头部前端,使头前倾。将探针尖端自枕骨大孔垂直刺入,再向前探入颅腔并向左右搅动破坏脑组织。将探针抽回至枕骨大孔,转向后方刺入椎管并向尾端推进破坏脊髓。若蛙四肢松软,表示脑和脊髓已完全破坏,将探针退出椎管。

(2)剪去躯干上部及内脏:用左手拇指和食指捏住蛙腰部,在蛙两腋稍下方的背部,用粗剪刀剪断脊柱,再沿腹部两侧剪开皮肤及肌肉,将头和前肢连同所有内脏剪去,仅保留一段脊柱及其两侧的坐骨神经和后肢。

(3)去皮:左手用镊子夹住脊柱断端,右手握住断端边缘皮肤,向下剥去全部皮肤。将标本置入盛有任氏液的培养皿中。

(4)分离两腿:将标本放在蛙板上,用粗剪刀剪去骶尾骨,再沿中线将脊柱剪成两半,向后将耻骨联合正中剪开,使两腿分离,并注意勿损伤坐骨神经。将一半后肢标本置于盛有任氏液的培养皿中备用,另一半放在蛙板上进行下列操作。

(5)游离坐骨神经:用蛙钉将标本绷直、固定。先在腹腔面用玻璃分针沿脊柱游离坐骨神经,然后在标本的背侧于股二头肌与半膜肌的肌肉缝内将坐骨神经与周边的结缔组织分离直到膝关节处。神经完全暴露后,将后肢标本腹面向上,将坐骨神经连同2~3节脊椎用粗剪刀从脊柱上剪下来。再将标本背面向上,用镊子轻轻提起脊椎,自上而下剪去除支配腓肠肌以外的神经分支,直至膝关节处。游离的神经置于腓肠肌肌腹上,并常用任氏液湿润,防止干燥。在膝关节周围剪去全部大腿肌肉,并用粗剪刀将股骨刮净,然后从股骨中段剪去上段股骨。

(6)分离腓肠肌,制成坐骨神经-腓肠肌标本:用玻璃针或镊子将腓肠肌跟腱分离并穿线结扎,在结扎处下端用粗剪刀剪断跟腱,左手提起结扎线分离腓肠肌至膝关节处,然后沿膝关节下缘将小腿其余部分全部剪掉,制成坐骨神经-腓肠肌标本。将标本放入盛有任氏液的培养皿中备用。

2. 观察项目　用任氏液润湿锌铜弓后轻触坐骨神经,观察腓肠肌有何反应。

（二）实验结果

用锌铜弓轻触坐骨神经后,如腓肠肌发生明显收缩,表明标本兴奋性良好。

【注意事项】

1. 如果实验动物使用蟾蜍,在破坏脑和脊髓时要防止蟾蜍耳后毒液射入眼内。若出现该情况,应立即用清水冲洗。

2. 剪断脊柱、分离两腿及去除大腿肌肉时,要防止剪断神经。

3. 分离坐骨神经时要避免过度牵拉,用玻璃分针分离神经,避免金属器械碰夹神经,以免损伤。

4. 制备神经-肌肉标本的过程中,要不断滴加任氏液,防止表面干燥,以免影响标本的兴奋性。

（宁　华）

实验3　ABO 血型的鉴定

【实验目的】

1. 学会观察红细胞凝集现象。

2. 熟练掌握用玻片法测定 ABO 血型。

【实验准备】

1. 实验对象　人体。

2. 器械　显微镜、采血针、标准抗 A 和抗 B 血清、双凹玻片、小试管、试管架、吸管、牙签、生理盐水、75% 酒精、棉球、玻璃蜡笔。

3. 环境　安静、舒适、温暖、光线良好。

【实验学时】　2 学时。

【实验方法与结果】

（一）实验方法

1. 取干净双凹玻片一块,用玻璃蜡笔在两端分别标明 A、B 字样。

2. 在 A 端、B 端凹面中央分别滴加标准抗 A 和抗 B 血清各一滴,注意不可混淆。

3. 消毒耳垂或指端,用消毒针刺破皮肤,滴 1～2 滴血于盛有 1ml 生理盐水的小试管中混匀,制成红细胞混悬液。

4. 用吸管吸取红细胞混悬液,在双凹玻片的标准抗 A 和抗 B 血清中各加一滴,分别用两根竹签使其充分混匀。

5. 放置 10～15 分钟后用肉眼观察有无凝集现象,肉眼不易分辨者用低倍显微镜观察。

（二）实验结果

根据有无凝集现象判定血型(实验图-1)。

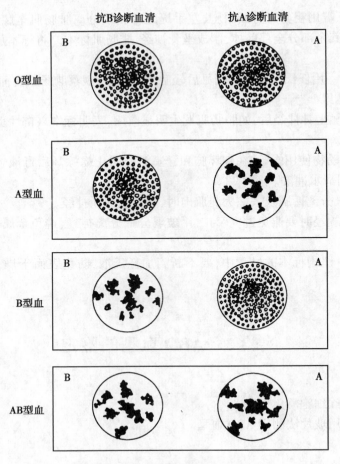

实验图-1　ABO 血型鉴定方法

【注意事项】

1. 采血针及皮肤必须严格消毒,以防感染。

2. 制备红细胞悬液不能过浓或过稀,以免造成假性结果。

3. 滴加标准血清的滴管和作混匀用的竹签各 2 只(根),专人专用,两种标准血清绝对不能混淆。红细胞悬液加入到标准血清中时,滴管头不能接触标准血清液面。

4. 注意区别凝集现象与红细胞叠连。发生红细胞凝集时,肉眼观察呈朱红色颗粒,且液体变得清亮。肉眼分辨不清时使用低倍镜进行辨别。

(陈　瑜)

实验 4　血液凝固的分析

【实验目的】

1. 学会比较内源性凝血和外源性凝血的过程。

2. 学会分析血液凝固的影响因素。

【实验准备】

1. 动物　家兔。

2. 器械　用草酸盐制备的抗凝血液和血浆、血清、试管、试管架、滴管、吸管、烧杯、水浴槽、冰块、棉花、秒表、液状石蜡、研磨组织液、3% $CaCl_2$ 溶液、0.9% NaCl 溶液、3% NaCl 溶液、肝素、柠檬酸钠。

3. 环境　安静、舒适、温暖、光线良好。

【实验学时】　2 学时。

【实验方法与结果】

（一）实验方法

1. 制备抗凝血液和血浆；制备研磨组织液。

2. 比较内源性凝血和外源性凝血的过程：取试管 4 支，标明号数，放置在试管架上，按实验表-1 加入各种液体，每一试管添加试剂后混匀，每 20 秒倾斜试管一次，观察是否凝固（若液面不随着倾斜，则表明已凝固）。准确记录凝固时间，实验后进行分析。

实验表-1

试管编号	1	2	3	4
血浆（ml）	0.5	0.5	0.5	
血清（ml）				0.5
3% NaCl	2 滴			
0.9% NaCl	2 滴	2 滴		
兔脑浸出液			2 滴	2 滴
3% $CaCl_2$		2 滴	2 滴	2 滴
凝固时间（min）				

3. 观察影响血液凝固的因素　取抗凝血 1ml 分别加入实验表-2 所列的 6 支试管中。并加 3% $CaCl_2$ 溶液 2 滴，混匀后每隔 20 秒钟试管倾斜一次，观察试管内血液是否发生凝固，准确记录凝固时间。

实验表-2

试管编号	实验条件	凝血时间
1	放棉花少许	
2	用液状石蜡润滑试管内表面	
3	加血后试管置于 37℃ 水浴箱中	
4	加血后试管放在冰块间	
5	放肝素 8 单位，加血后摇匀	
6	放柠檬酸钠 3mg，加血后摇匀	

（二）实验结果

1. 内源性凝血途径所消耗的时间比外源性凝血途径长。血浆中的可溶性纤维蛋白原转变为不溶性纤维蛋白而发生血液凝固。

2. 血液接触面粗糙、适当的升温会使血液凝固加速，起到促凝的作用；接触面光滑、低温、加入柠檬酸盐或肝素会使血液凝固延缓,起到抗凝的作用。

【注意事项】

1. 试管口径的大小应一致,在血量相同的情况下,口径太大凝血慢,口径太小凝血快。

2. 各试管所加物品量要准确,血浆或 $CaCl_2$ 的量过少,研磨组织液的浓度过稀,均影响血凝。

(陈 瑜)

实验5　心音、心率及心律的听诊

【实验目的】

1. 学会听诊器的正确使用方法。

2. 熟练掌握心音听诊的部位。

3. 学会识别第一心音和第二心音。

【实验准备】

1. 物品　检查床、检查椅等。

2. 器械　听诊器。

3. 环境　安静、舒适、温暖、光线良好。

【实验学时】　1 学时

【实验方法与结果】

（一）实验方法

1. 确定听诊部位

（1）受检者取坐位或卧位,检查者面对受检者或位于受检者右侧,充分暴露受检者胸部,检查者仔细观察(或用手触诊)受检者心尖搏动的位置和范围。

（2）描述并指出心音听诊的部位(实验图5-1)。

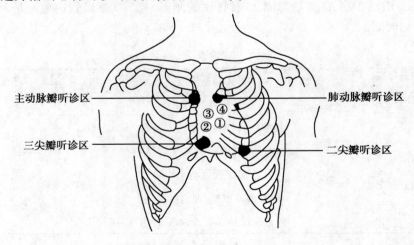

实验图5-1　心音听诊部位示意图

二尖瓣听诊区:位于心尖搏动最强点,又称心尖区。

肺动脉瓣听诊区:位于胸骨左缘第 2 肋间。

主动脉瓣听诊区:位胸骨右缘第 2 肋间。

主动脉瓣第二听诊区:位于胸骨左缘第 3 肋间。

三尖瓣听诊区:胸骨左缘第 4、5 肋间。

2. 听诊心音

（1）检查者戴好听诊器,听诊器的耳端应与外耳道的弯曲方向一致,向前弯曲。听诊器橡皮管不得交叉、扭结或与其他物体摩擦,右手拇指、示指和中指持听诊器的胸件紧贴受检者胸部的皮肤,依次按二尖瓣听诊区→肺动脉瓣听诊区→主动脉瓣听诊区→主动瓣第二听诊区→三尖瓣听诊区顺序的仔细听诊心音。如果呼吸音影响听诊,可令受检者暂停呼吸,以便听清心音。

（2）心音听诊内容:心音强弱,第一、二心音性质及持续时间。如果难以辨别两心音,可同时用左手触摸心尖搏动或颈动脉搏动,触及搏动时所听见的心音即为第一心音。然后再从音调高低、历时长短去辨别,直到准确识别为止。

3. 听诊心率和心律

听诊到一个第一心音和一个第二心音时,心脏完成一次跳动。因此,计数每分钟心脏跳动的次数即得到心率。心脏活动时具有一定的节律,可根据心音的节律来判断心脏活动节律是不是整齐。

（二）实验结果

1. 各听诊区均可听诊到第一、二心音,第一心音在心尖部较明显,第二心音心底部(肺动脉瓣区和主动脉瓣区)较明显。

2. 第一心音音调低,持续时间长;第二心音音调高,持续时间短。

3. 正常成年人安静状态下,心率为 60～100 次/分。

4. 正常人心律整齐。

（赵淑琳）

实验 6　动脉血压测量

【实验目的】

1. 熟练掌握测量人体动脉血压的方法。

2. 学会判断人体动脉血压是否正常。

【实验准备】

1. 物品　检查桌、检查椅等。

2. 器械　血压计,听诊器。

3. 环境　安静、舒适、温暖、光线良好。

【实验学时】　2 学时

【实验方法与结果】

（一）实验方法

1. 熟悉血压计的结构　常用的血压计有三类:汞式血压计、弹簧式血压计、电子式血压计(实验图 6-1)。临床常用汞式血压计,家庭监测血压一般用电子式血压计。血压计由检压计、袖带和充气球三部分组成。汞式血压计的检压计是一个标有刻度的玻璃管,上端通大气,下端和水银贮槽相通。袖带是一外包布套的长方形橡皮囊,借助橡皮管分别和检压计的水银贮槽及充气球相通。充气球是一个带有螺丝帽的球状橡皮球,供充气和放气之用。

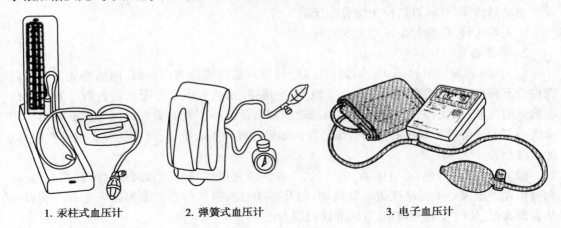

1. 汞柱式血压计 2. 弹簧式血压计 3. 电子血压计

实验图 6-1 几种常用血压计

  2. 检查血压计 测量前应检查血压计是否完好,水银柱是否与零刻度在同一水平,气球是否漏气,检压计与桌面是否垂直等。

  3. 测量动脉血压的方法(实验图 6-2)

  (1)被检者在安静的环境休息 5～10 分钟,采取坐位或仰卧位,裸露被测上肢(一般为右上肢),伸直并轻度外展,肘部与心脏相平(坐位平第 4 肋间、卧位平腋中线)。

  (2)袖带气囊中间部分对准肱动脉,紧贴皮肤缚于上臂,袖带的下缘应在肘窝上 2～3cm。

  (3)检查者在肘窝上触及肱动脉搏动明显处,将听诊器的体件放在此处,但不得与袖带接触,更不可塞入袖带。

  (4)向袖带内充气,边充气边听诊,待肱动脉血管音消失后,再让水银柱上升 20～30mmHg。

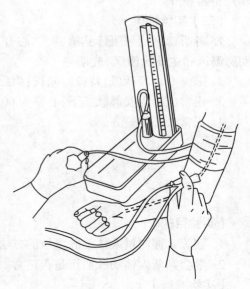

  (5)开始缓慢放气,两眼平视水银柱缓慢下降;听到第一个血管音时水银柱顶点对应的数值为收缩压;血管音突然减弱、变调或消失时,水银柱顶点对应的数值为舒张压。血压至少测量 2 次,间隔时间为 1～2 分钟。

实验图 6-2 人体动脉血压测量示意图

  (6)血压记录:如两次血压相差 5mmHg 以下,以两次血压平均值作用记录值;如相差 5mmHg 以上,需测量第 3 次血压,以 3 次血压平均值作为记录值。血压记录格式如下:

血压 收缩压/舒张压 单位
例如:血压 120/80mmHg

(二)实验结果

1. 正常成年人动脉血压正常值为:收缩压为 90～139mmHg,舒张压 60～89mmHg。

2. 正常脉压为 30～40mmHg。

3. 正确记录被检者动脉血压,并计算脉压。

4. 判断被检者动脉血压、脉压是否正常。

【注意事项】

1. 测血压前,受检者应静坐放松,以排除体力活动及紧张对血压的影响。

2. 检查中,要注意避免听诊器胶管与袖带胶管接触,减少摩擦音的产生。

3. 水银柱下降速度以 2~3mmHg 为宜。

4. 应用汞式血压计测量血压时,血压个位数只能是"0、2、4、6、8"。

（赵淑琳）

实验 7　心电图的描记

【实验目的】

1. 学会人体心电图的描记和心电图波形的测量分析方法。

2. 学会辨认正常心电图的波形,并说出其代表的生理意义。

【实验准备】

1. 物品:心电图纸、生理盐水或导电膏、A4 打印纸、分规、放大镜、检查床。

2. 器械:心电图机或生物信号采集处理系统和打印机

3. 环境:安静、舒适、温暖、光线良好。

【实验学时】　1 学时

【实验方法与结果】

（一）实验方法

1. 了解心电图的导联　心电图的导联根据电极放置部位和连接方法的不同,分为标准导联（Ⅰ、Ⅱ、Ⅲ）、加压单极肢体导联（aVR、aVL、aVF）和胸导联（$V_1 \sim V_6$）三类。

胸导联的六个部位:

V_1—胸骨右缘第 4 肋间

V_2—胸骨左缘第 4 肋间

V_3—V_2 与 V_4 连线的中点

V_4—左锁骨中线与第 5 肋间相交处

V_5—左腋前线与第 5 肋间相交处

V_6—左腋中线与第 5 肋间相交处

2. 记录正常心电图　先接好电源线、地线和导联线,打开心电图机或生物信号采集处理系统的电源开关,预热 3~5 分钟,调试心电图机或生物信号采集处理系统于正常工作状态。再令受检者静卧于检查床上,在手腕、足踝和胸前涂抹生理盐水或导电膏,并安放好引导电极。导线连接方法（实验表 7-1、实验图 7-1）

实验表 7-1　导联线符号、标记及电极放置位置

电极位置	标记颜色	英文缩写
右臂	红色	RA
左臂	黄色	LA

续表

电极位置	标记颜色	英文缩写
左腿	绿色	LF 或 LL
胸前	$V_1 \sim V_6$ 依次为红、黄、绿、棕、黑、紫	V 或 C
右腿	黑色	RF 或 RL

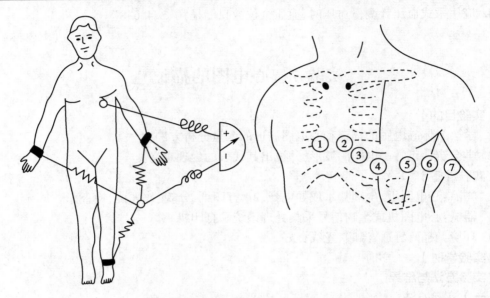

实验图 7-1　心电图导联电极安放示意图

开始用心电图机或生物信号采集处理系统依次在心电图纸上描记Ⅰ、Ⅱ、Ⅲ、aVR、aVF、aVL、$V_1 \sim V_6$ 或采集心电图信号,记录完毕后,取出已描记好的心电图纸或用打印机在 A4 打印纸上打印采集到的心电图信号,标明导联和受检者的姓名、年龄、性别、日期等。

3. 分析心电图选择Ⅱ导联记录的波形进行分析。

(1)辨认波形:区分 P 波、QRS 波群、S-T 段、T 波、P-R 间期、Q-T 间期。

(2)测量波幅和时间:用分规测量 P 波、QRS 波群、T 波的时间和电压,测定 P-R 间期、Q-T 间期的时间。

(3)测定心率和心律:心率 = 60/(P-P 或 R-R)间期;正常心律的差值是心电图中最大的 P-P 间期与最小的 P-P 间期的时间相差小于 0.12 秒,若大于 0.12 秒为心律不齐。

(二)实验结果

将Ⅱ导联心电图波形分析记录在图表内。

被测者姓名　　　性别　年龄　　室温 _____ ℃　　　　日期

导联Ⅱ	P 波	QRS 波群	T 波	P-R 间期	Q-T 间期
时间(s)					
电压(mv)					

请根据 P-P 间期或 R-R 间期计算出被测者的心率 _____ 次/分。

【注意事项】

1. 连接线路时,切勿将电源线、导联线和地线等接错。

2. 在放置电极处,涂以少许生理盐水或导电膏,电极的固定要松紧适中。

（赵淑琳）

实验 8 哺乳动物动脉血压调节

【实验目的】

1. 学会哺乳动物脉血压的直接测量方法。

2. 学会记录实验结果。

3. 学会分析若干神经及体液因素对心血管活动的影响。

【实验准备】

1. 物品 家兔、有色线、纱布、肝素(1000U/ml)、1.5% 戊巴比妥钠(硫喷妥钠)或20% 氨基甲酸乙酯(苯佐卡因)、1：10000 肾上腺素、1：10000 去甲肾上腺素、生理盐水等。

2. 器械 生物信号采集处理系统、哺乳动物手术器械一套、压力换能器、动脉插管、动脉夹、三通管、电刺激仪、保护电极、兔手术台、铁支架、双凹夹、注射器等。

3. 环境 安静、舒适、温暖、光线良好。

【实验学时】 2 学时。

【实验方法与结果】

（一）实验方法

1. 麻醉和固定 由兔耳缘静脉缓慢注入 20% 氨基甲酸乙酯(1g/kg)或 1.5% 戊巴比妥钠(20～30mg/kg),注射麻醉药物的速度不宜过快,同时观察动物的呼吸变化,以免过量引起动物死亡。动物麻醉后仰卧位固定于兔手术台上。

2. 手术

（1）分离颈部动脉和神经:剪去兔颈部手术野的毛,沿正中线切开皮肤 5～7cm,用止血钳分离皮下组织和肌肉,暴露和分离气管。在气管两侧辨别并分离颈总动脉、降压神经、交感神经和迷走神经(实验图 8-1)。三条神经中,迷走神经最粗,交感神经次之,降压神经最细且常与交感神经紧贴在一起。先分离神经再分离颈总动脉,分离后分别在各神经及颈总动脉的下方穿以不同颜色的丝线备用,左颈总动脉尽可能向远端分离,以便插管测量血压。右侧神经作刺激用,左侧神经则为备用。

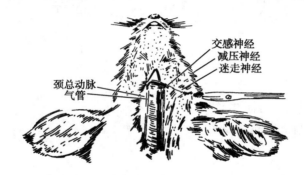

实验图 8-1 兔颈部神经、血管的解剖位置示意图

（2）插动脉插管：在左侧颈总动脉的远心端结扎，用动脉夹夹住其近心端，结扎线与动脉夹之间相距约 2～3cm。提起远心端的结扎线，用眼科剪在靠近结扎线处作一向心脏方向的斜行切口，将已备好的动脉插管（内装少许抗凝剂肝素）向心脏方向插入颈总动脉内，然后用备用线结扎固定。用双凹夹将压力换能器固定在铁支架上，使换能器与动物心脏保持在同一水平，将换能器输入端连接生物信号采集处理系统的输入通道，换能器另一端经三通管与动脉插管相连。生物信号采集处理系统的输出端与保护电极相连接。手术操作时应尽量避免损伤血管，以保持手术区视野清楚，还应避免对神经的过度牵拉。

3. 全身肝素化　按 1000U/kg 的剂量给动物静脉注射肝素，使家兔全身肝素化。

4. 调试实验装置系统　打开计算机进入生物信号采集处理系统的实验操作界面，在实验项目中点击："循环系统—动脉血压调节"进行观察和记录。

5. 开始实验　打开动脉夹，点击屏幕开始观察项目。

（1）记录正常血压曲线。

（2）夹闭右侧颈总动脉：用动脉夹夹闭右侧颈总动脉 15～20 秒，以阻断动脉血流，观察血压的变化。然后开放动脉夹，观察血压有何变化。

（3）刺激减压神经：在游离的减压神经中部做双重结扎，于两结扎线之间剪断减压神经，分别用中等强度的保护电极刺激其中枢端和外周端，观察血压的变化。如果刺激右侧神经的血压变化不明显，可刺激左侧减压神经再观察。

（4）刺激交感神经：用灯光对准家兔两耳，观察比较两耳血管网数量和充血情况，然后结扎并切断右颈交感神经，对比两耳血管网是否对称。再用保护电极刺激右交感神经外周端，观察对照两耳血管网的数量和充血情况的变化。

（5）刺激迷走神经：结扎并剪断右侧迷走神经，用保护电极刺激其外周端，观察血压的变化。

（6）静脉注射肾上腺素：由耳缘静脉注入 1:10 000 肾上腺素 0.3ml，观察血压的变化。

（7）静脉注射去甲肾上腺素：由耳缘静脉注入 1:10 000 去甲肾上腺素 0.2～0.3ml，观察血压的变化。

（8）股动脉放血：由股动脉放血 20～30ml，观察血压的变化，然后静脉注射生理盐水 40～60ml，观察血压的变化。

6. 点击计算机回放采集图形，认真观察实验结果。

（二）实验结果

实验结果记录表

实验项目	血压（单位：mmHg）	
	实验前血压	实验后血压
夹闭一侧颈总动脉		
刺激减压神经中枢端		
刺激降压神经外周端		
刺激迷走神经外周端		
静脉注入 1:10000 肾上腺素 0.3ml		
静脉注入 1:10000 去甲肾上腺素 0.2ml		
股动脉放血		
静脉注射生理盐水		

【注意事项】

1. 每观察一个实验项目,必须待血压恢复到实验前对照血压后才能进行。

2. 实验过程中,须经常观察实验动物的呼吸、手术部位等,如有问题及时处理。

(赵淑琳)

实验 9   哺乳动物呼吸运动调节

【实验目的】

1. 学会观察某些因素对呼吸运动的影响。

2. 学会哺乳动物呼吸运动调节的记录方法。

【实验准备】

1. 动物   家兔

2. 器械   生物功能实验系统(或二道生理记录仪)、张力换能器、兔手术台、哺乳动物手术器械、玻璃分针、气管插管、50cm 长橡皮管、20ml 和 5ml 注射器、钠石灰、气囊、20% 氨基甲酸乙酯溶液、3% 乳酸溶液、CO_2 气囊、生理盐水、纱布、棉线。

3. 环境   安静、舒适、温暖、光线良好。

【实验学时】   2 学时。

【实验方法与结果】

(一)实验方法

麻醉与固定动物:称量家兔体重后,用 20% 氨基甲酸乙酯按 5ml/kg 经耳缘静脉注入,待家兔麻醉后,将其仰卧固定于兔手术台上。

1. 手术准备

(1)剪去家兔颈前部的毛,在甲状软骨下方沿正中线纵切颈部皮肤,分离出气管,在其下穿一棉线备用。

(2)在甲状软骨下 2~3 个软骨环处切开气管,插入气管插管,用棉线结扎固定。再于两侧颈动脉旁用止血钳分离出迷走神经,在其下方穿线备用。

(3)在剑突下方沿腹部正中做一长约 3~4cm 的切口,分离剑突表面组织,暴露出剑突与胸骨柄,使剑突完全游离。此时可见剑突软骨完全随膈肌舒缩而上下移动。上述手术完毕后用温生盐水纱布覆盖手术创口部位。

2. 连接实验装置   用长线穿过剑突软骨并结扎或用一带线的金属钩挂住软骨,线的另一端固定于张力换能器的金属弹片小孔上,使弹片的活动方向与膈肌运动方向一致。张力换能器固定在铁支架台的双凹夹上,调整双凹夹的高度,使细棉线张力适度,保证膈肌活动通过细棉线带动换能器的弹片上下移动。换能器的输入插头插入生物功能实验系统,接通微机电源,进入生物功能实验系统操作界面,用鼠标点击"呼吸调节"模块,调整好参数等备用。

(二)实验结果

1. 描记一段正常呼吸运动曲线,注意其频率和幅度,辨认曲线的呼气相和吸气相,并以此为对照,进行下列各项的观察。

2. 增加吸入气中 CO_2 将气管插管开口端与 CO_2 气袋的橡皮管口相对,打开 CO_2 气袋上的螺旋,使气流量和流速达中等程度,观察并记录家兔呼吸运动的变化。此时呼吸明显增强。

3. 造成缺 O_2　将气管插管的开口端通过一钠石灰瓶与盛有一定量空气的气囊相连,使呼出的 CO_2 被钠石吸收。随着呼吸进行,气囊内 O_2 会越来越少,观察并记录家兔的呼吸运动的变化。此时呼吸加深加快。

4. 增大无效腔　夹闭气管插管的一侧管,将一长约 50cm 的橡皮管连接于气管插管的另一端,观察并记录家兔的呼吸运动的变化。此时呼吸加深加快。

5. 增大气道阻力　夹闭气管插管的一侧管,用止血钳夹住另一侧管的一部分,观察并记录家兔的呼吸运动的变化。

6. 降低血液 pH　从耳缘静脉注入 3% 乳酸溶液 1～3ml,观察并记录家兔的呼吸运动的变化。此时呼吸增强。

7. 切断迷走神经　先切断一侧迷走神经,观察并记录家兔的呼吸运动的变化;再切断一侧迷走神经,观察并记录家兔的呼吸运动的变化。比较切断单侧和双侧迷走神经前后家兔呼吸运动频率和幅度的变化。

（郭明广）

实验 10　哺乳动物胃肠道运动的观察

【实验目的】

1. 学会观察胃与小肠的运动形式。

2. 学会观察神经和某些药物对胃肠运动的影响。

【实验准备】

1. 物品　20% 苯佐卡因、1∶10 000 乙酰胆碱、1∶10 000 肾上腺素、阿托品注射液、生理盐水。家兔一只。

2. 器械　兔手术台、哺乳类动物手术器械一套、电子刺激器、保护电极、注射器。

3. 环境　安静、舒适、温暖、光线良好。

【实验学时】　2 学时。

【实验方法与结果】

（一）实验方法

1. 麻醉　取家兔一只称重,耳缘静脉注射 20% 苯佐卡因将兔麻醉(计量略低于每公斤体重 1g)。

2. 固定、气管插管　将家兔固定在手术台上,剪去颈部的毛,沿正中线切开皮肤与肌肉,分离气管,做气管插管。

3. 腹部手术　剪去腹部中线两侧的毛,自剑突下沿腹部正中线切开腹壁,暴露胃和小肠。找出迷走神经前支及内脏大神经,分离穿线,套以保护电极。

4. 保温　用生理盐水(38～40℃)浸浴胃肠(或以手术台加温),保持腹腔内温度在 37～38℃,并防止胃肠表面干燥。

5. 观察正常胃肠运动　观察和辨别胃、小肠的紧张性收缩、蠕动以及小肠的分节运动。

6. 电刺激迷走神经　用适宜频率和强度的电脉冲,刺激膈下迷走神经(副交感神经),观察胃肠运动的变化。可反复刺激直至出现明显反应。

7. 电刺激内脏大神经　调节电刺激的频率、强度,刺激内脏大神经(交感神经),观察胃肠运动的变化。

8. 滴加乙酰胆碱　在胃和小肠上各滴上 3 ~ 5 滴 1∶100 000 乙酰胆碱,观察胃肠运动的变化,出现反应后立即用温盐水冲洗。

9. 滴加肾上腺素　在胃和小肠上各滴上 3 ~ 5 滴 1∶100 000 肾上腺素,观察胃肠运动的变化,出现反应后立即用温盐水冲洗。

10. 静注阿托品　重复步骤 6,当出现明显反应时,耳缘静脉注射阿托品 0.5 ~ 1mg,观察胃肠运动的变化。发生变化后再直接刺激胃和小肠,观察胃肠运动的变化。

（二）实验结果

1. 正常情况下胃和小肠保持着各种运动形式、运动速度和强度。

2. 电刺激迷走神经,胃和小肠运动明显增强。

3. 电刺激内脏大神经,胃和小肠运动明显减弱。

4. 滴加乙酰胆碱,胃和小肠运动明显增强。

5. 滴加肾上腺素,胃和小肠运动明显减弱。

6. 电刺激迷走神经,胃和小肠运动明显增强。静脉注射阿托品后胃和小肠运动明显减弱,再行电刺激则没有变化。

（荆正生）

实验 11　哺乳动物泌尿功能的调节

【实验目的】

1. 学会分析神经和体液因素对动脉血压、尿生成过程的影响。

2. 学会输尿管、膀胱插管技术和尿液收集的方法。

【实验准备】

1. 动物　家兔。

2. 器械　哺乳类动物手术器械、二道生理记录仪或记纹鼓、血压换能器、水银检压计、电磁标、记滴器、电刺激器、保护电极、注射器、试管、试管夹、酒精灯、烧杯、纱布、线、细输尿管插管、膀胱插管、生理盐水、20% 葡萄糖溶液、1.5% 戊巴比妥钠、1∶10000 去甲肾上腺素、垂体后叶素、呋塞米、班氏糖定性试剂、3.8% 柠檬酸钠溶液或肝素。

3. 环境　安静、舒适、温暖、光线良好。

【实验学时】　2 学时。

【实验方法与结果】

（一）实验方法

1. 动物的麻醉与手术

（1）从耳缘静脉注入 1.5% 戊巴比妥钠(30 ~ 40mg/kg)进行,待动物麻醉后将其仰卧固定于兔手术台上。

（2）颈部手术和血压描记与实验 8 相同。沿颈部正中切开皮肤,分离气管并插入气管插管,结扎固定。分离右侧迷走神经,穿一线备用。

（3）尿液收集可采用膀胱插管法或输尿管插管法。

膀胱插管法:在耻骨联合上方,沿正中线做 2 ~ 3cm 的皮肤切口,沿腹白线剪开腹腔,将膀胱移出体外。在膀胱顶部做一个荷包缝合,在缝线中心做一个小切口,插入膀胱插管,收紧缝线关闭切口,膀胱插管通过橡皮管与记滴装置相连。

输尿管插管法:在耻骨联合上方,沿正中线做 4cm 的皮肤切口,沿腹白线剪开腹腔暴露膀胱,用手轻轻拉出膀胱,在其底部找到双侧输尿管,用线在双侧输尿管近膀胱处分别进行结扎。在结扎部位上方各剪一小口,将两根充满生理盐水的细输尿管插管向肾的方向分别插入输尿管,然后用线结扎固定。手术完毕,用 38℃ 热盐水纱布覆盖切口,将两根细插管并在一起与记滴装置相连。

2. 观察项目

(1)调试好各记录装置,描记正常的动脉血压和尿量作为对照。

(2)由耳缘静脉注入 37℃ 生理盐水 20ml,观察并记录血压和尿量的变化。

(3)剪断右迷走神经,用保护电极以中等强度的电刺激反复刺激其外周端,使血压维持在 50mmHg 左右约 30 秒,观察并记录尿量的变化。

(4)静脉注射 1∶10000 去甲肾上腺素 0.5ml,观察并记录血压和尿量的变化。

(5)静脉注射垂体后叶素 2U,观察并记录血压和尿量的变化。

(6)取尿液 2 滴,用班氏糖定性试剂作尿糖定性试验后,由耳缘静脉注入 20% 葡萄糖液 5ml,观察并记录血压和尿量的变化。待尿量明显变化后再取尿 2 滴做尿糖定性试验。

(7)静脉注射呋塞米 0.5ml(5mg/kg),观察并记录尿量的变化。

(8)分离一侧股动脉,插入动脉插管进行放血,当血压下降到 50mmHg 左右,观察并记录尿量的变化。

(9)从静脉迅速补充生理盐水 20~30ml,观察并记录血压和尿量的变化。

(二)实验结果

1. 静脉注入 37℃ 生理盐水 20ml,使血浆胶体渗透压下降,肾小球有效滤过压上升,滤过作用增强,尿量增多,血压变化不大。

2. 剪断右迷走神经,连续刺激其外周端,血压下降,尿量明显减少。

3. 静脉注射 1∶10000 去甲肾上腺素 0.5ml,血压明显升高,尿量减少。

4. 静脉注射垂体后叶素含抗利尿激素(又称血管升压素)和缩宫素,可使血压升高;促进肾小管与集合管对水的重吸收,导致尿量减少。

5. 取尿液 2 滴,用班氏糖定性试剂作尿糖定性试验为阴性,由耳缘静脉注入 20% 葡萄糖液 5ml,肾小管溶质浓度增高,肾小管对水的重吸收减少,使尿量增加,尿量明显变化后再取尿 2 滴做尿糖定性试验为阳性。

6. 静脉注射呋塞米 0.5ml(5mg/kg),血压变化不大,尿量急剧增加。

7. 动脉血压下降超过自身调节的范围,肾小球毛细血管血压下降,肾小球的有效滤过压下降,肾小球滤过率降低,尿量减少。

8. 静脉快速补充生理盐水,尿量显著增多,血压升高。

【注意事项】

1. 本实验项目多、损伤大,故需选用体质强壮的家兔。实验前给家兔多喂新鲜蔬菜,以保证实验中有足够的尿量。

2. 手术操作应轻柔,避免出现损伤性尿闭。剪开腹膜时避免损伤内脏。输尿管插管一定要插入管腔内,不要误入管壁的肌层与黏膜间。

3. 本实验有多次静脉注射,应注意保护耳缘静脉。静脉穿刺从耳尖开始,逐步移向耳根。

4. 每进行一项实验,均应等待血压和尿量基本恢复到对照值后再进行。

(陈 瑜)

实验 12 视力测定

【实验目的】

1. 学会测定视力的方法。

2. 学会理解视力测定的原理。

【实验准备】

1. 物品 标准对数视力表、遮光板、指示棒、米尺。

2. 环境 安静、舒适、温暖、光线良好。

【实验学时】 1 学时

【实验方法与结果】

（一）实验方法

1. 将视力表平坦地挂在光线充足照明均匀的墙上,有条件的可用灯箱式视力表,内置光源效果更理想。视力表挂的高度要求表上第 10 行字(5.0)与受试者眼睛在同一高度。

2. 让受试者站(坐)在距视力表前 5 米处测试。

3. 受试者用遮光板遮住一眼,另一眼看视力表,一般先检右眼,后检左眼。

4. 检查者用指示棒从上到下逐行指点,嘱受试者说出或以手势表示字母缺口方向,一直到看不清为止。被检者能看清楚的最后一行字符首端的数字为该眼视力值。

5. 用同法测定另一眼的视力。

（二）实验结果

在 5 米处能辨认第 10 行的"E"字符,视力为 1.0。视力在 1.0 以上(包括 1.0)的为正常,1.0 以下为视力减退,0.3 以下为低视力。

(潘建萍)

实验 13 色盲检查

【实验目的】

学会色盲检查方法。

【实验准备】

1. 物品 色盲检查图。

2. 环境 安静、舒适、温暖、光线良好。

【实验学时】 1 学时

【实验方法与结果】

（一）实验方法

1. 在明亮、均匀的自然光线下,检查者向受试者逐页展示色盲图。

2. 令受试者尽快回答所见的数字或图形。

3. 注意受试者回答是否正确、时间是否超过 30 秒。

（二）实验结果

1. 回答正确，受试者色觉正常。

2. 回答错误，可查阅色盲图中说明，确定受试者是属于哪类色盲。

（潘建萍）

实验 14　瞳孔对光反射检查

【实验目的】

1. 学会瞳孔对光反射检查方法。

2. 学会瞳孔近反射检查方法。

【实验准备】

1. 物品　手电筒、遮光板。

2. 环境　安静、舒适、温暖、光线良好。

【实验学时】　1 学时

【实验方法与结果】

（一）实验方法

1. 瞳孔对光反射

（1）受试者坐在光线较暗处，检查者先观察其两眼瞳孔大小，用直尺测量并记录数值。

（2）直接对光反射：聚手电光圈，手电光由外向内移动，直接照射左侧瞳孔后，立即移开手电筒，观察光照前后左侧瞳孔大小的变化，并记录测量数值。

（3）间接对光反射：用遮光板将受试者两眼视野分开，两眼直视前方，检查者用手电筒照射左侧瞳孔，观察右侧瞳孔大小是否也有变化，并记录测量数值。

（4）以同法检查右侧瞳孔直接和间接对光反射，并比较两侧瞳孔变化是否相同。

2. 瞳孔近反射与双眼球会聚

（1）观察正常瞳孔大小：在检查前，嘱受试者向 5m 外远视，但不可注视灯光，检查者观察其瞳孔大小。

（2）观察反射活动：检查者竖立手指（一般用示指），要求受试者目不转睛地始终注视手指，将竖立的手指由 1m 外移向眼前，停留于距眼球 20cm 处，观察瞳孔变化和双眼球会聚的现象。但两者要求速度不同，观察瞳孔变化要求检查者较迅速由 1m 外移向眼前；双眼会聚的观察则要求较慢移动。检查时应各作一次，以便于分别观察瞳孔变化和双眼球会聚的现象。

（二）实验结果

1. 直接对光反射　手电筒直接照射一侧瞳孔，可观察到该侧瞳孔立即缩小，移开手电筒可观察到瞳孔立即复原。

2. 间接对光反射　手电筒照射一侧瞳孔，可观察到另一侧瞳孔立即缩小，移开手电筒可观察到瞳孔立即复原。

3. 瞳孔近反射与双眼球会聚　竖立的手指迅速由远移至眼前时，瞳孔缩小；竖立的手指缓慢由远移至眼前时，双眼球会聚。

（潘建萍）

实验 15　家兔大脑皮层运动区功能定位

【实验目的】

1. 学会家兔静脉麻醉的方法。

2. 学会绘制标志线及标志点。

3. 学会观察大脑皮层运动区的刺激效应。

【实验准备】

1. 物品　家兔、电刺激器、刺激电极、兔台、颅骨钻、纱布、20%氨基甲酸乙酯溶液。

2. 器械　哺乳类动物手术器械。

3. 环境　安静、舒适、温暖、光线良好。

【实验学时】　1学时。

【实验方法与结果】

（一）实验方法

1. 麻醉与固定　将家兔称重，根据家兔体重计算麻醉药物剂量:20%氨基甲酸乙酯溶液(ml) = 体重×5ml。用一次性无菌注射器取所需量的20%氨基甲酸乙酯溶液并经家兔耳缘静脉缓慢注射，若家兔四肢松软、呼吸变慢、角膜反射迟钝，表明家兔已达到麻醉状态。将家兔取俯卧位固定于兔台上。

2. 手术　剪去家兔头顶部的毛，从眉间至枕部将头皮纵行切开，沿中线切开骨膜并用刀柄行钝性分离，清晰暴露额骨和顶骨。

3. 绘制标志线及标志点　标志线:沿矢状缝作矢状线;沿眶后切迹作矢状线的平行线即旁矢状线(左、右各一条);连接两眶后切迹的连线即切迹连线;沿冠状缝作冠状线;经人字缝顶端作冠状线的平行线即为顶间线;冠状线与顶间线之间作与冠状线平行的顶冠间线。标志点:矢状线旁2mm，切迹连线后1mm处作A标志点;旁矢状线外2mm，冠状线前1mm处作B标志点;矢状线旁2mm，冠状线后2mm处作C标志点;顶冠间线后2mm，旁矢状线内侧0.5mm处作D标志点;顶间线前4mm，矢状线旁2mm处作E标志点。取颅骨钻于各标志点处颅骨上钻孔并经孔插入电极。

4. 刺激　打开电刺激器，选择刺激参数:波宽20ms，强度0~10V，频率10Hz。用导线连接电极及切口处皮肤，逐点刺激大脑皮层运动区不同部位，观察躯体运动。

5. 刺激大脑皮层运动区不同部位，观察家兔躯体运动。

（二）实验结果

1. 刺激A标志点可见家兔头部运动。

2. 刺激B标志点可见家兔咀嚼动作。

3. 刺激C标志点可见家兔前肢运动。

4. 刺激D标志点可见家兔竖耳。

5. 刺激E标志点可见家兔举尾。

【注意事项】

1. 电刺激部位应准确。

2. 电刺激强度应达到足够强度。

3. 刺激时间不宜过长，否则易产生疲劳而影响实验结果的观察。

（陈显智）

实验 16　去大脑僵直

【实验目的】

1. 学会家兔静脉麻醉的方法。

2. 学会家兔开颅的方法。

3. 学会观察去大及僵直现象。

【实验准备】

1. 物品　家兔、颅骨钻、咬骨钳、兔台、纱布、棉花,20%氨基甲酸乙酯溶液。

2. 器械　哺乳类动物手术器械。

3. 环境　安静、舒适、温暖、光线良好。

【实验学时】　1 学时。

【实验方法与结果】

（一）实验方法

1. 麻醉与固定　将家兔称重,根据家兔体重计算麻醉药物剂量:20%氨基甲酸乙酯溶液
（ml）＝体重×5ml。用一次性无菌注射器取所需量的 20%氨基甲酸乙酯溶液并经家兔耳缘
静脉缓慢注射,若家兔四肢松软、呼吸变慢,角膜反射迟钝,表明家兔已达到麻醉状态。将家
兔取俯卧位固定于兔台上。

2. 手术　剪去家兔头顶部的毛,从眉间至枕部将头皮纵行切开,清晰暴露颅骨;用颅骨
钻于一侧顶骨钻孔,再用咬骨钳咬除颅骨骨质,术中避免损伤横窦和矢状窦造成大量出血,
直至双侧大脑半球充分暴露;沿矢状窦剪开硬脑膜,将翻向硬脑膜外侧,暴露脑面;屈曲兔
头,在大脑与小脑之间插入手术刀,托起大脑枕叶,暴露中脑上、下丘部分,在上、下丘之间完
全切断脑干。

3. 观察　解除固定,将家兔置于兔台上并观察家兔表现。

（二）实验结果

10 分钟左右,家兔出现四肢伸直、头后仰、尾巴上翘,呈角弓反张状。

【注意事项】

1. 麻醉不宜过深,否则不易出现去大脑僵直现象。

2. 术中切勿损伤横窦或矢状窦,以免引起动物大量失血。

3. 切断脑干时位置不宜过低,以免损伤呼吸中枢,导致呼吸停止。

（陈显智）

参考文献

1. 朱大年,王庭槐.生理学.第 8 版.北京:人民卫生出版社,2013.
2. 朱大年.生理学.第 7 版.北京:人民卫生出版社,2008.
3. 姚泰.生理学.第 2 版.北京:人民卫生出版社,2012.
4. 白波,高明灿.生理学.第 6 版.北京:人民卫生出版社,2012.
5. 白波,王福青.生理学.第 7 版.北京:人民卫生出版社,2014.
6. 潘丽萍.生理学.第 2 版.北京:人民卫生出版社,2011.
7. 刘玲爱.生理学.第 5 版.北京:人民卫生出版社,2005.
8. 彭波.生理学.第 2 版.北京:人民卫生出版社,2014.
9. 周弘建,黄莉军.生理学.北京:科学出版社,2011.
10. 古天明.生理学基础.第 2 版.北京:高等教育出版社,2011.
11. Ganong WF. Review of Medical Physiology. 22th edition. New York:McGraw-Hill,2005.
12. Guyton AC. Textbook of medical physiology. 11th edition. Philadelphia:Elsevier Saunders. 2006.

目标测试参考答案

第一章

1. D　2. B　3. D　4. D　5. B　6. D　7. D　8. B　9. E　10. C
11. D　12. A

第二章

1. A　2. C　3. D　4. C　5. A　6. D　7. E　8. B　9. A　10. C
11. A　12. B　13. A　14. B　15. D　16. E　17. D　18. B　19. E　20. B
21. E　22. A　23. D　24. E

第三章

1. C　2. E　3. C　4. B　5. A　6. B　7. E　8. C　9. D　10. D
11. D　12. C　13. B　14. A　15. C　16. A　17. A　18. A　19. B　20. E
21. B　22. D　23. A　24. D　25. C　26. C　27. B　28. C　29. A　30. C
31. D　32. D

第四章

1. E　2. D　3. C　4. E　5. B　6. C　7. C　8. A　9. A　10. B
11. C　12. D　13. B　14. C　15. C　16. D　17. C　18. D　19. A　20. B
21. A　22. D　23. E　24. D　25. C　26. A　27. B　28. A　29. C　30. C
31. D　32. B　33. E　34. B　35. B　36. E　37. B　38. A　39. E　40. E

第五章

1. D　2. D　3. D　4. B　5. D　6. D　7. C　8. C　9. D　10. A
11. A　12. B　13. E　14. D　15. D　16. C

第六章

1. A　2. D　3. B　4. B　5. A　6. C　7. B　8. B　9. C　10. C
11. B　12. D　13. D　14. B　15. B　16. A

第七章

1. B　2. A　3. D　4. E　5. A　6. B　7. A　8. D　9. B　10. D
11. C　12. D

第八章

1. E	2. C	3. E	4. E	5. C	6. D	7. C	8. A	9. D	10. E
11. A	12. E	13. C	14. D	15. E	16. C	17. A	18. B	19. E	20. B
21. E	22. C								

第九章

| 1. B | 2. A | 3. A | 4. C | 5. C | 6. A | 7. D | 8. C | 9. B | 10. D |

第十章

1. E	2C	3. C	4. C	5. E	6. E	7. E	8. D	9. B	10. A
11. D	12. D	13. A	14. A	15. A	16. D	17. E	18. A	19. D	20. A
21. C	22. A	23. D	24. D	25. C	26. C	27. B	28. E	29. C	30. D
31. D	32. E	33. A	34. C	35. D	36. E	37. D	38. D	39. B	40. B

第十一章

1. C	2. A	3. A	4. B	5. B	6. E	7. B	8. E	9. A	10. A
11. B	12. E	13. D	14. A	15. C	16. E	17. A	18. D	19. B	20. C
21. E									

第十二章

| 1. E | 2. C | 3. C | 4. A | 5. D | 6. B | 7. C | 8. C | 9. C | 10. D |
| 11. E | 12. A | | | | | | | | |

第十三章

| 1. E | 2. E | 3. D | 4. B | 5. A | 6. D | 7. C | | | |

教 学 大 纲

一、课程性质

《生理学基础》是中等卫生职业教育农村医学专业开设的一门重要的专业核心课程。本课程主要内容是研究、揭示人体正常生命活动规律及其调节机制的科学,在医学的发展中,起着促进基础研究与临床应用之间相互转化的重要作用。本课程的主要任务是使学生掌握该学科的基本理论、基础知识和基本技能,为后续医学专业课程奠定基础。同时适当介绍一些新进展,启发学生智力,培养学生的科学思维能力。

二、课程目标

通过本课程的学习,学生能够达到下列要求:

（一）职业素养目标

1. 具有良好的职业道德,尊重生命、热爱生命,有献身人类医学事业的高尚情操。

2. 具有良好的职业素养,树立生命体"整体"和"稳态"的概念。

3. 具有爱护实验动物的观念,有实事求是的严谨科学作风和创新意识。

4. 具有相互配合、团结协作的团队合作精神。

5. 具有理论联系实际,分析问题、解决问题的能力。

（二）专业知识和技能目标

1. 具有应用各器官、各系统的正常生理功能、生理特性、调节机制和调节规律等知识来解释相关生理现象的能力。

2. 具有对各器官、各系统的重要生理常数熟练掌握的能力。

3. 具有应用生理学的相关基础知识,特别是从了解人体整体水平的生理变化来知晓病人机体发生异常变化的能力。

4. 具有熟练掌握某些与生理学有关的简单检查和实验技能,认真观察、记录实验现象,分析实验结果的能力。

三、学时安排

教学内容	学时数		
	理论	实践	合计
一、绪论	2	2	4
二、细胞的基本功能	6	2	8

续表

教学内容	学时数		
	理论	实践	合计
三、血液	6	4	10
四、血液循环	12	6	18
五、呼吸	4	2	6
六、消化和吸收	4	2	6
七、能量代谢和体温	3	0	3
八、肾的排泄	6	2	8
九、感觉器官	3	2	5
十、神经系统	10	2	12
十一、内分泌	6	0	6
十二、生殖	2	0	2
十三、人体几个重要阶段的生理特征	2	0	2
合计	66	24	90

四、课时内容和要求

单元	教学内容	教学目标		教学活动参考	理论	实践
		知识目标	技能目标			
一、绪论	（一）概述			理论讲授 教学录像 PPT演示	2	
	1. 生理学的研究内容	了解				
	2. 生理学的研究方法	了解				
	3. 生理学的研究水平	了解				
	4. 生命活动的基本特征	熟悉				
	（二）人体与环境					
	1. 体液与内环境	掌握				
	2. 内环境稳态	掌握				
	（三）人体功能的调节					
	1. 人体功能的调节方式	熟悉				
	2. 人体功能调节的反馈控制	掌握				
	实践:反射弧的分析		学会	技能实践		2
二、细胞的基本功能	（一）细胞膜的基本结构和功能			理论讲授 案例教学	6	
	1. 细胞膜的基本结构	了解				

续表

单元	教学内容	教学目标		教学活动参考	理论	实践
		知识目标	技能目标			
二、细胞的基本功能	2. 细胞膜的物质转运功能	掌握		教学录像		
	3. 细胞膜的信号转导功能	了解		PPT 演示		
	（二）细胞的生物电现象					
	1. 静息电位	了解				
	2. 动作电位	掌握				
	（三）肌细胞的收缩功能					
	1. 神经-肌肉接头的兴奋传递	熟悉				
	2. 骨骼肌的收缩机制	了解				
	3. 骨骼肌的兴奋-收缩耦联	熟悉				
	4. 骨骼肌收缩的外部表现	了解				
	实践：坐骨神经-腓肠肌标本的制备		学会	技能实践		2
三、血液	（一）概述			理论讲授	6	
	1. 血液的组成	掌握		案例教学		
	2. 血液的理化特性	了解		教学录像		
	3. 血液的功能	熟悉		PPT 演示		
	（二）血浆					
	1. 血浆的成分及其作用	掌握				
	2. 血浆渗透压	掌握				
	（三）血细胞					
	1. 红细胞	掌握				
	2. 白细胞	了解				
	3. 血小板	熟悉				
	（四）血液凝固与纤维蛋白溶解					
	1. 血液凝固	熟悉				
	2. 纤维蛋白溶解	了解				
	（五）血量、血型与输血					
	1. 血量	熟悉				
	2. 血型	掌握				
	3. 输血	掌握				

续表

单元	教学内容	教学目标 知识目标	教学目标 技能目标	教学活动参考	理论	实践
三、血液	实践1：血液凝固的分析		学会	技能实践		2
	实践2：ABO血型的鉴定		熟练掌握	技能实践		2
四、血液循环	（一）心脏的泵血功能			理论讲授	12	
	1. 心率与心动周期	掌握		案例教学		
	2. 心脏的泵血过程	熟悉		教学录像		
	3. 心脏泵血功能的评价	掌握		PPT演示		
	4. 影响心输出量的因素	掌握				
	5. 心音	熟悉				
	（二）心肌细胞的生物电现象和生理特性					
	1. 心肌细胞的生物电现象	熟悉				
	2. 心肌的生理特性	掌握				
	3. 心电图	了解				
	（三）血管生理					
	1. 各类血管的特点	了解				
	2. 血液在血管内流动的基本规律	了解				
	3. 动脉血压和脉搏	掌握				
	4. 静脉血压和静脉回流	熟悉				
	5. 微循环	掌握				
	6. 组织液和淋巴液的生成与回流	掌握				
	（四）心血管活动的调节					
	1. 神经调节	掌握				
	2. 体液调节	掌握				
	（五）重要器官的循环特点					
	1. 冠脉循环	了解				
	2. 肺循环	了解				
	3. 脑循环	了解				
	实践1：心音、心率、心律的听诊		学会	技能实践		1
	实践2：动脉血压测量		熟练掌握	技能实践		2
	实践3：心电图的描记		学会	技能实践		1
	实践4：哺乳动物动脉血压调节		学会	技能实践		2

续表

单元	教学内容	教学目标		教学活动参考	理论	实践
		知识目标	技能目标			
五、呼吸	（一）肺通气			理论讲授	4	
	1. 肺通气的动力	掌握		案例教学		
	2. 肺通气的阻力	掌握		教学录像		
	3. 肺通气功能的评价	熟悉		PPT 演示		
	（二）肺换气和组织换气					
	1. 气体交换的原理	了解				
	2. 肺换气	掌握				
	3. 组织换气	了解				
	（三）气体交换和运输					
	1. O_2 的运输	掌握				
	2. CO_2 的运输	熟悉				
	（四）呼吸运动的调节					
	1. 呼吸中枢	熟悉				
	2. 呼吸的反射性调节	掌握				
	实践:哺乳动物呼吸运动的调节		学会	技能实践		2
六、消化与吸收	（一）口腔内消化			理论讲授	4	
	1. 唾液	了解		案例教学		
	2. 咀嚼与吞咽	了解		教学录像		
	（二）胃内消化			PPT 演示		
	1. 胃液及其作用	掌握				
	2. 胃的运动	熟悉				
	（三）小肠内消化					
	1. 小肠内消化液及其作用	掌握				
	2. 小肠的运动	熟悉				
	（四）大肠的功能					
	1. 大肠液及其作用	了解				
	2. 大肠的运动和排便	了解				
	（五）吸收					
	1. 吸收的部位	掌握				
	2. 营养物质的吸收	熟悉				

续表

单元	教学内容	教学目标		教学活动参考	理论	实践
		知识目标	技能目标			
六、消化与吸收	（六）消化器官功能活动的调节					
	1. 神经调节	掌握				
	2. 体液调节	熟悉				
	实践：哺乳动物胃肠道运动的观察		学会	技能实践		2
七、能量代谢和体温	（一）能量代谢			理论讲授案例教学教学录像PPT演示	3	
	1. 能量代谢的过程	了解				
	2. 影响能量代谢的因素	熟悉				
	3. 基础代谢	熟悉				
	（二）体温					
	1. 体温及其正常值	掌握				
	2. 体温的生理变动	了解				
	3. 机体的产热与散热	掌握				
	4. 体温调节	熟悉				
八、肾的排泄	（一）肾的结构和血液循环特点			理论讲授案例教学教学录像PPT演示	6	
	1. 肾的结构特征	了解				
	2. 肾的血液循环特点	了解				
	（二）尿生成的过程					
	1. 肾小球的滤过功能	掌握				
	2. 肾小管和集合管的重吸收功能	掌握				
	3. 肾小管和集合管的分泌功能	了解				
	4. 尿的浓缩和稀释	了解				
	（三）肾泌尿功能的调节					
	1. 肾内的自身调节	掌握				
	2. 神经调节	熟悉				
	3. 体液调节	掌握				
	（四）尿液及其排放					
	1. 尿液	掌握				
	2. 排尿	了解				
	实践：哺乳动物泌尿功能的调节		学会	技能实践		2

单元	教学内容	教学目标		教学 活动参考	理论	实践
		知识目标	技能目标			
九、感觉器官	（一）概述			理论讲授	3	
	1. 感受器和感觉器官	了解		案例教学		
	2. 感受器的一般生理特性	熟悉		教学录像		
	（二）视觉器官			PPT 演示		
	1. 眼的折光功能	了解				
	2. 眼的感光功能	掌握				
	3. 与视觉有关的生理现象	熟悉				
	（三）位听器官					
	1. 耳的听觉功能	熟悉				
	2. 内耳的位置觉和运动觉功能	了解				
	（四）其他感觉器官					
	1. 嗅觉器官	了解				
	2. 味觉器官	了解				
	3. 皮肤的感觉功能	了解				
	实践 1：视力检查		学会	技能实践		1
	实践 2：色盲检查		学会	技能实践		0.5
	实践 3：瞳孔对光反射检查		学会	技能实践		0.5
十、神经系统	（一）神经元和突触			理论讲授	10	
	1. 神经元	了解		案例教学		
	2. 神经纤维	熟悉		教学录像		
	3. 突触	掌握		PPT 演示		
	4. 神经递质	了解				
	（二）反射活动的一般规律					
	1. 中枢神经元的联系方式	了解				
	2. 反射中枢	熟悉				
	3. 中枢抑制	了解				
	（三）神经系统的感觉分析功能					
	1. 脊髓和脑干的感觉传导功能	了解				
	2. 丘脑及其感觉投射系统	掌握				

续表

单元	教学内容	教学目标		教学活动参考	理论	实践
		知识目标	技能目标			
十、神经系统	3. 大脑皮层的感觉分析功能	熟悉				
	4. 痛觉	掌握				
	（四）神经系统对躯体运动的调节					
	1. 脊髓对躯体运动的调节	掌握				
	2. 脑干对肌紧张的调节	熟悉				
	3. 基底神经节对躯体运动的调节	了解				
	4. 小脑对躯体运动的调节	掌握				
	5. 大脑皮层对躯体运动的调节	熟悉				
	（五）神经系统对内脏活动的调节					
	1. 自主神经系统的结构和功能特点	了解				
	2. 自主神经的功能	熟悉				
	3. 自主神经的递质及其受体	掌握				
	4. 各级中枢对内脏活动的调节	了解				
	脑的高级功能					
	1. 条件反射	了解				
	2. 人类大脑皮层活动的特征	了解				
	3. 学习与记忆	了解				
	4. 大脑皮层的电活动	了解				
	5. 觉醒与睡眠	熟悉				
	实践1：家兔大脑皮层运动区功能定位		学会	技能实践		1
	实践2：去大脑僵直		学会	技能实践		1
十一、内分泌	（一）概述			理论讲授	6	
	1. 内分泌系统和激素	熟悉		案例教学		
	2. 激素作用的一般特征	掌握		教学录像		
	3. 激素作用的机制	了解		PPT演示		

267

续表

单元	教学内容	教学目标		教学 活动参考	理论	实践
		知识目标	技能目标			
十一、内分泌	（二）下丘脑与垂体					
	1. 下丘脑的内分泌功能	了解				
	2. 下丘脑与垂体的功能联系	熟悉				
	3. 腺垂体	掌握				
	4. 神经垂体	掌握				
	（三）甲状腺					
	1. 甲状腺激素的合成过程	了解				
	2. 甲状腺激素的生理作用	掌握				
	3. 甲状腺功能的调节	熟悉				
	（四）肾上腺					
	1. 肾上腺皮质	掌握				
	2. 肾上腺髓质	掌握				
	（五）胰岛					
	1. 胰岛素	掌握				
	2. 胰高血糖素	了解				
	（六）调节钙、磷代谢的激素					
	1. 甲状旁腺素	了解				
	2. 降钙素	了解				
	3. 维生素 D_3	了解				
十二、生殖	（一）男性生殖			理论讲授	2	
	1. 睾丸的功能	熟悉		案例教学		
	2. 睾丸功能的调节	了解		教学录像		
	（二）女性生殖			PPT 演示		
	1. 卵巢的功能	掌握				
	2. 月经周期	掌握				
	（三）妊娠					
	1. 受精	了解				
	2. 着床	了解				
	3. 妊娠的维持	了解				
	4. 分娩	了解				

单元	教学内容	教学目标		教学活动参考	理论	实践
		知识目标	技能目标			
十三、人体几个重要阶段的生理特征	（一）青春期			理论讲授	2	
	1. 青春期的生理变化	了解		案例教学		
	2. 青春期的心理特点	了解		教学录像		
	（二）更年期			PPT演示		
	1. 更年期的生理变化	了解				
	2. 更年期的心理特点	了解				
	（三）老年期					
	1. 老年期的生理变化	了解				
	2. 老年期的心理特点	了解				
	（四）衰老与死亡					
	1. 衰老	了解				
	2. 死亡	了解				

五、说明

（一）教学安排

本教学大纲主要供中等卫生职业教育农村医学专业教学使用，第一学年第二学期开设，总学时为90学时，其中理论教学66学时，实践教学24学时。学分为5.5学分。

（二）教学要求

1. 本课程对知识部分教学目标分为掌握、熟悉、了解三个层次。掌握：指对基本知识、基本理论有较深刻的认识，并能综合、灵活地运用所学的知识解决实际问题。熟悉：指能够领会概念、原理的基本含义，解释现象。了解：指对基本知识、基本理论能有一定的认识，能够记忆所学的知识要点。

2. 本课程重点突出以岗位胜任力为导向的教学理念，对技能目标分为能和会两个层次。能：指能独立、规范地解决实践技能问题，完成实践技能操作。会：指在教师的指导下能初步实施实践技能操作。

（三）教学建议

1. 本课程依据农村医学岗位的工作任务、职业能力要求，强化理论实践一体化，突出"做中学、学中做"的职业教育特色，根据培养目标、教学内容和学生的学习特点以及执业资格考试要求，提倡项目教学、案例教学、任务教学、角色扮演、情境教学等方法，利用校内外实训基地，将学生的自主学习、合作学习和教师引导教学等教学组织形式有机结合。

2. 教学过程中，可通过测验、观察记录、技能考核和理论考试等多种形式对学生的职业素养、专业知识和技能进行综合考评。应体现评价主体的多元化，评价过程的多元化，评价方式的多元化。评价内容不仅关注学生对知识的理解和技能的掌握，更要关注知识在临床实践中运用与解决实际问题的能力水平，重视职业素质的形成。